reinhardt

Hans-Joachim Motsch

Kontextoptimierung

Evidenzbasierte Intervention
bei grammatischen Störungen
in Therapie und Unterricht

Unter Mitarbeit von Margit Berg

MIT CD-ROM

Mit 52 Abbildungen und 8 Tabellen
Mit CD-ROM mit 370 Übungen
4., völlig überarbeitete Auflage

Ernst Reinhardt Verlag München Basel

Prof. Dr. *Hans-Joachim Motsch* lehrt Sprachbehindertenpädagogik in schulischen und außerschulischen Bereichen am Department für Heilpädagogik und Rehabilitation der Humanwissenschaftlichen Fakultät der Universität zu Köln.

Dr. *Margit Berg*, Sprachheilpädagogin, akademische Oberrätin im Lehrgebiet „Sprachbehindertenpädagogik" an der Pädagogischen Hochschule Heidelberg, ab Sommer 2017 Professorin im Förderschwerpunkt Sprache und Kommunikation an der Pädagogischen Hochschule Ludwigsburg, beschäftigt sich in Forschung, Lehre und als Fortbildungsreferentin mit der Diagnostik und Therapie grammatischer Störungen.

Ebenfalls im Ernst Reinhardt Verlag erschienen:
Motsch, H.-J.: Diagnostikmaterial zu ESGRAF 4–8
(2016, ISBN 978-3-497-02620-3)
Motsch, H.-J.: ESGRAF-MK. Evozierte Diagnostik grammatischer
Fähigkeiten für mehrsprachige Kinder (2011, ISBN 978-3-497-02236-6)
Motsch, H.-J., Marks, D., Ulrich, T.: Wortschatzsammler.
Evidenzbasierte Strategietherapie lexikalischer Störungen im Kindesalter
(2. Aufl. 2016, ISBN 978-3-497-02607-4)
Motsch, H.-J., Rietz, C.: ESGRAF 4–8. Grammatiktest für 4- bis 8-jährige
Kinder – Manual (2016, ISBN 978-3-497-02632-6)

Bibliografische Information der Deutschen Nationalbibliothek

Die Deutsche Nationalbibliothek verzeichnet diese Publikation in der Deutschen Nationalbibliografie; detaillierte bibliografische Daten sind im Internet über <http://dnb.d-nb.de> abrufbar.
ISBN 978-3-497-02702-6 (Print)

4., völlig überarbeitete Auflage

Printed in EU
Reihenkonzeption Umschlag: Oliver Linke, Augsburg
Cover und Fotos im Innenteil: © Margit und Thomas Berg, Heidelberg
Abb. 20 und 21: Marc Schmidt, Luxembourg
Satz: ew-print medien & service GmbH, Würzburg

Ernst Reinhardt Verlag, Kemnatenstr. 46, D-80639 München
Net: www.reinhardt-verlag.de E-Mail: info@reinhardt-verlag.de

Inhalt

Vorwort zur vierten Auflage

In den sieben Jahren seit dem Erscheinen der dritten, völlig neu bearbeiteten Auflage der Kontextoptimierung wurden in dem multizentrischen Forschungsprojekt „Grammatikerwerb deutschsprachiger Kinder 4–9“ die grammatischen Fähigkeiten von 964 Kindern in drei Bundesländern (Baden-Württemberg, Niedersachsen und Nordrhein-Westfalen) untersucht (Motsch / Becker 2014). Die robusten Ergebnisse dieses großen Forschungsprojektes führen zu einer völlig neuen Betrachtungsweise des normalen und gestörten Grammatikerwerbes (Ulrich et al. 2016).

In der dritten Auflage konnte begründet werden, dass kontextoptimiertes Arbeiten effizient und effektiv ist. Das Kernstück des Buches, die Therapiedidaktik Kontextoptimierung, erfuhr durch die evaluierte Praxis entscheidende neue Impulse. Wir machten den Schritt von der Beschreibung von Therapieprinzipien hin zur Gewichtung und Bewertung einzelner Therapieelemente als wesentliche und unverzichtbare Wirkfaktoren einer effektiven Therapie. Für jedes Therapieziel wurden „Essentials“ des therapeutischen Vorgehens herausgearbeitet.

In der vierten, völlig überarbeiteten Auflage fließen Ergebnisse des GED-Projektes in die einführenden Kapitel zum normalen und gestörten Grammatikerwerb ein. Als praxisrelevantes Produkt kann in dem aktualisierten Kapitel über diagnostische Verfahren auf den ersten Test grammatischer Störungen, ESGRAF 4–8 (Motsch / Rietz 2016) verwiesen werden.

ESGRAF 4–8 wird auch zur Begründung der Therapieziele für das kontextoptimierte Arbeiten herangezogen. Die Therapiemethode selbst musste nicht verändert werden, vielmehr wurde das therapeutische Vorgehen durch das neue Wissen über den Grammatikerwerb empirisch gestützt.

Wie gewohnt wurden auch alle anderen Kapitel aktualisiert, so dass dem Therapeuten wieder ein Praxisbuch zur Verfügung steht, dass seine Schritte zur Umsetzung und Anwendung der Kontextoptimierung unterstützt.

Köln / Heidelberg Januar 2017

Univ.-Prof. Dr. Hans-Joachim Motsch
Dr. Margit Berg

Einleitung

Probleme bei der Therapie grammatischer Störungen bildeten den Ausgangspunkt des Forschungsprojektes zur Entwicklung und Erprobung des Therapiekonzepts Kontextoptimierung.

Der „Dysgrammatismus“ war schon immer ein heißes Eisen in der Sprachbehindertenpädagogik – ein heißes Eisen in mehrfacher Hinsicht. Homburg (1997) bezeichnete den Dysgrammatismus als unscharf definierte Sprachstörung und als Stolperstein der Sprachheilpädagogik. Diese theoretische Unschärfe wurde durch ständig wechselnde Bezeichnungen und neue Klassifikationen, insbesondere auch durch den Begriff der „Spezifischen Sprachentwicklungsstörung“, nicht reduziert (Schöler et al. 1998; Motsch 2009a).

Vor diesem Hintergrund verwundert es nicht, dass auch in der sprachtherapeutischen Praxis ein Unbehagen bezüglich der Therapie grammatischer Störungen besteht. Praktiker entscheiden sich häufig für einen der beiden folgenden Wege:

- Ein Teil ist vorsichtig und lässt lieber die Finger von einer spezifischen Sprachtherapie. Diese Sprachtherapeuten und Sprachheillehrer entscheiden sich für eine „allgemeine Sprachförderung“ oder befassen sich mit der Therapie der Aussprachestörungen, die viele der spracherwerbsgestörten Kinder auch zeigen.
- Der andere Teil orientiert sich am „systematischen Satzaufbau“. Dabei werden mit dem Kind in weitgehend künstlichen Settings – bspw. durch Nachsprechaufforderungen und Materialien wie „Wir wollen gute Sätze bauen.“ (Eisenberger/ Elstner 1987) – Satzmuster „eingesprochen“. Dieser Verzicht auf eine individuelle, spracherwerbsorientierte Ableitung von Zielen in der Förderung von Kindern mit grammatischem Förderbedarf zementiert in Sprachheilschulen häufig „globale Klassenlösungen“ („Sprich im ganzen Satz!“); diese bedeuten für viele Kinder eine Überforderung (für andere eine Unterforderung) und stellen aufgrund des oft akzeptierten kleinsten gemeinsamen Nenners sprachlicher Komplexität – häufig einfache Subjekt-Verb-Objekt-Sätze – selten eine echte Förderung dar. Die hinter derartigem Vorgehen stehenden „Sprachlernmodelle“ verfügen über keinerlei theoretische Basis, da der Grammatikerwerb der Kinder nicht in einem „Satz-für-Satz-Lernen“ besteht, sondern im Entdecken verständnis- und planungsrelevanter satz- und wortstruktureller Merkmale und Strategien.

Der Erwerb syntaktischer und morphologischer Fähigkeiten gelingt einem Teil der spracherwerbsgestörten Kinder nicht. Ihr Spracherwerb beginnt im grammatischen Bereich zu stagnieren, und sie befinden sich häufig in der Grundschulstufe erst auf dem grammatischen Niveau von Zwei- bis Dreijährigen.

Bereits im Jahr 1983 forderte Dannenbauer (1983) als Therapie für diese Kinder ein „entwicklungsproximales Vorgehen", in dem der stagnierende Erwerbsvorgang dadurch wieder in Bewegung zu setzen versucht wird, dass

a) vorab der individuell erreichte Stand morphologischer und syntaktischer Fähigkeiten des Kindes erfasst wird;
b) von diesem Entwicklungsstand begründete Zielstrukturen aus der „Zone der nächsten Entwicklung" abgeleitet werden;
c) die Inputstrukturen dann so verändert werden, dass sie die Zielstrukturen in dafür geeigneten Handlungs- bzw. Spielhandlungskontexten häufiger, eindeutiger, prägnanter und kontrastiver enthalten.

Das entwicklungsproximale Vorgehen hat in der sprachtherapeutischen Praxis und insbesondere in den Schulen für Sprachbehinderte nicht die zu erwartende Akzeptanz erlebt. Einer der Gründe lag dabei in der „diagnostischen Eingangsschwelle" (siehe oben a), ohne deren Überwindung die Schritte b) und c) nicht möglich waren. Um diese diagnostische Eingangsschwelle auch für die Praktiker überwindbar zu machen, wurde im Rahmen des mehrjährigen Forschungsprojektes „Förderungsorientierte Erfassung grammatischer Fähigkeiten spracherwerbsgestörter Vorschul- und Schulkinder" ESGRAF (Evozierte Sprachdiagnose grammatischer Fähigkeiten) als ein praxistaugliches Instrument, das theoriegeleitet, kindgerecht und arbeitsökonomisch ist, zur Anwendungsreife entwickelt (Motsch / Hansen 1999; Motsch 1999; 2000a; 2000b) und 2009 durch die noch leistungsfähigere ESGRAF-R (Motsch 2009b) ersetzt. Seit 2016 löst nun ESGRAF 4–8 (Motsch / Rietz 2016) als psychometrisches Verfahren die Vorläuferversionen ab und liefert valide Ergebnisse zur Begründung grammatischer Therapieziele.

Ein weiterer Grund für die mangelnde Umsetzung entwicklungsproximaler Therapie war aber auch darin zu sehen, dass Erfolge bei diesem Vorgehen lang auf sich warten ließen. Selbst die Publikationen, welche die Effektivität entwicklungsproximalen Vorgehens nachweisen (Dannenbauer / Kotten-Sederqvist 1990; Hartmann 1995; Haffner 1995; Hansen 1996), belegen dies.

Zwei Jahrzehnte war kaum Bewegung im Handlungsfeld der Therapie von Kindern mit grammatischen Störungen festzustellen. Das hat sich geändert. Insbesondere Linguisten und Psycholinguisten liefern „neue" diagnostische und therapeutische Ideen (Siegmüller/Kauschke 2013; Siegmüller 2003; Kauschke/Siegmüller 2002; Penner 1999; Penner/Kölliker Funk 1998). Verlage und Hersteller (z.B. paedalogis, ProLog, trialogo) propagieren neuerdings Spielsammlungen zur Unterstützung des kindlichen Grammatikerwerbs als „langersehnte Bereicherung der Dysgrammatismustherapie“ (Werbetext trialogo) oder gar „Zukunft der Sprachtherapie“ (Werbetext paedalogis). Obwohl der Einsatz derartiger Hilfen fraglos eine „enorme Arbeitserleichterung“ darstellt, haben alle diese neuen Ansätze und Medien entweder keine erkennbare oder eine problematische theoretische Fundierung. Positive Effekte dieser neuen Ansätze im Sinne der Deblockierung grammatischen Lernens sind bisher empirisch nicht belegt.

Demgegenüber stand bei der Entwicklung des neuen unterrichts- und therapiedidaktischen Konzepts *Kontextoptimierung* die ständige Anwendung und empirische Überprüfung der Effekte im therapeutischen Alltag im Mittelpunkt. Im Forschungsprojekt „Förderung grammatischer Fähigkeiten spracherwerbsgestörter Kinder“ wurde seit 1999 versucht, auf den Stärken vorhandener Therapiekonzepte aufzubauen, deren Schwächen zu vermeiden und neue Wege zu beschreiten, welche die Lernbedingungen für grammatisches Lernen deutlich verbessern sollten (Motsch 2002). Wichtige Ausgangsfragen bei der Entwicklung der neuen Methodik waren:

- Wie können die Auswirkungen vorhandener Einschränkungen der Wahrnehmungs- und Verarbeitungsfähigkeit auf den Grammatikerwerb der Kinder durch dieses Vorgehen reduziert werden?
- Wie können fehlende metasprachliche Fähigkeiten aufgebaut und vorhandene metasprachliche Fähigkeiten zur Unterstützung grammatischen Lernens genutzt werden?
- Wie können bei Schülern vorhandene schriftsprachliche Fähigkeiten für grammatisches Lernen genutzt werden?
- Wie können die sprachproduktiven Erfahrungen der Kinder mit differenzierteren und komplexeren Ausdrucksformen spielerisch und lustbetont erweitert werden?
- Wie können ganz allgemein der Kontext der Therapie und des Unterrichts besser für individuelles grammatisches Lernen genutzt werden?

Die Effektivität der neuen Therapiedidaktik *Kontextoptimierung* für Settings in Unterricht, Einzel- oder Gruppentherapie wurde für die mit ESGRAF ermittelten Therapieziele überprüft. Die dabei als vordringlich eingestuften Therapieziele waren folgende vier, die sich an der von Clahsen (1988) beschriebenen Erwerbsreihenfolge orientieren:

1) Verbzweitstellungsregel im Hauptsatz (Phase 3–4)
2) Subjekt-Verb-Kontroll-Regel (Phase 3–4)
3) Komplexe Syntax: Verbendstellungsregel in subordinierten Nebensätzen (Phase 5)
4) Kasusmarkierung in Akkusativ- und Dativkontexten (Phase 5)

Im 2009 abgeschlossenen zehnjährigen Forschungsprojekt wurden alle Therapieziele nicht nur in Einzelfallstudien in der Therapie und in Pilotstudien im Unterricht überprüft, sondern auch danach in drei großen vergleichenden Interventionsstudien.

Dieses Buch hat das Ziel, Sprachtherapeutinnen und -therapeuten sowie Sprachheillehrerinnen und -lehrer in die empirisch überprüfte Methodik der Kontextoptimierung konkret und anschaulich einzuführen, so dass diese ermutigt und befähigt werden, diesen neuen therapeutischen Weg selbst zu gehen. Die ersten Kapitel sollen zu folgenden Fragen Informationen liefern:

- Wie erwerben Kinder die grammatischen Fähigkeiten?
- Durch welche Bedingungen und in welcher Form kann bei spracherwerbsgestörten Kindern dieser Erwerbsprozess gestört werden?
- Wie können die grammatischen Fähigkeiten und Probleme diagnostisch erfasst und Therapieziele begründet werden?
- Was sind die Vorteile und Nachteile existierender Therapiemethoden grammatischer Störungen?

Diese ersten vier Kapitel werden immer im Hinblick auf das Verständnis des Lesers für die danach dargestellte Methodik der Kontextoptimierung formuliert, d. h., am Ende jedes Kapitels werden die Konsequenzen für das therapeutische Vorgehen zusammengefasst.

Danach werden die Prinzipien der Kontextoptimierung dargestellt und mit vielen Beispielen aus Therapie und Unterricht konkretisiert. Das letzte Kapitel geht auf die Frage ein, inwieweit im Handel erhältliche Materialien und Medien zur grammatischen Therapie nutzbar sind.

Um den Lesefluss möglichst wenig zu beeinträchtigen, haben wir uns erlaubt, im Fließtext bei Personen- und Berufsbezeichnungen nur die männliche Form zu nennen. Dennoch sind natürlich jeweils beide Geschlechter gemeint.

Diesem Buch liegt eine CD-ROM mit 370 kontextoptimierten Phasen für Therapie und Unterrichtsstunden des Vorschulbereiches und der Klassenstufen 1–7 bei. Im Buch werden Sie immer wieder auf nebenstehendes Symbol stoßen. Es verweist auf diese Phasen zu unterschiedlichen Therapiezielen mit Übungen, Folien und Arbeitsblättern. Auf der CD finden Sie in der Datei „Handhabung und Inhalt“ alle Informationen zur Handhabung und zum Inhalt der CD.

1 Evidenzbasierung

1.1 Graduelle Evidenz

Wenn Ihr Kind eine grammatische Störung hätte, wäre es dann nicht beruhigend, wenn Sie wüssten, dass sein Therapeut eine als erfolgreich bekannte Therapiemethode bei ihm anwenden würde? Wenn Sie dieser Therapeut wären, hätten Sie nicht auch selbst ein gutes Gefühl, eine effektive Therapiemethode zu kennen und anwenden zu können?

Suchodoletz (2002) forderte, dass gerade bei den hartnäckig persistierenden spezifischen Störungen der Sprachentwicklung die Effektivität der Therapiemethoden in methodisch anspruchsvollen und damit aussagekräftigen Studien nachzuweisen ist. Die Forderung ist nachvollziehbar: Es sollen nur noch Therapiemethoden zum Einsatz kommen, deren Wirksamkeit empirisch nachgewiesen ist. Von den wirksamen sollen die effektivsten Methoden eingesetzt werden, wobei hier auch Kriterien wie Dauer (Effizienz), Nebenwirkungen und Kosten einer Therapie Eingang finden. Im Sinne der Qualitätssicherung sollen zukünftig Entscheidungsprozesse vor einer sprachtherapeutischen Intervention evidenzbasiert sein (Ullrich/Romonath 2008).

Das Konzept der Evidenzbasierung wurde von Medizinern in den 1980er Jahren entwickelt. Dahinter steht der quantitativ-empirische Forschungsansatz und die Erwartung von großen untersuchten Versuchspersonengruppen im drei- bis vierstelligen Bereich. Überwunden werden soll die Praxis des „Erlaubt ist, was gefällt“.

„Eine Beweisführung, die sich auf Intuition, Generalisierung von Einzelbeobachtungen, plausible Ableitungen aus theoretischen Modellen oder auf Meinungen von allgemein anerkannten Autoritäten beruft, wird verworfen und abgelöst durch gezielte wissenschaftliche Untersuchungen mit experimenteller Anordnung“ (Suchodoletz 2002, 19).

Benötigt werden nicht nur experimentelle Studien, welche die Effektivität einer Methode kontrastierend zu einer Kontrollgruppe unbehandelter Kinder untersuchen, um Entwicklungseffekte auszuschließen, sondern methodenvergleichende Studien parallelisierter Gruppen, in denen die Über- oder Unterlegenheit einer Methode belegt werden könnte.

Level	Studientyp
Level I Stärkste Evidenz	Randomisierte Kontrollstudie, systematischer Review aller veröffentlichten Kontrollstudien
Level II	Kontrollstudie ohne Randomisierung, Multiple-Baseline Designs
Level III	Studien mit mehreren Fällen, die die gleiche Behandlung erhalten
Level IV	Einzelfallstudien (z. B. time-series Design)
Level V Schwächste Evidenz	Meinung anerkannter Experten, basierend auf klinischer Erfahrung, beschreibende Studien oder Berichte von Expertenkommissionen

Abb. 1: Evidenzhierarchie des Oxford Centre für Evidence-based Medicine (2009, vereinfacht)

Dieser Standard wurde bezogen auf die Therapie grammatischer Störungen national wie international nicht erreicht. Allerdings ist auch die Medizin, 25 Jahre nach dieser Formulierung des Standards zur Qualitätssicherung, bei weitem nicht im Bereich aller Anwendungen evidenzbasiert (Baumgartner 2008, 313). Damit wird deutlich, dass die Frage nach Evidenzbasierung keine absolute ja – nein Frage ist. Vor diesem Hintergrund wird es zwingend, graduelle Stufen der Evidenzbasierung zu akzeptieren, die auf einem Kontinuum beginnend von schwacher Evidenz zur stärksten Evidenz führen. Die stärkste Evidenz wird in der Evidenzhierarchie des Oxford Centers mit dem Level I erreicht (siehe Abb. 1).

Eine randomisierte und kontrollierte Interventionsstudie gilt in der Forschung also als nachgewiesen bestes Studiendesign, um bei einer eindeutigen Fragestellung eine eindeutige Aussage zu erhalten und die Kausalität zu belegen. Deshalb wird auch vom „*Goldstandard*" der Studienplanung gesprochen. Randomisierung bedeutet, dass die Zuordnung zu einer Behandlungsgruppe nach dem Zufallsprinzip erfolgt. Kontrolliert heißt eine Studie, wenn die Ergebnisse in der Experimentalgruppe mit denen einer Kontrollgruppe ohne Intervention oder mit denen einer Kontrollgruppe mit einer Kontrollintervention verglichen werden.

Bei aller Wünschbarkeit empirischer Effektivitätskontrolle darf dennoch hinterfragt werden, ob der Mehrwert quantitativer Mittelwertvergleiche so unbestritten sein muss. Sprachtherapie ist schwer vergleichbar mit einer Medikamenteneinnahme. Eine Mittelwertüberlegenheit einer Methode A auf hohem Signifikanzniveau kann verwischen, dass sich in der Gruppe der effektiveren Methodik Kinder befinden, die von dieser Methode A nicht oder nur wenig profitiert haben. Diese Kinder hätten aber unter Umständen von der konkurrierenden, unterlegenen Methode B mehr profitiert.

Die *Therapeutenvariable* darf zudem nicht vergessen werden. Zwei Therapeuten, die sich auf die gleiche Methode berufen, setzen diese nicht gleich um. Der *Passung* zwischen Methode-Therapeut-Kind kommt in der Sprachtherapie jenseits mittelwertgestützter Effektivität Bedeutung zu.

Die in der Sprachtherapie häufig anzutreffenden kasuistischen Darstellungen befinden sich auf Level IV der Evidenzbasierung. Aber gerade am Beispiel der One-Case-Studies kann gezeigt werden, dass selbst diese unterschiedliches Evidenz-Niveau haben können, das durch die Beantwortung folgender Fragen deutlich wird:

- Gab es eine valide Prä-Post-Test-Messung des Fähigkeitenstandes?
- Wurde die Stabilität der Effekte gemessen (Follow-up-Test)?
- Wurde das Interventionskind mit einem Kontrollgruppen-Kind parallelisiert, um Zufalls- und Zeiteffekte auszuschließen?
- Bewegt sich die statistische Analyse auf dem Niveau deskriptiver Statistik, oder wurde ein durchaus auch bei Einzelfallstudien möglicher Signifikanztest durchgeführt? (z. B. der exakte Fisher-Test)

Aus diesem Grund wurden die fünf Stufen der Evidenzhierarchie vom Oxford Centre immer differenzierter nochmals graduell unterteilt z. B. in Ia, Ib und Ic.

1.2 Stufen zum „Gold-Standard“ – Interventionsergebnisse

Trotz der berechtigten Bedenken an einer kritiklosen Übernahme des Standards evidenzbasierter Forschungsstrategien für die Sprachtherapieforschung und Sprachbehindertenpädagogik (Baumgartner 2008) wäre es geradezu fatal, den Anspruch des empirischen Nachweises der Effektivität und Effizienz sprachtherapeutischer Ansätze aufzugeben. Erforderlich ist eine Anpassung des evidenzbasierten Ansatzes an die Spezifität sprachtherapeutischer Realität in den unterschiedlichen Handlungsfeldern. Diese Anpassung kann als ein Durchlaufen unterschiedlicher Phasen dargestellt werden (Taylor 2007; Thomas / Pring 2004) oder als ein Hinaufsteigen auf den Stufen zum Gold-Standard.

Seit den ersten One-case-studies im Jahre 1999 haben wir versucht, im Forschungsprojekt FGS (Förderung grammatischer Fähigkeiten spracherwerbsgestörter Kinder) diese Stufen zum Gold-Standard hochzusteigen. Level I haben wir u. a. bereits dadurch erreicht, dass wir internationale Übereinstimmungen unter Experten feststellen konnten. Therapiemethoden, die in vergleichbaren Zeiträumen an unterschiedlichen Forschungsstätten auf der Basis empirischer Studien entwickelt wurden, haben höhere Evidenz als Methoden ohne internationale Übereinstimmung. So gibt es viele Übereinstimmungen zwischen den Prinzipien der Kontextoptimierung (Motsch 2002) mit den von Marc E. Fey und Mitarbeitern (University of Kansas City) 2003 publizierten zehn Prinzipien der grammatischen Therapie, die sich auf mehrere empirische Studien stützen.

In der ersten Phase haben wir mit 25 Einzelfallstudien, in denen das Therapieverfahren exakt auf die definierten individuellen Störungsbilder zugeschnitten werden konnte, Level II erreicht (Motsch 2006). Mit mehreren multiplen Fallstudien mit kleinen Gruppen unter detaillierter Kontrolle der Fallcharakteristika sind wir auf Level III gestiegen (Motsch / Seiffert 2008; Seiffert 2008; Motsch 2007; Motsch / Ziegler 2004; Fostiropoulos 2002). Im Rahmen des mehrjährigen Projektes führten wir drei große vergleichende Interventionsstudien durch, in denen jeweils unterschiedliche Therapieziele (grammatische Regeln) in unterschiedlichen Altersgruppen und in unterschiedlichen Settings untersucht wurden. In allen genannten Studien haben die Kinder in kurzer Zeit hoch signifikante Therapiefortschritte gemacht, die denen der Kontrollgruppe ohne spezifische Intervention oder mit anderer Therapiemethode überlegen waren. Während mit den beiden ersten Studien bereits Level II erreicht wurde, entspricht die dritte Studie den Standards einer RCT (Randomized controlled trial), einer randomisierten und kontrollierten Studie, bei denen die Nachtestungen der Kinder verblendet vorgenommen wurden, d. h., dass die Untersucher nicht wussten, zu welcher Untersuchungsgruppe das untersuchte Kind gehörte. Da alle Ergebnisse mittlerweile national und international publiziert wurden, beschränken wir uns hier auf eine Kurzcharakterisierung der Studien und ihrer Ergebnisse.

1. **Interventionsstudie 2001 – 2002** (Berg 2007; Motsch / Berg 2003)
   Therapieziel: Verbendstellungsregel im Nebensatz
   Versuchspersonen und Setting: 61 Dritt- und Viertklässler aus sechs Sprachheilschulen in Baden-Württemberg mit Therapiebedarf im Bereich komplexer Syntax wurden in drei Gruppen unterteilt.

- Experimentalgruppe 1 (n=14) erhielt kontextoptimierte Kleingruppentherapie, drei bis vier Therapieeinheiten (40 Minuten) pro Woche.
- Experimentalgruppe 2 (n=27) erhielt unterrichtsintegrierte Therapiephasen (15 Minuten) viermal pro Woche.
- Die Kontrollgruppe (n=20) erhielt sprachheilpädagogische Förderung ohne kontextoptimierte Therapie.

Während der Großteil der Kinder der Experimentalgruppen das Therapieziel nach der 12-wöchigen Intervention erreicht hatte, konnten bei der Kontrollgruppe keine Veränderungen nachgewiesen werden. Damit hat sich die Kontextoptimierung als effektive Methode zur Förderung der komplexen Syntax herausgestellt.

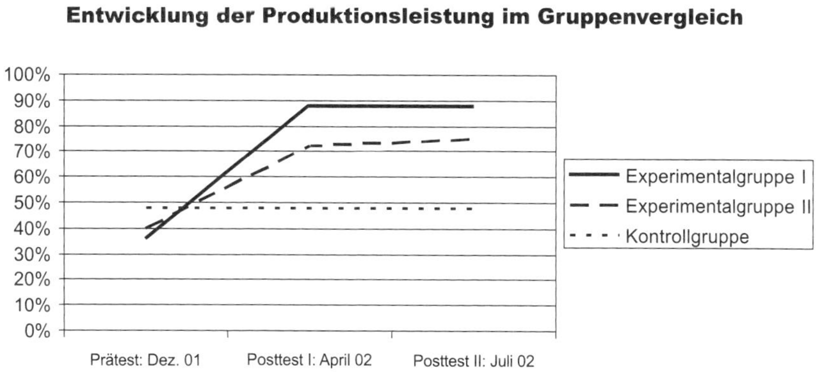

Abb. 2: Effekte der Interventionsstudie Verbendstellungsregel

2. **Interventionsstudie 2005–2006** (Motsch/Riehemann 2008a; Motsch/Riehemann 2008b; Riehemann 2008)
Therapieziel: Kasusrektion (Akkusativ und Dativ)
Versuchspersonen und Setting: 126 Zweitklässler aus 19 Schulen mit dem Förderschwerpunkt Sprache in Nordrhein-Westfalen mit Therapiebedarf beim Erwerb der Kasusregeln wurden in zwei Gruppen aufgeteilt.

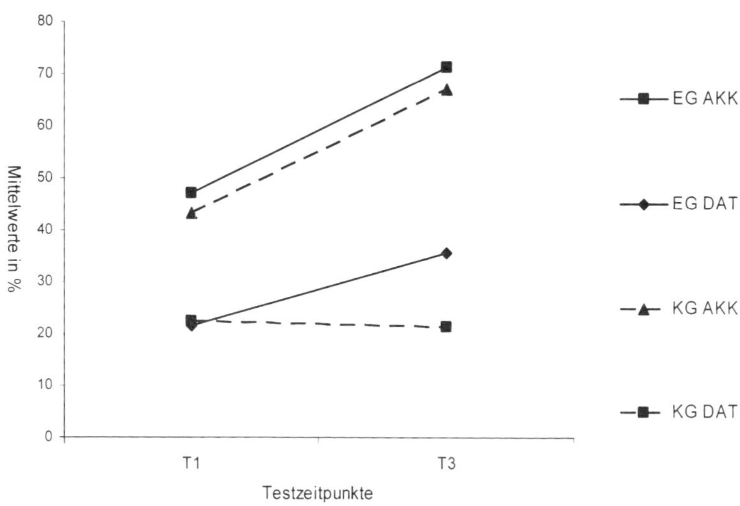

Abb. 3: Ergebnisse der Interventionsstudie Kasus

- Die Experimentalgruppe (n=63) erhielt je vier unterrichtsintegrierte kontextoptimierte Therapiephasen (17 Minuten) pro Woche über einen Zeitraum von zwölf Wochen.
- Die Kontrollgruppe (n=63) erhielt eine unterrichtsintegrierte Förderung, Einzel- und Kleingruppentherapie durch die Klassenlehrer mit anderen Methoden.

Die Ergebnisse zeigen, dass sich bereits nach einer Kurzzeitintervention die Kasusfähigkeiten der kontextoptimiert geförderten Kinder höchst signifikant verbesserten und diese Fähigkeiten stabil blieben. Während Kontextoptimierung sowohl zur Verbesserung des Akkusativs als auch des Dativs, dem vorrangigen Therapieziel, führte, waren die herkömmlichen Methoden nur hinsichtlich des Akkusativs effektiv.

3. **Interventionsstudie 2007–2008** (Motsch/Schmidt 2010; Motsch/Schmidt 2009; Schmidt 2009)
   Therapieziele: Verbzweitstellung und Subjekt-Verb-Kongruenz
   Versuchspersonen und Setting: 49 Vorschulkinder aus Sonderschulkindergärten in Luxemburg mit Therapiebedarf beim Erwerb der Verbzweitstellungsregel und der Subjekt-Verb-Kontroll-Regel wurden in drei Gruppen aufgeteilt.
- Experimentalgruppe 1 (n=15) erhielt vier kontextoptimierte Therapieeinheiten pro Woche über einen Zeitraum von zehn Wochen.

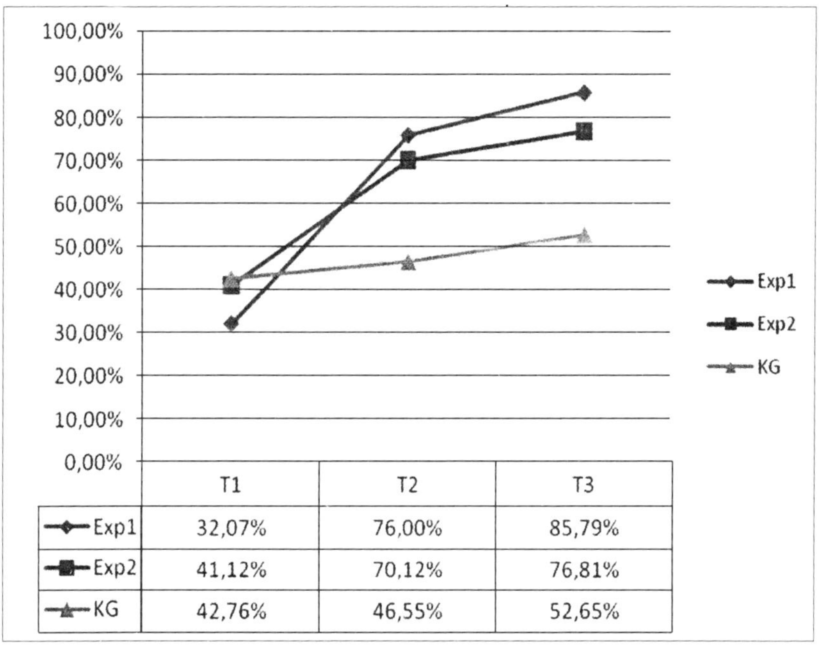

	T1	T2	T3
Exp1	32,07%	76,00%	85,79%
Exp2	41,12%	70,12%	76,81%
KG	42,76%	46,55%	52,65%

Abb. 4: Interventionsergebnisse Subjekt-Verb-Kongruenz

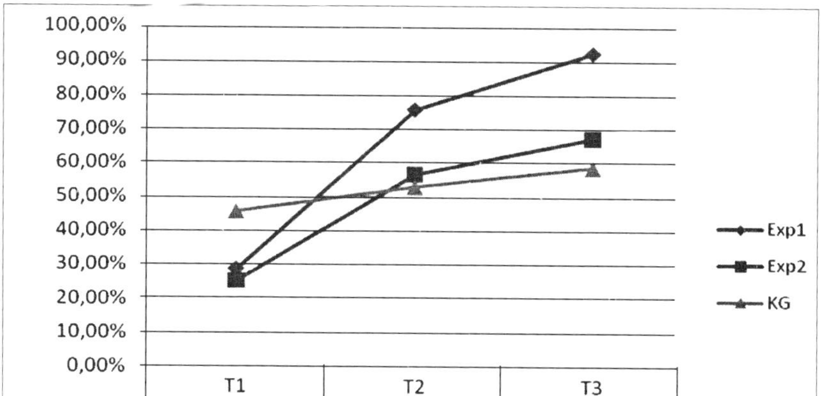

	T1	T2	T3
Exp1	28,73%	75,67%	92,21%
Exp2	25,24%	56,59%	67,13%
KG	45,71%	53,00%	58,65%

Abb. 5: Interventionsergebnisse Verbzweitstellung

- Experimentalgruppe 2 (n=17) erhielt zwei kontextoptimierte Einheiten pro Woche über einen Zeitraum von zehn Wochen.
- Die Kontrollgruppe (n=17) erhielt Einzel- und Gruppentherapie mit herkömmlichen Methoden über einen Zeitraum von sechs Monaten.
  Für die Kinder der Experimentalgruppen können hoch signifikante Fortschritte festgestellt werden, während der Fortschritt der Kontrollgruppe deutlich geringer ausfällt.

Zusammenfassend haben wir mit mehreren hundert Kindern mit grammatischen Störungen vom Vorschulalter bis ins Jugendalter (7. Klassen) in Einzelfallstudien, Kleingruppenstudien und den großen Interventionsstudien mit Kontextoptimierung gearbeitet, wobei die Therapiefortschritte der Kinder die Effektivität und Effizienz der Methode bestätigt haben. Damit gehört Kontextoptimierung zu den wenigen evidenzbasierten sprachtherapeutischen Interventionen.

2 Erwerb grammatischer Fähigkeiten

2.1 Zusammenhänge mit dem frühen Spracherwerb und der Allgemeinentwicklung des Kindes

Der Erwerb grammatischer Kompetenz vollzieht sich nicht isoliert. Er ist eingebettet in den Erwerb anderer sprachlicher Fähigkeiten. Zwischen grammatischen, prosodischen, phonologischen, semantischen und auch pragmatischen Fähigkeiten bestehen wechselseitige Beeinflussungen und Abhängigkeiten. Zudem wird der Grammatikerwerb beeinflusst durch Fortschritte oder Einschränkungen in anderen Entwicklungsbereichen (Sensorik, Kognition, Motorik, Emotionalität und Soziabilität).
Grammatische Kompetenz umfasst syntaktische und morphologische Fähigkeiten. Syntaktische Fähigkeiten benötigen wir beim *Satzbau*, um Elemente einer geplanten Äußerung in die richtige Wortabfolge zu bringen. Morphologische Fähigkeiten helfen uns beim *Wortbau*, um Wörter gemäß ihrer Funktion in der Äußerung – und in ihrer Beziehung zu anderen Wörtern dieser Äußerung – mit Hilfe von Flexionsmorphemen korrekt zu markieren.

Kinder erlernen Grammatik nicht um der Grammatik willen. Sie tun dies, um effektiver kommunizieren zu können, um verstehen zu können und verstanden zu werden. Im ersten Lebensjahr verfügt das Kind bereits über wesentlich mehr Kompetenzen als noch vor wenigen Jahrzehnten angenommen wurde. Publikationen wie „Der kompetente Säugling" (Dornes 2011) oder „The Young Child as Scientist" (Chaillé / Britain 2002) verweisen auf diese bisher ungeahnten Fähigkeiten des Babys. Dazu gehört auch seine prosodische Fähigkeit, in dem Redestrom seiner Bezugspersonen Wortgrenzen zu erkennen und Worte als Ganzheiten aufgrund ihrer rhythmischen Betonungsmuster zu identifizieren (Penner 2000). Findet das Baby in seinem ersten Lebensjahr Bezugspersonen, die sich mit ihm liebevoll beschäftigen, sich ihm anpassen und befriedigend mit ihm interagieren, dann wird es bald kommunikative Fähigkeiten entwickeln (hinweisen, bitten, auffordern, austauschen) (Bruner 2008). Das Kind erwirbt so kommunikative Kompetenzen vor dem Sprechen. Zu diesen nichtsprachlichen Beiträgen des Babys im Frühdialog mit gesamtkörperlichen, gestischen, mimischen und stimmlichen Mitteln treten aber bereits Ende des ersten Lebensjahres wortähnliche Lautklanggebilde hinzu. Damit beginnt es, Sprache in die bereits vorhandenen kommunikativen Formen zu „gießen". Das Kind hat in dem lustvoll motivierten Austausch mit seinen Partnern die kommunikative Funktion der Sprache entdeckt. Es hat verstanden, dass es mit Sprache bei anderen etwas verändern und erreichen kann, z. B. seine Intentionen mitteilen und seine Bedürfnisse befriedigen. In diesem Fall ist Ende des ersten Lebensjahres der *Motor des Spracherwerbs* angeworfen. Das Benzin für diesen Motor liefert die Motivation zur weiteren Kommunikation mit ihm zugewandten Partnern. So lernt das Kind nie Sprache um der Sprache willen, sondern nur wenn die Kommunikation mit einem Du für es subjektiv wertvoll wird (Tomasello 2003).

Im zweiten Lebensjahr werden die kindlichen Handlungen zunehmend von Sprache begleitet; aus Handlungen entstehen bald Sprachhandlungen (Leontev 1999). Dieser Prozess wird durch die Entdeckung des Kindes beschleunigt, dass Sprache Kommunikation leistungsfähiger macht. Sprache ermöglicht es ihm, seine Intentionen differenzierter, flexibler und gezielter mitzuteilen und dadurch effektiver zu sein. Das Kind entdeckt die repräsentative Funktion der Sprache. Es begreift, dass Lautklanggebilde der Partner für Dinge und Handlungen in der wahrgenommenen Welt stehen, dass sie diese abbilden. Damit erschließt es sich die *Inhaltsfunktion der Sprache*. Mit der Vereinigung und Integration der kommunikativen und repräsentativen Funktion der Sprache entsteht echtes Sprachverständnis (Zollinger 2015). In der zweiten Hälfte des zweiten Lebensjahres hat das Kind mit dieser semantischen Fähigkeit die Sprache entdeckt. Mit zwei Jahren verfügt es über ein mentales Lexikon, das ihm erlaubt, über 600 Wörter zu verstehen und etwa 160–200 zu produzieren (Kauschke 2000). Das Erreichen dieses ersten Basislexikons ist eine der Voraussetzungen, um sich im weiteren Spracherwerb mit den formalen und abstrakten Merkmalen der Sprache, zu denen die grammatischen Regeln zählen, auseinander zu setzen.

Das mentale Lexikon ist der Wortspeicher des Menschen. Seine innere Struktur und die darin ablaufenden Prozesse müssen derart organisiert sein, dass ein schneller und zielgenauer Zugriff auf ein bestimmtes Wort aus einer großen Auswahl möglich wird (Rothweiler 2001). Nur ein gut strukturierter Wortspeicher als Teil des Gedächtnisses befähigt den Menschen, in 200 Millisekunden eines der 50.000–200.000 Wörter des Erwachsenenlexikons zu erkennen oder in 300 Millisekunden abzurufen und zu produzieren (Aitchison 1997). Gedächtnispsychologen versuchen die Ordnung der im Lexikon enthaltenen Einträge, die diesen raschen und gezielten Zugriff auf Wörter gelingen lässt, modellhaft abzubilden. Eine der diskutierten Theorien stammt von Levelt (1995; Levelt et al. 1999). Levelt geht davon aus, dass vier verschiedene Aspekte des sprachlichen Wissens über ein Wort im Lexikon gespeichert werden.

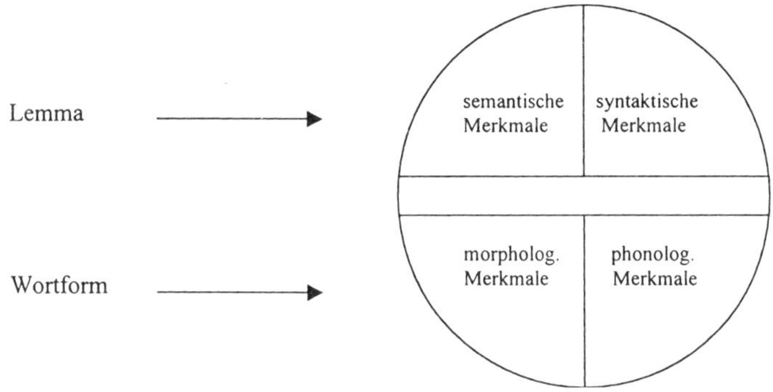

Abb. 6: Struktur der Einträge im mentalen Lexikon nach Levelt (1995, 188)

Die semantischen Merkmale, welche die individuelle Wortbedeutung enthalten, werden bereits mit dem syntaktischen Aspekt, der die Wortart und damit auch die mögliche Funktion und Stellung dieses Wortes im Satz definiert, gemeinsam als *Lemma* abgespeichert. Die *Wortform* ist mit diesem Lemma zwar assoziiert, wird aber getrennt gespeichert. Die Wortform vereinigt die phonologischen Merkmale des Wortes, seine Lautstruktur und seine prosodischen Merkmale – die es ermöglichen, das Wort zu produzieren – mit den morphologischen Merkmalen. Morphologische Merkmale sind der vierte Aspekt des Wortwissens. Sie umfassen das Wissen um den Wortstamm sowie dessen Komposition, Derivation oder Flexion. Bei Nomen sind hier Genus und Pluralmarkierung mit abgespeichert. Zu den von Levelt genannten Aspekten sprachlichen Wortwissens fügt Glück (2010) noch den Aspekt pragmatischen Wissens hinzu (siehe Abb. 7).

Folgen wir diesen Modellvorstellungen, so verstehen wir, dass das Kind bereits über eine ausreichende Anzahl elaborierter, d. h. mit möglichst vollständigen syntaktischen (Lemma) und morphologischen (Wortform) Informationen versehene Einträge im mentalen Lexikon verfügen muss, weil erst diese ihm erlauben, erkannte Regeln des Satzbaues und der Wortveränderung auf sein vorhandenes Wortmaterial anzuwenden.

2.2 Grammatikerwerb als mehrjähriger Lernprozess

Die empirische Basis des Wissens über den Erwerb grammatischer Regeln des Deutschen beschränkte sich bis 2015 auf Untersuchungen, die anhand von Einzelfällen oder kleinen Stichproben durchgeführt wurden. Dabei wurden nur wenige Kinder über das vierte Lebensjahr hinaus beobachtet und dokumentiert.

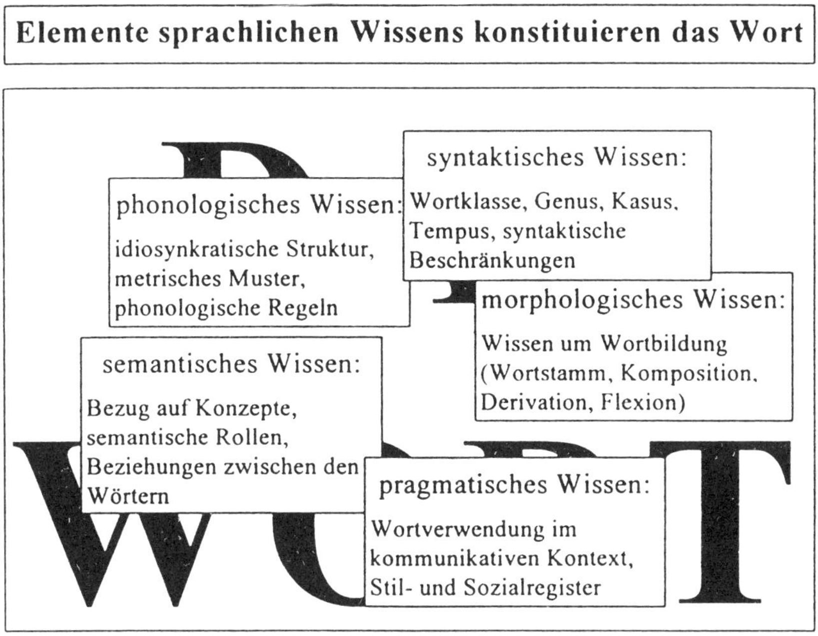
Elemente sprachlichen Wissens konstituieren das Wort
syntaktisches Wissen:
Wortklasse, Genus, Kasus, Tempus, syntaktische Beschränkungen
phonologisches Wissen:
idiosynkratische Struktur, metrisches Muster, phonologische Regeln
morphologisches Wissen:
Wissen um Wortbildung (Wortstamm, Komposition, Derivation, Flexion)
semantisches Wissen:
Bezug auf Konzepte, semantische Rollen, Beziehungen zwischen den Wörtern
pragmatisches Wissen:
Wortverwendung im kommunikativen Kontext, Stil- und Sozialregister
WORT

Abb. 7: Elemente des Wortwissens nach Glück (2010, 23)

Trotz dieser unzureichenden empirischen Datenlage ist die Vermutung, dass dem Kleinkind der Erwerb grammatischer Regeln mühelos und rasch gelingt, state of the art. So nimmt Haberzettl (2007, 69) die Beherrschung grundlegender morphosyntaktischer Strukturen in allen Sprachen der Welt trotz deutlicher sprach- und lernspezifischer Unterschiede bereits „mit etwa drei Jahren“ an. Szagun (2007) sieht den Erwerb der wesentlichen grammatischen Strukturen des Deutschen bis zum Alter von etwa vier Jahren als abgeschlossen an, wobei sie später feststellt, dass der Dativ manchen Kindern auch noch im 5. Lebensjahr Probleme bereitet (Szagun 2013).

Um bei einem Kind von einem abgeschlossenen Erwerb einer grammatischen Regel zu sprechen, muss das Kind in einer ausreichend großen Sprachprobe in mehr als 90 % aller Kontexte, die diese Regel in der Sprachplanung erfordern, Korrektheit erreichen. Dieses akzeptierte 90 %-Kriterium geht auf Brown (1973) zurück, der es in Spontansprachproben von Kleinkindern aufgestellt und angewendet hat (Szagun 2013; Bittner 2013). Erste Überprüfungen sprachnormaler monolingualer Erstklässler 2008 in Köln zeigten (N=108, 5;8–7;4 Jahre), dass unter Anwendung des 90 %-Kriteriums 75 % der Schüler den Dativ noch nicht vollständig erworben hatten (Motsch 2013a). Diese Differenz zwischen Erwerbsannahmen und ersten empirischen Daten im Schulalter lassen die Auffassung, dass Kinder in den ersten vier Lebensjahren alle wesentlichen grammatischen Strukturen ihrer Sprache erworben haben, fragwürdig erscheinen. Erst die robusten Daten des GED 4–9 Projektes (Grammatikerwerb deutschsprachiger Kinder zwischen vier und neun Jahren) zeigen, dass sich der Grammatikerwerb bis ins Schulalter hineinzieht und für Kinder eine schwere Lernaufgabe darstellt (Motsch / Becker 2014; Ulrich et al. 2016).

„Kleinkinder zeigen bereits beachtliche sprachliche Fähigkeiten und produzieren viele grammatikalisch korrekte Formen und Sätze. Dennoch ist korrekter Sprachgebrauch kein Beweis dafür, dass Kinder bereits das zugrunde liegende Regelsystem abstrahiert haben. Vielmehr ist in vielen Studien nachgewiesen worden, dass frühe Kindersprache stark formelhaft ist und darüber hinaus viele Strukturen an bestimmte Wörter gebunden sind" (Behrens 2004, 17).

Zur Beantwortung der Frage, ab wann Kinder grammatische Regeln beherrschen, ist es notwendig, zwischen den verschiedenen Stadien des ersten Auftretens einer Form, ihrer produktiven Verwendung und des Erwerbs der diese Form bestimmenden Regel zu unterscheiden.

Erste grammatische Formen, die in der Sprache des Kindes auftreten, imitiert das Kind unmittelbar aus der Sprache seiner Bezugspersonen. Das Kind verwendet dabei unanalysierte Ganzheiten, die es zunächst noch nicht in ihre Bestandteile zerlegt hat (z. B.: Haste, Papasauto, gibmir).

Grammatikerwerb präsentiert sich als gradueller Prozess der Ablösung von ersten formelhaften Ganzheiten durch regelgeleitete Konstruktionen. Abstrakte grammatische Kategorien im Sinne einer „Erwachsenen-Grammatik" werden erst im Laufe des Vorschul- und Schulalters entwickelt. Der Erwerbsweg führt stufenweise über die ersten abweichenden Versuche von Markierungen oder Satzstellungsversuchen zu gelegentlich korrekten Bildungen, die dann zunehmend häufiger werden, bis sie das prozentuale Übergewicht aller Bildungen darstellen (Tomasello 2001). Der Erwerb grammatischer Regeln vollzieht sich also in Zwischenschritten, d. h. neben korrekten bleiben immer noch abweichende Formen eine gewisse Zeit erhalten. Außerdem kommt es immer wieder zu Übergeneralisierungen neuer Formen oder zu falschen Analogiebildungen. Korrekte und abweichende Äußerungen stehen somit in einem prozentualen Verhältnis, das sich mit fortschreitendem Spracherwerb zu Gunsten der korrekten Formen verändert. Gelegentliche, abweichende Bildungen bleiben bis in die Schulzeit erhalten, so dass Fehlbildungen bis etwa 10 % in der gesprochenen Sprache immer als sprachnormal anzusehen sind. Der Erwerb einer Regel geschieht also nicht plötzlich, wie beim Umlegen eines Schalters. Bis eine abstrakte Regel vollständig erworben ist, vergehen teilweise Jahre, in denen sich das Kind in der Sprachproduktion einem Korrektheitsniveau von 90 – 100 % annähert.

2.3 Wichtige Erwerbsschritte

2.3.1 Erwerbsreihenfolge grammatischer Fähigkeiten

Das Auftauchen grammatischer Strukturen, die Clahsen (1982) am Korpus von drei Kindern bis zum Alter von vier Jahren in fünf Phasen beschrieben hatte, wurde bezüglich ihrer Reihenfolge durch weitere Forschungsergebnisse im Wesentlichen bestätigt (Cron-Boengeler 1985; Clahsen 1988; Maiworm 2008). Die von Clahsen gelieferten Altersangaben (Tab.1) belegen das Auftauchen der genannten Strukturen, haben aber keinen Aussagewert bezüglich des Erwerbs der hinter den Strukturen stehenden grammatischen Regeln.

Tab. 1: Phasen nach Clahsen (1982)

Phase	Alter	Wesentliche Merkmale
I	1;6	Einwortäußerung
II	2;0	Zweiwortäußerung
III	2;6	Mehrwortäußerungen Erste Äußerungen mit Verb-Zweitstellung
IV	3;0	Erwerb der Verbzweitstellungsregel und der Subjekt-Verb-Kontroll-Regel
V	3;6	Kasusmarkierungen im Akkusativ und Dativ Produktion erster subordinierter Nebensätze mit Verbendstellung

Die ersten beiden Phasen haben mit Grammatikerwerb noch wenig zu tun. Selbst die Zweiwortäußerungen der Phase II sind semantisch oder pragmatisch motiviert. Dabei drückt das Kind semantische Relationen, z. B. Lokalisierung (Ball da), Attribution (Ball kaputt), Aufforderung (Papi werfen) aus, wobei die Stellung der Worte keinen grammatischen Regeln folgt. Treten Verben auf, sind sie häufig in der uneindeutigen Endstellung, die bei zwei Wörtern aber auch gleichzeitig die Zweitstellung darstellt.

Ein Kind fängt nicht zu sprechen an mit der Intention, grammatikalisch korrekte Sätze bilden zu wollen. Die erste Strategie des Syntaxerwerbs hat folglich im eigentlichen Sinn nichts mit Syntax zu tun. Das Kind orientiert sich an semantischen und pragmatischen Faktoren. Die gewählte Wortstellung, also die Oberflächenstruktur, entspricht der semantischen Struktur seiner Äußerung.

Beispiele:
„Auto Papa" (Papa kommt mit dem Auto.)
„Papa Auto wasch" (Papa wäscht das Auto.)

In einer späteren, meist kürzeren Übergangsphase wählt das Kind Strukturen, die mit seinen *sprachlichen Perzeptionsstrategien* (die Teile einer Äußerung, die es in besonderer Weise wahrnimmt) im Einklang stehen, bspw. orientiert es sich immer am Äußerungsende.

Beispiele:
Mutter: „Papa ist mit dem Auto zur Arbeit gefahren."
Kind: „Papa fahren."

Mutter: „Das Auto ist vom Tisch runtergefallen."
Kind: „Auto fallen."

Wie Slobin (1979) beschreibt, versuchen Kinder noch lange Zeit, mit geringstem Aufwand an sprachlichen Mitteln zur Übermittlung von möglichst vielen Informationen zu gelangen. Dazu dient ihnen eine *Globalorientierung*, d.h. das Auslassen von Elementen, die für das sprachliche Verständnis nicht unbedingt erforderlich sind. Sie erreichen durch diese Selektion einerseits eine optimale Ausnutzung der Kapazität ihres Kurzzeitgedächtnisses und verringern andererseits die Verarbeitungskomplexität linguistischer Strukturen. Erst in einer höheren Phase versuchen die Kinder, eine zunehmende Übereinstimmung mit dem sprachlichen Input zu erreichen, wobei immer noch linguistische Strukturen und linguistische Regeln mit hoher Verarbeitungskomplexität vermieden werden.

Kinder, die sich in den ersten beschriebenen Phasen der Grammatikalisierung befinden, stellen keine Zielgruppe für grammatische Therapie dar. Für sie ist es viel wichtiger, dass die pragmatisch-kommunikativen und semantisch-lexikalischen Aspekte der Sprache weiter gefördert und aufgebaut werden.

Erst ab der Phase 3, die durch Äußerungen von drei und mehr Worten gekennzeichnet ist, beginnt das Kind die abstrakten morphologischen und syntaktischen Regeln der Bezugssprache zu entdecken und hypothesentestend anzuwenden. Dies geschieht also ab Beginn des dritten Lebensjahres auf dem Hintergrund seines Wissens über die Welt der Dinge und Personen, mit Hilfe eines ausreichend großen mentalen Lexikons und eines phonologischen Wissens, das bereits wichtige Eigenschaften und Regelhaftigkeiten des phonologischen Systems beinhaltet (Hacker 2002). Mit diesen Voraussetzungen kann es sich nun vermehrt mit der *Form der Sprache* auseinander setzen. In der normalen Erwerbsreihenfolge etabliert das Kind im Zeitraum ab dem dritten Lebensjahr nach und nach die wesentlichen grammatischen Strukturen, die ihm das korrekte Verstehen und Produzieren von Haupt- und Nebensatzkonstruktionen ermöglichen. Jeder abgeschlossene Erwerb einer Struktur setzt beim Kind Ressourcen frei, um sich auf den Erwerb einer „späteren" Struktur einzulassen. Zwei der von Clahsen beschriebenen Kinder erreichten im vierten Lebensjahr (Phase 5) die Fähigkeit, erste Nebensätze zu bilden und Kasusmarkierungen im Akkusativ und Dativ vorzunehmen. Unklar blieb dabei, auf welchem prozentualen Niveau korrekter morphologischer Markierungen und syntaktischer Regelanwendung sie dies taten und in welchem Alter der Regelerwerb abgeschlossen wurde.

Konkurrierend zu dem Phasenmodell von Clahsen wird das Schichtenmodell von Tracy (2008, 1991) diskutiert. Die von Tracy postulierten drei Schichten unterscheiden sich, was den Erwerb der wichtigen grammatischen Regeln betrifft, aber nur graduell von den Phasen 3–5 von Clahsen. „Anders als das Phasenmodell nach Clahsen geht das Schichtenmodell nach Tracy von der Annahme individueller Spielräume bei der grammatischen Entwicklung des Kindes aus." (Welling 2006, 112).
Wann aber gilt eine grammatische Regel als erworben?

Wie bereits in Kap. 2.2 ausgeführt muss nicht auf eine 100 %ige Korrektheit gewartet werden, um den Erwerb einer Regel oder Struktur zu konstatieren. Der Erwerbsweg führt stufenweise über die ersten abweichenden Versuche von Markierungen oder Satzstellungsversuchen zu gelegentlich korrekten Bildungen, die dann zunehmend häufiger werden, bis sie das prozentuale Übergewicht aller Bildungen darstellen. Gelegentliche abweichende Bildungen bleiben bis in die Schulzeit erhalten, so dass Fehlbildungen bis etwa 10 % immer als sprachnormal anzusehen sind.

Vor diesem Hintergrund muss zwingend unterschieden werden zwischen *Entdecken*, d. h. dem erstmaligen Auftauchen der Form, und *Erwerben*, d. h. einer Regelanwendung auf einem Korrektheitsniveau oberhalb der 90 %. In der Phase 5 nach Clahsen entdeckt das Kind lediglich die Formen der Kasusmarkierung und die Nebensätze. Zu welchem Zeitpunkt es jedoch die Kasusregeln und die Verbendstellungsregeln erworben hat, bleibt offen.

Die nachfolgende Darstellung der Erwerbsreihenfolge syntaktischer und morphologischer Fähigkeiten beschränkt sich auf die vier zentralen, zeitlich abgestuften Bereiche, die bei der Problematik bei Kindern mit grammatischen Störungen von besonderer Bedeutung sind und bei der therapeutischen Intervention im Vordergrund stehen:

1) Verbzweitstellungsregel im Hauptsatz
2) Subjekt-Verb-Kontroll-Regel
3) Komplexe Syntax: Verbendstellungsregel in subordinierten Nebensätzen
4) Kasusmarkierung in Akkusativ- und Dativkontexten

Der Erwerb dieser grammatischen Regeln vollzieht sich – wiederum mit wenigen später erwähnten Ausnahmen – in Zwischenschritten, d. h., neben korrekten Formen bleiben immer noch abweichende Formen eine gewisse Zeit erhalten. Außerdem kommt es immer wieder zu Übergeneralisierungen neuer Formen oder zu falschen Analogiebildungen. Korrekte und abweichende Bildungen stehen somit in einem prozentualen Verhältnis, das sich mit fortschreitendem Spracherwerb zu Gunsten der korrekten Formen verändert.

2.3.2 Verbzweitstellungsregel im Hauptsatz und Subjekt-Verb-Kontroll-Regel

Die morphologische Subjekt-Verb-Kontroll-Regel und die syntaktische Verbzweitstellungsregel im Hauptsatz werden als erste grammatische Regeln erworben. Subjekt-Verb-Kontroll-Regel bezeichnet den Vorgang, bei dem zwischen zwei Phrasenstrukturkategorien eine strukturelle Übereinstimmungsbeziehung hergestellt werden muss, wobei ein Element das andere kontrolliert (control-agreement-principle). Das Verbzweitstellungsparadigma beinhaltet die Regelhaftigkeit im Deutschen, dass das flektierte Verb im Hauptsatz immer an zweiter Stelle steht.

Diese beiden Fähigkeiten hängen u. U. miteinander zusammen, wobei es über die Art des Zusammenhangs divergierende Ansichten gibt. Die Forschergruppe um Clahsen (Clahsen et al. 1997) geht davon aus, dass die primäre Schwierigkeit im Erwerb der Subjekt-Verb-Kontroll-Regel liegt. Die korrekte Verbzweitstellung ergibt sich in dieser Betrachtungsweise nach dem Erwerb der Regel von selbst. Die gegenteilige Position vertreten Grimm (1993) und Penner (1995), die das syntaktische Wortstellungs-Defizit als vorrangig erachten. In dieser Betrachtungsweise stellt der Erwerb des Verbzweitstellungsparadigmas die Voraussetzung zur Etablierung der Subjekt-Verb-Kontroll-Regel dar. In der Untersuchung aller vom Centre de logopédie erfassten spracherwerbsgestörten Vorschulkinder Luxemburgs hatten je ca. 30 % entweder die Verbzweitstellungsregel oder die Subjekt-Verb-Kontroll-Regel erworben, 40 % hatten keine der beiden Regeln erworben (Schmidt 2009). Dieses Ergebnis spricht gegen die zuvor vermuteten Zusammenhänge einer entweder morphologischen oder aber syntaktischen Erst-, d. h. Vorausläuferfähigkeit. Vielmehr ist wohl davon auszugehen, dass auch hier Kinder individuell unterschiedliche Lernwege wählen. Während bestimmte Kinder eine höhere morphologische Sensibilität haben, „knacken" andere Kinder zuerst die Wortreihenfolge-Regel.

Verbzweitstellungsregel. Das Kind beginnt spätestens zu Beginn seines dritten Lebensjahres zu erkennen, dass der Satzbau des Deutschen nicht aus linear geordneten Einheiten besteht, bei der alle Einheiten gleiches Gewicht haben. Diese Vorstellung entsprach noch vor Jahrzehnten dem Modell der Duden-Grammatik (1973), die von linear geordneten Satzbauplänen (23 für Haupt- und 14 für Nebensätze) ausging (Braun 2006). Im neueren Dudenwerk (1998) wird hingegen auf die besondere Funktion des finiten Verbs aufmerksam gemacht, das in mehrfacher Hinsicht die Satzstruktur bestimmt. Braun (2006) zeigt auf, dass Modelle sowohl des linguistischen Strukturalismus (Phrasenstrukturgrammatik) als auch des linguistischen Generativismus (Transformationsgrammatik) davon ausgehen, dass Sätze hierarchisch geordnete, nicht lineare Gebilde sind. Bereits im Modell der Dependenzgrammatik (Tesnière 1988) bildet das flektierte Verb das strukturelle Zentrum des Satzes und somit seine wichtigste Komponente.

In den Mehrwortäußerungen des Kindes im dritten Lebensjahr kommt es zu adverbial erweiterten Satzstrukturen („Ich geh fort.", „Papa kommt heim."). Es tauchen die im Deutschen üblichen Verbpositionen auf: Einfache Verben gelangen z. T. in die Zweitstellung, wobei immer noch eine Tendenz zur Endstellung phasennormal ist. Zusammengesetzte Präfixverben werden zumeist als Einheit in die Endstellung gebracht.

Im vierten Lebensjahr dominieren bei der Mehrzahl der Kinder einfache Hauptsätze, deren Wortstellung meist korrekt ist. Damit ist die erste Verbstellungsregel erworben, d. h. das Kind unterscheidet zwischen finiten Verbelementen (Auxiliare, Modalverben, Kopulae, Stammverben), die es konjugiert in Zweitstellung verwendet, und infiniten Verbelementen (Partizip, Infinitiv, prädikatives Adjektiv, Präfix), die es in Finalstellung setzt. Werden beide Verbpositionen zugleich besetzt und weitere Satzelemente zwischen finitem und infinitem Verbelement eingesetzt, werden die Äußerungen länger und die Verbalphrase gerät in Distanzstellung (Verbtrennung).

Beispiele:

	finit		**infinit**
	Auxiliar		*Partizip*
Wir	haben	heute Mittag Pizza	gegessen.
	Modalverb		*Infinitiv*
Wir	wollen	heute Mittag Pizza	essen.
	Kopula		*prädikatives Adjektiv*
Die Pizza	ist	beim Italiener	gut.
	Stammverb		*Präfix*
Die Pizza	fällt	vom Tisch	runter.

Das Kind muss also in diesem Zeitraum entdecken, dass unter allen Satzgliedern das flektierte Verb etwas Besonderes ist, weil es als einzige Satzkomponente i.d.R. immer an der gleichen, eben an der zweiten Stelle steht.

Der Satz besteht also aus dem flektierten Verb als Kopf des Satzes und zwei Füßen. Fuß 2 beinhaltet den propositionalen Kern des Satzes, den Inhalt des Satzes, also das, worüber wir sprechen. Die Schale liefert die Instruktion, d.h. was wir wie über den Inhalt sagen (Penner / Kölliker Funk 1998, 59). Was wir sagen wollen definiert, welche Konstituente wir aus dem Kern (Fuß 2) nehmen und als Fuß 1 dem Kopf voranstellen. Fuß 1 ist somit syntaktisch variabel. Penner und Kölliker Funk liefern dazu ein anschauliches Beispiel:

> Auf einem Foto sieht man *Sarah* (Subjekt), die im *Sommer* (temporales Adverb) am *Strand* (lokales Adverb) mit einem *Eimer* (instrumentelles Adverb) *Sandburgen* (Objekt) *baut* (Hauptverb). Der Sprecher ist nun frei zu entscheiden, welche Konstituente er dem flektierten Verb voranstellt.

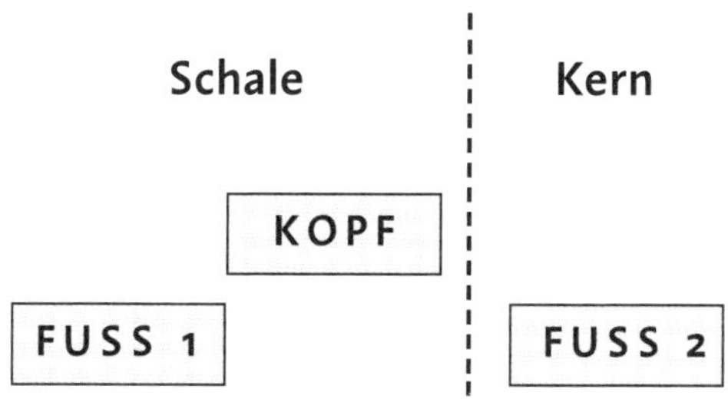

Abb. 8: Hauptsatzstruktur des Deutschen (Penner / Kölliker Funk 1998, 95)

> **Beispiele:**
> - Sarah hat im Sommer am Strand mit dem Eimer Sandburgen gebaut.
> - Was hat Sarah im Sommer am Strand mit dem Eimer gebaut?
> - Im Sommer hat Sarah am Strand mit dem Eimer Sandburgen gebaut.
> - Wann hat Sarah am Strand mit dem Eimer Sandburgen gebaut?
> - Wer hat im Sommer am Strand mit dem Eimer Sandburgen gebaut?
> - Am Strand hat Sarah im Sommer mit dem Eimer Sandburgen gebaut.
> - Mit dem Eimer hat Sarah im Sommer am Strand Sandburgen gebaut.
> - Sandburgen gebaut hat Sarah im Sommer am Strand mit dem Eimer.

Dies macht deutlich, dass nur die zweite Position *hat* (Kopf) zwingend vorgegeben ist, während die restliche Satzstruktur variabel ist und sich durch die Informationsstruktur (Fokus, Topik) oder den Satztyp (Frage oder Aussage) bestimmt.

Die Fähigkeit der Verbzweitstellungsregel lässt sich allerdings an den früh auftauchenden Satztypen, bei denen das Subjekt an erster Stelle (Fuß 1) steht, nicht zweifelsfrei erkennen. Diese SV-Stellung kann von Kindern als rigides Muster erlernt werden und würde uns eine Fähigkeit vortäuschen, über die das Kind nicht verfügt. Deutlich wird dies erst, wenn diese Kinder z. B. einen Fragesatz derart bilden, dass sie die SV-Reihenfolge beibehalten und das W-Fragepronomen dieser voranstellen („Wo Sarah baut Burgen?“).

Der Erwerb der Verbzweitstellungsregel lässt sich also nur an Satztypen erkennen, bei denen die erste Position nicht durch das Subjekt besetzt wird, so dass das Subjekt hinter das flektierte Verb tritt (Subjekt-Verb-Inversion) („Wo baut Sarah Burgen?“, „Burgen baut Sarah hier.“)

Einzige Ausnahme ist die Verbspitzenposition in Entscheidungsfragen (z. B. „Siehst du die Sandburg?“) und in Imperativ-Sätzen (z. B. „Geh zur Sandburg!“).

Subjekt-Verb-Kontroll-Regel. Das Kind muss entdecken, dass die Veränderungen der Verbform, die es wahrnimmt, nicht zufällig geschehen. Vielmehr kontrolliert das Subjekt das Verb, an dem Person und Numerus des Subjekts markiert werden. Das Subjekt „sagt“ dem Verb, wie es sich zu verändern hat. Diese Entdeckung machen viele Kinder im Zeitraum von 2;0 bis 4;0 Jahren, wobei folgende Erwerbsfolge zu erwarten ist:

- Das Kind verwendet Verben häufig in der Infinitivform (Beispiel „Papa kommen“) oder in der Stammform (Beispiel „Komm Auto“). Aber auch das / -t / -Flexiv taucht auf. Da es häufig mit anderen als mit 3. Person-Singular-Subjekten auftaucht, kann es nicht bereits als Kongruenzmarkierung für die 3. Person Singular bewertet werden. Vielmehr hat das Kind bemerkt, dass sich die Verben in der Sprache seiner Bezugspersonen am Ende nicht immer gleich anhören, weiß aber noch nicht genau, von was dies abhängig ist.
- Danach taucht alternierend zur / -t / -Markierung die Markierung / -e / der 1. Person Singular auf. In dieser Phase steigt der Anteil der korrekten / -e / -Markierungen langsam an. Viele Verben werden aber immer noch in der Infinitiv- oder in der umgangssprachlich häufigen und als korrekt zu bewertenden Stammform gebildet. Erstmals kann es auch zu Übergeneralisierungen der neu erworbenen / -e / -Markierung kommen (Beispiel „Mann werfe Ball“).
- Die Subjekt-Verb-Kongruenz gilt aber erst nach der Markierung der 2. Person Singular als erworben. Die Markierung / -st / der 2. Person Singular taucht als letzte Verbmarkierung auf und wird – abweichend von vielen anderen Lernvorgängen des Kindes – nach dem ersten Auftauchen von monolingual deutschsprachigen Kindern nahezu immer korrekt verwendet. Dies ist eigentlich nicht erstaunlich, weil / -st / ausschließlich für die Markierung des *du*, der 2. Person Singular, Verwendung findet. Die / st / -Endung ist somit phonologisch *unik*, während die Endungen / -en /, / -e / oder / -t / multifunktional sind (Beispiel: „er geht, ihr geht, sie geht, man geht, es geht“). Diese multifunktionalen Markierungen erschweren es dem Kind lange Zeit, den Zusammenhang zwischen Subjekt und Verb zu entdecken.

Die /st/-Endung wird i.d.R. als Letzte erworben und signalisiert damit zweifelsfrei Vollständigkeit im Erwerb des Verbflexionsparadigmas. Gleichzeitig nimmt die korrekte Markierung der Verben – abhängig von Person und Numerus des Subjekts – zu und erreicht einen Stand von ca. 90 %. Durch die Anwendung der Subjekt-Verb-Kontroll-Regel erreicht das Kind, dass das finite Verb übereinstimmend (kongruent) mit der durch das Subjekt geforderten Form markiert wird. Das Ergebnis der Regelanwendung führt damit zur *Subjekt-Verb-Kongruenz*.

Zum Erwerb dieser beiden Regeln benötigt das Kind eine notwendige „kritische Masse" an vorerst unanalysierten linguistischen Strukturen. Danach kann das Kind mithilfe seiner Fähigkeiten zur Mustererkennung und Analogiebildung (Tomasello 2003) Hypothesen bilden und grammatische Strukturen ableiten. Für die Satzbauregel besteht diese kritische Masse aus unterschiedlichen Hauptsätzen, d.h. nicht nur die häufigen Sätze mit dem Subjekt an erster Position (= Subjekt-Verb-Ergänzung), sondern Sätze mit anderen Elementen an der ersten Position (z.B. heute, da, jetzt, wo, was). Für die morphologische Subjekt-Verb-Kontroll-Regel sind dies die unterschiedlichen Verbmarkierungen. Das Erkennen der Regel gelingt aber nur dann, wenn das Kind von einer einzelheitlichen Sprachverarbeitung zu einer ganzheitlichen Sprachverarbeitung (Grimm 1993) gelangt, d.h. nicht auf Wortebene (einzelheitlich), sondern auf Satzebene (ganzheitlich) vergleicht. Erst dann kann es entdecken, dass Veränderungen eines Satzelementes (Subjekt) vorhersagbar zu Veränderungen eines anderen Elementes (Verb) führen. Der ganzheitliche Vergleich muss zudem wenigstens zwei unterschiedliche Sätze umfassen, da erst dann erkennbar ist, dass das Verb seine Position beibehält, während die Position der anderen Satzglieder veränderbar ist.

In Tabelle 2 ist abzulesen, zu welchem Zeitpunkt 85 % der 968 Kinder im GED 4–9 Projekt die frühen und späten Regeln unter Verwendung des 90 %-Kriteriums erworben haben.

Tab. 2: Erwerbsstand grammatischer Regeln

	> 90 % Korrektheit bei 85 % der Kinder der
Verbzweitstellungsregel (V2) im Hauptsatz	8;0–8;11 J.
Subjekt-Verb-Kontroll-Regel (SVK)	7;0–7;11 J.
Verbendstellungsregel (VE) im subordinierten Nebensatz	--- (8;0–8;11 J.: 75 %)
Akkusativ	--- (8;0–8;11 J.: 64,1 %)
Dativ	--- (8;0–8;11 J.: 69,2 %)

Tabelle 2 ist zu entnehmen, dass selbst die „frühen" Regeln (Verbzweitstellungsregel im Hauptsatz, Subjekt-Verb-Kontroll-Regel), die bislang bereits im dritten Lebensjahr als erworben galten, von einigen sprachnormalen Kindern erst im achten (SVK) oder sogar erst im neunten Lebensjahr (V2) mit einem Korrektheitsniveau von über 90 % erworben werden. In jedem Sprachentwicklungstest gelten Kinder, deren gemessene Leistung mehr als eine Standardabweichung unter dem Mittelwert liegt, als auffällig oder gestört. Sie erreichen dabei einen Prozentrang unter 16, was beim Vorliegen eines T-Wertes einem T-Wert unter 40 entspricht. Somit gelten die 15 % der Kinder, die selbst in diesem Alter diese frühen Regeln noch nicht erworben haben, als grammatisch gestört. Die in den nächsten Kapiteln ausgeführten spät erworbenen Regeln (Verbendstellungsregel und Kasusmarkierung) haben zwischen 25 % (VE) und 36 % (Akkusativ) aller Kinder noch nicht erworben, so dass nach Abzug der 15 % schlechtesten Grammatiklerner vor dem zehnten Lebensjahr 10 %-21 % sprachnormaler Kinder diese Regeln noch nicht erworben haben.

2.3.3 Verbendstellungsregel in subordinierten Nebensätzen

Das vierte Lebensjahr und die Jahre danach sind gekennzeichnet durch Erweiterungen der Äußerungslänge. Das Kind bildet Sätze mit zwei Objekten. Es verwendet erstmals subordinierte Nebensätze. Dabei muss es entdecken, dass hier die Verbzweitstellungsregel des Hauptsatzes nicht angewendet werden kann. Vielmehr verlässt das finite Verb seinen Platz an der zweiten Stelle und rückt als letztes Wort des Nebensatzes hinter den ggf. vorhandenen infiniten Teil der Verbalphrase ans Ende (Verbendstellungsregel in subordinierten Nebensätzen).

Beispiel:
Hauptsatz: Wir wollen (finiter Teil) Pizza essen (infiniter Teil).
Nebensatz: ..., weil wir Pizza essen (infiniter Teil) wollen (finiter Teil).

Sätze werden komplexer durch das zunehmende Maß notwendiger syntaktischer Strukturierung (Günther 1987). Während einfache SV-Sätze selbst durch Hinzufügen lokaler oder temporaler Adverbien (z. B. „hier", „da", „zuerst", „zuletzt") wenig Strukturierung benötigen, steigt das Strukturmaß bereits bei der Verwendung von Präpositionen, dem Relationsmittel zwischen Einzelwörtern. Aber erst die Verwendung von Konjunktionen, dem Relationsmittel zwischen Sätzen, erfordert ein hohes Maß syntaktischer Strukturierung, wobei dies vor allem für subordinierende Konjunktionen gilt. Merkmale dieser subordinierten Nebensätze sind, dass sie mit einem Einleiter (Relativpronomen, indirektes Fragepronomen oder Konjunktion) eröffnet werden, und das finite Verbelement – wie oben gezeigt – in Endstellung steht.

Es gibt keine generalisierte Erwerbsfolge für Nebensätze. Clahsen (1986) geht aber davon aus, dass sich aus den elementaren semantischen Relationen zwischen Teilsätzen, die durch die Konjunktionen „und“ (additiv), „aber“ (adversativ), „weil“ (kausal) und das Adverb „dann“ (temporal) ausgedrückt werden, alle Typen von Nebensätzen differenzierend ergeben. Nebensätze variieren allerdings bezüglich des Schweregrades aufgrund mehrerer Faktoren: der Länge, der Position im Satz, der internen formalen Konstruktion und ihres kognitiven Schwierigkeitsgrades.

Einige Zeit wurde davon ausgegangen, dass der Erwerb komplexer Syntax (subordinierte Nebensätze) keine besondere Schwierigkeit für Kinder darstellt, sobald sie die kritischen Merkmale einfacher Syntax erworben haben. In dieser Betrachtungsweise kommt dem Beherrschen komplexer Satzmuster keine Indikatorfunktion für die sprachliche Entwicklung zu. Zudem wird darauf hingewiesen, dass das Verstehen subordinierter Satzstrukturen keine ausschließlich grammatische Fähigkeit darstellt, sondern dass mehrere Fähigkeitskomponenten (semantische, kognitive) an dieser Leistung beteiligt sind. Diese Einwände müssen mittlerweile aufgrund neuerer Forschungsergebnisse dahingehend revidiert werden, dass der Erwerb komplexer Satzstrukturen die zweite kritische Phase des Grammatikerwerbs darstellt.

Die ersten Nebensätze werden – trotz großer Variabilität – vom Kind im dritten bis vierten Lebensjahr verstanden und können auch in diesem Alter produziert werden, wobei Auslassungen des Subjektes, des Verbs oder der Konjunktion möglich sind. Zu den ersten Nebensätzen gehören Nebensätze, die eine äußere Beziehung zum Hauptsatz besitzen (Ramge 1993; Rothweiler 1993; Grimm 1995):

Relativsatz: beschreibt ein Hauptsatzelement näher
Temporalsatz: beschreibt äußerliches Nacheinander oder Gleichzeitigkeit
Indirekter Fragesatz: klärt den Inhalt der Frage

Nur wenig später erwirbt das Kind Nebensatzkonstruktionen mit einer inneren logischen Beziehung:

Kausalsatz: Grund, Folge
Finalsatz: Mittel, Zweck
Realer Konditionalsatz: Bedingung

Weitere Hinweise zum Erwerbsverlauf dieser wichtigen Fähigkeiten, aber auch auf grammatische Phänomene, denen hier weniger Gewicht beigemessen wird (Genusmarkierung, Pluralbildung, Auslassungen), werden im

Zusammenhang mit den entsprechenden therapeutischen Überlegungen (Kap. 6.3.3) ergänzt.

2.3.4 Kasusmarkierung

Mit der Zunahme der Äußerungslänge nimmt die Anzahl der Auslassungen obligatorischer Äußerungselemente, auch die Auslassung von Artikeln, ab. Das Kind fängt nun an, in Kontexten, die eine Akkusativ- oder Dativmarkierung verlangen, den Artikel einzusetzen.

Beispiele für Kontexte:
„Wohin ist der Ball gerollt?“ (Eröffnung eines Akkusativkontextes)
„Wo ist der Ball?“ (Eröffnung eines Dativkontextes)

Bereits im dritten Lebensjahr tauchen korrekte Dativ- und Akkusativformen als gelernte Ganzheiten auf (Ulrich et al. 2016). Dabei kommt es bereits zur Artikeleinsetzung in Akkusativ- und Dativkontexten nach Präpositionen oder objektfordernden Verben. Häufig wird der Artikel aber noch weggelassen (Beispiel „auf Tisch“), wodurch der Kasus nicht markiert werden kann, oder aber die Nominativform wird übergeneralisiert („gib der Ball“). Das Ende des Erwerbsprozesses ist aber bei weitem nicht im vierten oder fünften Lebensjahr anzunehmen, wie dies Szagun (2007) behauptet.

Für viele Kinder beginnt ein mehrjähriger Prozess, der für einige Kinder bis in das Sekundarschulalter ragt, bevor vom abgeschlossenen Erwerb der Kasusregeln gesprochen werden kann. Zu Beginn erreichen die Kinder höhere Korrektheitswerte bei der Akkusativmarkierung. Diese wird immer wieder auf Dativkontexte übergeneralisiert (Beispiel „Der Ball liegt auf den Schrank.“) Zunehmend kommt es aber auch zu korrekten Akkusativ- und Dativmarkierungen. Die in diesen Phasen länger werdenden Äußerungen erfordern diese Markierungen, da erst der Kasus die Rollen der Satzteile im Satz zeigt.

Zusammenfassend ist festzuhalten, dass sich der Grammatikerwerb – abweichend von allen bisherigen Annahmen – weder leicht noch schnell vollzieht. Es handelt sich um eine langdauernde und offensichtlich schwierige Lernaufgabe für Kinder. Viele der in den ersten Jahren auftauchenden korrekten Grammatikformen wurden von den Kindern als Ganzheiten gelernt. Der Erwerb grammatischer Regeln zieht sich unter Zugrundelegung des 90 %-Korrektheitskriteriums bis in die Schulzeit, ja bis in die Sekundarstufe hinein. „Späte“ Regeln (Kasus, Verbendstellungsregel im Nebensatz) haben viele sprachnormale Kinder im neunten Lebensjahr noch nicht erworben.

2.4 Sprachliche Modalitäten

Grammatische Fähigkeiten zeigen sich aber nicht nur in der kindlichen Spontansprache, d. h. im Kodieren. Slobin (1987) nennt neben dem *Kodieren* drei weitere sprachliche Modalitäten: Rekonstruieren, Dekodieren und Reflektieren.

Rekonstruieren bezeichnet die Leistung des Kindes, eine gehörte und verstandene Äußerung selbst wieder zu planen und zu produzieren. Diese Leistung ist dann erforderlich, wenn das Gehörte aufgrund seiner Länge die Speichermöglichkeit des Arbeitsgedächtnisses überfordert. Daher darf diese Fähigkeit nicht mit einem rein echolalischen Nachsprechen (Kopieren) verwechselt werden, was nur bei kurzen Äußerungen möglich ist.

Dekodieren (Verstehen) grammatischer Strukturen bezieht sich in diesem Zusammenhang auf das Verständnis von Äußerungen, die nicht aufgrund des situativen Kontextes, des kindlichen Weltwissens oder durch Schlüsselwortinterpretationen verstehbar werden. Diese Fähigkeit ist nicht direkt beobachtbar. Diagnostisch wird auf diese Fähigkeit aufgrund von Handlungen oder Kommentaren des Kindes nach der gehörten Äußerung geschlossen.

Reflektieren verweist auf die metalinguistische Fähigkeit, Sprache selbst zum Gegenstand der Überlegung zu machen. Diagnostisch kann diese Fähigkeit u. a. durch die Aufforderung überprüft werden, Sprachformen als korrekt oder inkorrekt zu bewerten (Korrektheitsurteile).

Während die Überprüfung des Kodierens und Rekonstruierens Informationen über die produktiven Fähigkeiten liefert, gibt die Überprüfung der anderen Modalitäten Auskunft über sprachanalytische und metalinguistische Fähigkeiten des Kindes.

Es zeigte sich im Laufe unseres Forschungsprojektes, dass vermutete Zusammenhänge zwischen diesen Bereichen keineswegs geklärt sind. Es wird davon ausgegangen, dass ein Teil unseres Wissens – und somit auch unseres Sprachwissens – deklarativ und ein anderer Teil prozedural ist (Schöler / Schakib-Ekbatan 2001).

Deklaratives Wissen ist Wissen über Sachverhalte. Es erlaubt uns Korrektheitsurteile über Sprache abzugeben (Reflektieren) und Sätze zu verstehen (Dekodieren). Prozedurales Wissen ist Wissen über Handlungen. So benötigt das Kind prozedurales Wissen für die Planung seiner Sprachhandlungen (Kodieren, Rekonstruieren), wobei Rekonstruieren genauer betrachtet aus Dekodieren (deklarativ) und Kodieren (prozedural) besteht. Teile des sprachlich deklarativen Wissens werden als metalinguistisches Wissen (Wissen über Sprache) bezeichnet. Darunter ist die Fähigkeit zu verstehen, über Sprache nachzudenken, Sprache zum Gegenstand der Betrachtung zu machen, Sprache als korrekt oder unkorrekt zu beurteilen. Schöler et al. (1998) vermuteten, dass die Förderung dieses sprachlichen Wissens wenigstens bei einem Teil der Kinder mit grammatischen Störungen eine valide Kompensationsmöglichkeit sei. In unserem Teilprojekt zum Erwerb der Verbendstellungsregel in subordinierten Nebensätzen zeigte sich, dass einige Kinder mit hohen Werten in den Bereichen Reflektieren und Dekodieren (deklaratives Wissen) völlig in der Produktion versagten, wohingegen manche Kinder mit einer abgeschlossenen, nahezu fehlerfreien Produktionsleistung unterdurchschnittliche Werte in den Bereichen Reflektieren und Dekodieren zeigten. Dannenbauer (2009) nimmt an, dass Kinder mit grammatischen Störungen vorhandenes deklarativ-sprachliches Wissen in der aktuellen Produktionsplanung nicht umsetzen.

2.5 Erklärungsansätze des Grammatikerwerbs

2.5.1 Psychologische Spracherwerbstheorien

Nach dieser weitgehend deskriptiven Abbildung wichtiger Erwerbsschritte grammatischer Fähigkeiten bleibt die Frage offen, welche Theorien uns das grammatische Lernen der Kinder ausreichend erklären können. Wie zu erwarten liegt bei psychologischen wie auch linguistischen Theorien der Fokus des Erkenntnisinteresses auf unterschiedlichen Phänomenen, so dass immer kritisiert werden kann, dass andere Phänomene nicht berücksichtigt wurden und die Aussagekraft der Theorie beschränken. „Grammatische Theorien unterscheiden sich in vielerlei Hinsicht: in der Terminologie, in den Analysemethoden, in der Zielsetzung, in der Auffassung von Sprache." (Dürscheid 2009, 97) Da es bisher nicht gelungen ist, ein wirklich vollständiges, wissenschaftliches Modell für unser abstraktes und komplexes Grammatiksystem zu entwickeln, sollte man sich vor einer dogmatisch anmutenden Einseitigkeit hüten (Dannenbauer 2002). Als wenig hilfreich erweisen sich ältere lernpsychologische und entwicklungspsychologische Spracherwerbstheorien.

Die *behavioristische* Vorstellung des Spracherwerbs als Modell-Lernen oder Reiz-Reaktions-Lernen (Watson 1968; Skinner 1957) ging davon aus, dass Sprache erworben wird, indem das Kind auf sprachliche Imitationen unterschiedliche Reaktionen erfährt. Positive Reaktionen (Verstärkung) sollen die Auftretenswahrscheinlichkeit der produzierten Form erhöhen. Derartige Modelle bilden den Hintergrund von Satzmusterübungen („pattern practice" und „pattern drill"), obwohl zu Recht kritisiert wurde, dass solche Lernvorstellungen der Komplexität des sprachlichen Regelwerks und der Geschwindigkeit, in der sich grammatisches Lernen in den ersten Lebensjahren vollzieht, nicht gerecht werden. Zudem erfolgt nicht auf jede grammatische Bildung eine Reaktion (Szagun 2013).

Die *kognitive Entwicklungstheorie* von Jean Piaget (Piaget/Inhelder 1986) trägt zur Klärung grammatischen Lernens noch weniger bei. Für Piaget stellt die Entdeckung der Sprache ein Nebenprodukt der kognitiven Entwicklung dar. Sobald das Kind in den ersten beiden Jahren die kognitiven Fähigkeiten Objektpermanenz, Kausalität und Symbolfunktion entwickelt hat, besitzt es nach Piaget die Voraussetzungen zur Sprache. Dieser Ansatz mag eine gewisse Erklärungsstärke für semantisches Lernen haben, d. h. für die Entdeckung der repräsentativen Funktion der Sprache, weniger aber für das Entdecken grammatischer Regeln der Bezugssprache. 2- bis 4-jährige Kinder besitzen bei weitem nicht die kognitive Reife Erwachsener, sondern befinden sich gemäß Piaget im präoperationalen Stadium konkreter Operationen. In diesem Stadium sind Kinder jedoch unfähig, hoch formale und abstrakte Regularisierungen vorzunehmen. Dazu wären sie nach Piaget erst mit etwa zwölf Jahren in der Lage.

In der Tradition dieser psychologischen Theorien, die davon ausgehen, dass das Kind weder über spezifisch sprachliche Lernmechanismen verfügt noch diese benötigt, liegen auch die *funktionalistisch-interaktiven Ansätze* von Bates und Mac Whinney (1982) oder Bruner (2008). Beide Ansätze gehen davon aus, dass allgemein Problemlösungs- und Lernstrategien, die auch für nichtsprachliche Leistungen eingesetzt werden und mit deren Hilfe das Kind auch andere kognitiven Fähigkeiten erwirbt, ausreichend sind zur Erklärung grammatischen Lernens. Der Antrieb in der kommunikativ-sozialen Funktion von Sprache, d. h. semantische und pragmatische Erfordernisse, führt zum Entdecken von Form-Funktionsbeziehungen. Grammatische Merkmale sind in dieser Sicht abgeleitet von Funktionen, die Sprache in der Kommunikation erfüllt. Komplexere grammatische Regeln werden mit Hilfe des ohnehin vorhandenen kognitiven Fähigkeitenbündels (Bruner 2008) erschlossen. Dieser propagierte enge Zusammenhang zwischen syntaktischen Formen und semantisch-pragmatischen Funktionen ließ Bates und Mac Whinney (1982) annehmen, dass spezifische Mechanismen zum Erwerb formaler sprachlicher Eigenschaften überflüssig seien. Belegte Fälle, in denen Kinder auch ohne Kommunikation grammatische Fähigkeiten erworben haben (Sellin 1995), oder auch die Feststellung, dass nicht jede morphologische Markierung eine semantisch-pragmatische Funktion erfüllt, lassen an diesen Vorstellungen zweifeln.

2.5.2 Linguistische Spracherwerbstheorien

Die Vorstellung spezifischer Spracherwerbs- und Sprachverarbeitungsmechanismen findet sich in den nativistisch-linguistischen Spracherwerbstheorien. Chomsky (1974; 1995) geht in seiner *Generativen Transformationsgrammatik* von einem angeborenen Spracherwerbsmechanismus (LAD = Language Acquisition Device) aus. Der LAD ist derart zu verstehen, dass das Kind ein angeborenes sprachliches Universalwissen über die Konstruktion natürlicher Sprachen hat, mit deren Hilfe es sich dann die spezifische

Grammatik seiner Bezugssprache erschließen kann. Das Kind verfügt über eine angeborene Tiefenstruktur von Sprache (Kompetenz). Davon ausgehend generiert es mit Hilfe von obligatorischen und fakultativen Transformationsregeln eine Oberflächenstruktur (Performanz), die sich zunehmend an den Regeln der gesprochenen Bezugssprache orientiert.

Diese Theorie wurde von Clahsen (1982; 1988) und seinen Schülern in der *Generativen Grammatik* weiterentwickelt. Das weiterhin vermutete sprachspezifische Modul arbeitet nicht autonom, sondern ist auf Erfahrungen des Kindes angewiesen. Clahsen stellt explizit einen Zusammenhang mit dem semantischen Lernen des Kindes (mentales Lexikon) her. Er geht davon aus, dass das Erlernen von Wörtern mit ihren grammatischen Verwendungsbedingungen – z. B. Klasse, Möglichkeiten zur Wortableitung, kasusfordernde Eigenschaften und Flexionsparadigma – Voraussetzung dafür ist, dass universalgrammatische Parameter wirksam werden können. Die Annahme einer angeborenen sprachlichen Kompetenz, die lediglich in Richtung der zufälligen Umgebungssprache modelliert werden muss, scheint in neueren Theorien immer mehr an Bedeutung zu verlieren (Krämer/König 2002). Dürscheid konstatiert eine Hinwendung zur Performanz, zum Sprechen selbst. „Der Sprachgebrauch wird nicht länger marginalisiert. Die Ära, in der die Grammatiktheorie vor allem hinter die Sprache und nicht auf die Sprache blickte, scheint vorbei zu sein" (Dürscheid 2009, 97).

2.5.3 Integrative Ansätze

Dannenbauer (2002) wagt auf dem Hintergrund dieser widersprüchlichen Theorienlandschaft den Schritt in Richtung einer integrativen Theorie (siehe Abb. 9). Erst im Zusammenspiel von angeborener sprachspezifischer Grundausstattung (Prozessor), dem Einsatz kognitiver Strategien des Kindes (psychisches System) und einem geeigneten Input in der sozialen Interaktion sieht er die Voraussetzung dazu, dass das Kind zu grammatischen Generalisierungen (G) gelangen kann.

Ein Problem, das eine Theorie lösen müsste, ist die Frage, wie es dem Kind gelingen kann, die grammatischen Regeln der Bezugssprache trotz seiner in diesem Alter eingeschränkten kognitiven Fähigkeiten und einem in den ersten Lebensjahren begrenzten Sprachangebot zu extrahieren.

Erste, aber sicherlich nicht ausreichende Schritte in die Richtung einer integrativen Theorie waren die *Operating Principles* (Slobin 1985) oder die *Lernbarkeitstheorie* von Pinker (1996). Slobin geht davon aus, dass Kinder universelle Strategien verwenden, die er in drei Gruppen einteilt:

a) Die erste Gruppe beinhaltet die *Perzeptionsfähigkeit* des Kindes, sich aus dem Sprachangebot quasi wie mit einem Filter die Informationen zu entnehmen und zu speichern, die es für die Konstruktion des grammatischen Regelsystems benötigt.

b) Die zweite Gruppe enthält *Strategien zur Konstruktion der Grammatik*, also die Fähigkeit, aus den gefilterten und gespeicherten Informationen das sprachliche Regelsystem zu erstellen.

c) Während die zweite Gruppe sprachspezifische Strategien enthält, besteht die dritte Gruppe aus *generellen Problemlösungsstrategien*, die dem Kind dazu dienen, die mit Strategien der Gruppe 2 gewonnenen Zwischenergebnisse kontinuierlich zu überprüfen.

Die Lernbarkeitstheorie Pinkers (1996) hat außer der Annahme einer angeborenen Universalgrammatik viele Ähnlichkeiten mit dem Ansatz von Slobin. Auch Pinker geht von drei wesentlichen Elementen aus. Das erste Element wäre ein unabhängiges, auf Grammatiklernen spezialisiertes Modul, das universelle und *parametrisierte Prinzipien* einer Universalgrammatik beinhaltet. In der Vorstellung angeborener parametrisierter Prinzipien liegt die Lösung eines bisher noch nicht angesprochenen Problems. In der begrenzten Menge des Sprachangebotes, welches das Kind bis zum Abschluss der wesentlichen Phasen des Grammatikerwerbs hört, sind sicherlich einige Beispiele grammatisch möglicher, d. h. korrekter Konstruktionen der Bezugssprache enthalten. Nicht enthalten sind aber Informationen darüber, was grammatisch nicht möglich, was ungrammatisch ist (Hansen 1996). Linguisten sagen, das Kind verfügt damit nicht über eine *negative Evidenz*. Die Vorstellung der Parameterfixierung, die nach Hansen auf Rizzi (1982) zurückgeht, löst nun dieses Problem derart, dass bestimmte positive Informationen dem Kind ausreichen, aus einer begrenzten Anzahl von Parametern (grammatischen Optionen) eine auszuwählen, die dann automatisch andere ausschließt. Die erfolgreiche Analyse entsprechender Informationen im Intake des Kindes würde – bildlich gesprochen – einen Schalter umlegen, der dann bestimmte grammatische Möglichkeiten als grammatisch zulässt und andere als ungrammatisch ausschließt, ohne dass das Kind auf negative Evidenz angewiesen wäre.

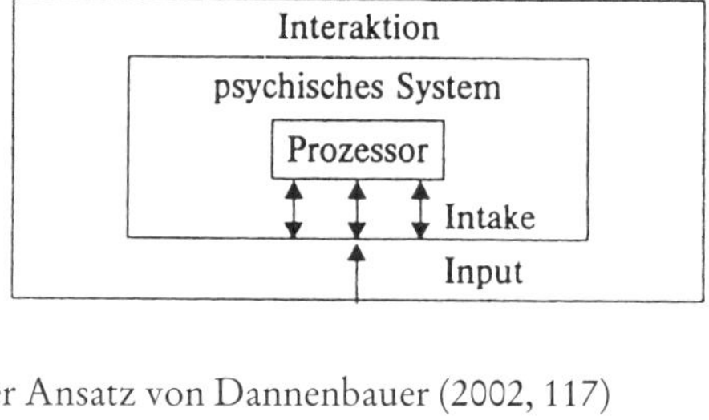

Abb. 9: Integrativer Ansatz von Dannenbauer (2002, 117)

Das zweite Element sind die schon mehrfach angesprochenen *semantischen Bootstrapping-Strategien*, d. h., dass das Kind semantische Eigenschaften zur Identifizierung syntaktischer Strategien als eine sehr frühe Lernstrategie ausnützt. Neben diesen beiden Gruppen nimmt auch Pinker als dritte Gruppe Fähigkeiten an, die das Kind für strukturabhängiges, distributionelles Lernen benötigt, d. h. für Strukturen, die mit den semantischen Bootstrapping-Strategien nicht erworben werden können (z. B. Funktionswörter).

Zusammenfassend sind in diesen Grammatik-Erwerbs-Theorien folgende drei Fähigkeiten enthalten:

- Das Kind kann sich aus einem uneindeutigen Sprachangebot die für grammatisches Lernen wesentlichen Elemente selbst herausfiltern. Diese spezifischen sprachlichen Daten werden *Trigger* (Auslöser) genannt. Die Gesamtmenge aller Trigger bildet das in Abbildung 9 gezeigte Intake (Penner / Kölliker Funk 1998, 33). Diese Filtertätigkeit greift auf unterschiedliche semantische wie phonologische Bootstrapping-Strategien zurück. Das Kind zeigt mit dieser Intake-Fähigkeit eine entgegenkommende, aufsuchende Aktivität. Es macht vom Input selektiv Gebrauch. Es filtert sich gewissermaßen aus dem Input die Informationen heraus, die seinen bisher erworbenen Verarbeitungsmöglichkeiten entsprechen und die es für die Weiterentwicklung seiner grammatischen Fähigkeiten verwenden kann. Damit ist auch die zuvor gestellte Frage beantwortet, wie es dem Kind gelingen kann, die grammatischen Regeln zu extrahieren.
- Das Kind hat eine (ggf. angeborene) sprachspezifische Fähigkeit, die es ihm erlaubt, dieses sprachliche Intake zur Generierung von Besonderheiten der Einzelgrammatik der Bezugssprache auszuwerten. Dass dies relativ rasch gelingt, kann mit der vermuteten Parameter-Fixierung erklärt werden.
- Bei diesem Lernvorgang werden auch nichtsprachspezifische Problemlösungsstrategien als beteiligt erachtet.

2.5.4 Gebrauchsbasierte Ansätze

Ungeklärt bis zu diesem Punkt ist die Frage der Bedeutung des sprachlichen Inputs in Interaktionen. Ein gelungener Spracherwerb wird nicht mehr nur als Leistung des Kindes angesehen, sondern als gemeinsame Leistung des Kindes und seiner frühen Kommunikationspartner. Bruner (2008) geht davon aus, dass die Fähigkeiten des Kindes allein nicht ausreichen, Sprache zu erwerben. Auch die Kommunikationspartner benötigen Fähigkeiten zur aktiven Unterstützung des kindlichen Spracherwerbs (LASS = Language Acquisition Support System). Erst im Zusammenspiel der Fähigkeiten des Kindes und der Fähigkeiten seiner Kommunikationspartner liegt das Potential eines gelingenden Spracherwerbs.

Eine der wesentlichen Fähigkeiten ist die Fähigkeit des Kindes zum *beobachtenden Lernen*, die auch als Imitationsfähigkeit oder Lernen am Modell bezeichnet wurde. Der Begriff Imitation ist aber missverständlich. Er wurde oft verkürzt auf ein papageienhaftes Nachplappern, ein Kopieren oder direktes Nachahmen.

Seit Beginn der 1980er Jahre hat sich ein erweitertes Verständnis dieser Fähigkeit etabliert (Motsch 1984; Speidel / Nelson 1989). Das Kind besitzt mit seiner Imitationsfähigkeit eine kognitive Strategie, um neue und komplexe Verhaltensweisen zu erwerben, so z. B. auch linguistische Strukturen, Prinzipien und Strategien (Masur 1989). Lerneffekte lassen sich nicht nur in der direkten Imitation nachweisen. Imitationen können mit unterschiedlichen zeitlichen Verzögerungen auftreten, der Grad der Ähnlichkeit mit dem Input kann variieren. Das Verarbeitungsniveau kann unterschiedlich sein. Aktivitäten, die mit beobachtendem Lernen angesprochen sind, können mit „speichern“, „überdenken“, „bearbeiten“ und „neu organisieren“ beschrieben werden. Es handelt sich also jeweils um eine aktive Verarbeitung und eine kreative Verfügbarmachung des Inputs (Motsch 1996a). Nicht alles, was ein Kommunikationspartner an Sprache an das Kind richtet, stellt einen für grammatisches Lernen hilfreichen und verarbeitbaren Input dar. Die Leistungsfähigkeit des beobachtenden Lernens im Spracherwerb hängt nach Whitehurst und De Baryshe (1989) von drei Gruppen von Variablen ab:

- Unter *Lernvariablen* verstehen sie Umgebungsbedingungen, die dem Kind einerseits beim Aufbau seines Sprachverständnisses und andererseits bei der Erweiterung seiner Sprachproduktion Hilfestellungen bieten. Für den Aufbau des Sprachverständnisses sind *assoziative Umgebungsbedingungen* herzustellen, d. h., dass dem Kind immer wieder die Möglichkeit gegeben wird, Beziehungen herzustellen zwischen Ereignissen und deren Benennung, zwischen Funktion und Form. Ganz wesentlich scheint dabei die Aufmerksamkeit des Kindes zu sein. Der Wert des Ereignisses für das Kind sowie der Informationsgehalt und die Häufigkeit der Benennung durch den Kommunikationspartner determinieren u. a. den möglichen Erfolg. Unter *operanten Umgebungsbedingungen* wird verstanden, dass auf die Sprachproduktionen des Kindes immer wieder ein soziales Feedback im Sinne der Verstärkung der kindlichen Äußerungen erfolgt. Dieses Feedback soll das Kind zum Sprechen motivieren und über die Korrektheit seiner Versprachlichung informieren. Damit wird dem Kind die Möglichkeit gegeben, Vergleiche zwischen seiner Produktion und der Versprachlichung seiner Kommunikationspartner anzustellen und dadurch seine Produktion dem System der Muttersprache hypothesenbildend und hypothesentestend anzunähern. Operante Umgebungsbedingungen werden in der Therapie durch die vielfältigen Möglichkeiten des Modellierens, d. h. des modifizierten Aufgreifens kindlicher Äußerungen in bedeutungsvollen Situationen, hergestellt (Motsch 1996b).
- Unter der Berücksichtigung der *Systemvariablen* verstehen Whitehurst und De Baryshe (1989) die Anpassung an die kindlichen Charakteristika, d. h. die Berücksichtigung dessen, was und wie ein Kind lernen kann. Solche wichtigen Charakteristika sind das linguistische und kognitive Niveau des Kindes, sein Wissen und seine individuelle Erfahrung.

- Die Berücksichtigung der *Aufgabenvariablen* trägt dem unterschiedlichen Schweregrad von Sprachlern-Aufgaben Rechnung. So sind Verständnisaufgaben leichter zu bewältigen als Produktionsaufgaben. Dieses Wissen gibt uns die Sicherheit, dass zuerst ein rezeptives Sprach-Lernen (Erweiterung des Sprachverständnisses) einem Lernen von Sprachproduktion vorausgehen darf. Rezeptives Wissen muss, stimuliert durch die Kommunikationspartner, immer wieder aktiviert werden, bis es einen Grad der Verfügbarkeit erreicht, dass es produktionsleitend werden kann.

Eine Grammatiktheorie betont die zentrale Rolle von sozialem Lernen und Imitation für den Spracherwerb: der gebrauchsbasierte Ansatz des amerikanischen Psychologen Tomasello.

Tomasello (2000; 2001; 2003; 2011) steht in der Tradition der zuvor genannten älteren funktionalistisch-interaktiven Ansätze (u.a. Bates/Mac Whinney 1982), die sowohl die Existenz als auch die Notwendigkeit einer sprachlichen Tiefenstruktur sensu Chomsky bestreiten. Seine *konstruktivistische Sichtweise des Spracherwerbs* hat Nähe zur kognitiven und funktionalen Linguistik, wobei sie – im Gegensatz zu dieser – eingebettet ist in eine kulturhistorische Anthropologie: Sämtliche kulturellen Fähigkeiten – so auch Sprache – konnten sich erst durch die Fähigkeit des Menschen, die Intentionen und mentalen Zustände eines anderen Menschen zu verstehen, entwickeln (Tomasello 2011).

Wenn auch nicht ganz neu, so ist der gebrauchsbasierte Ansatz Tomasellos aufgrund seiner empirisch basierten Argumentation ggf. zukunftsweisend. Die nachfolgend skizzierten Grundaussagen wurden durchgehend durch Ergebnisse von Beobachtungsstudien, experimentellen Studien und konnektionistischen Computersimulationen gestützt (Tomasello 2000).

Für den Spracherwerb spielen zwei Gruppen von Fähigkeiten eine wichtige Rolle:

- **„Intention reading“.** Intention reading ist die Fähigkeit, andere Menschen als intentionale Wesen zu erkennen, sich in einen anderen Menschen hinein zu versetzen, seine Absichten interpretieren und verstehen zu können. Diese Fähigkeit entwickelt sich bei Kindern bereits ab dem Alter von neun bis zwölf Monaten. Die Basis ist die gemeinsame, geteilte Aufmerksamkeit (joint attention). Im gemeinsamen Aufmerksamkeitsfokus entwickeln Kinder ein Verständnis für die sprachlichen Symbole der Erwachsenen und für ihre spezifischen kommunikativen Intentionen, die darüber ausgedrückt werden. Zudem muss das Kind verstehen, dass in diesem Szenario ein Rollentausch mit dem Erwachsenen möglich ist, so dass es selbst auf die gleiche Art die Aufmerksamkeit des Erwachsenen lenken kann. Diese Fähigkeit ermöglicht es, die funktionelle Dimension von Sprache zu entdecken, nämlich die Möglichkeit, auf Intentionen, Verhalten und mentale Zustände eines anderen Menschen Einfluss zu nehmen.

- **Die Fähigkeiten der Mustererkennung (Kategorisierung).** Diese Fähigkeiten entwickeln sich ebenfalls früh in der kindlichen Entwicklung. Sie beinhalten z. B. die Fähigkeiten, sensomotorische Schemata, perzeptuelle und konzeptuelle Kategorien ähnlicher Objekte und Ereignisse und Analogien zu bilden. Diese Fähigkeiten ermöglichen es dem Kind, die Muster im Sprachgebrauch der Erwachsenen zu erkennen und sich so die grammatikalische (abstrakte) Dimension der menschlichen Sprachkompetenz zu konstruieren.

Stark vereinfacht sind die **zentralen Aussagen** des gebrauchsbasierten Ansatzes folgende:

- Grundlage von Sprache ist ihre *symbolische Dimension*.
- Sprachstruktur entsteht aus dem Sprach*gebrauch*. Die Grammatik leitet sich aus dem Gebrauch der Sprache ab.
- Im Gegensatz zu den traditionellen Ansätzen begreift diese Theorie linguistische Regeln nicht als abstrakte, algebraische Verfahren, um Wörter zu kombinieren, die selbst aber keine Bedeutung tragen. Sie versteht linguistische Konstruktionen als bedeutungstragende linguistische Symbole, da sie die Muster sind, in denen sprachliche Zeichen in der Kommunikation verwendet werden.
- Der Prozess der Grammatikalisierung hat nach Tomasello unterschiedliche *Phasen*.
  a) Zunächst ist der Sprachlernprozess sehr *konkret*: Er basiert nicht auf abstrakten linguistischen Einheiten, sondern auf den jeweiligen Wörtern und Phrasen einer bestimmten Sprache. In dieser ersten Phase lernen Kinder *„item-based"*. Sie lernen also die sprachlichen Äußerungen Erwachsener als Ganzheiten „auswendig".
  b) Im Laufe der Sprachentwicklung werden diese Äußerungen von ihrem ursprünglichen Kontext gelöst. Das Kind leitet aus den Satzkonstruktionen in einem graduellen Prozess Muster, also grammatische Regeln ab. Kinder konstruieren ihre *abstrakten linguistischen Repräsentationen* aus ihren frühen „item-based constructions", indem sie allgemeine kognitive und sozial-kognitive Fähigkeiten nutzen.
- Damit dieser graduelle Prozess entwicklungsgerecht verläuft, ist die *sprachliche Umgebung* enorm wichtig, da sie das „Rohmaterial" liefert, aus dem Kinder ihr sprachliches Inventar aufbauen. Nicht jeder sprachliche Input ist für die Ableitung von Regeln geeignet. Entscheidend für den Erwerbsprozess von sprachlichen Äußerungen ist u. a. die Häufigkeit (token frequency) und Kontrastivität (type frequency) der Präsentation der sprachlichen Struktur im kommunikativ-funktional erlebten Input:
  a) Token frequency: Je häufiger das Kind die gleiche Struktur hört, umso schneller kann es sie in sein Inventar übernehmen (Musterwahrnehmung).
  b) Type frequency: Verschiedene Formen, in denen das Kind die sprachliche Struktur hört, ermöglichen eine Abstraktion der zugrundeliegenden Konstruktionsregel (Mustererkennung und -anwendung).

2.5.5 Modularer versus epigenetischer Grammatikerwerb

Manche der zuvor vorgestellten Theorien sind nur noch von historischem Interesse. Szagun (2007) unterteilt die Erklärungsansätze zum Grammatikerwerb in zwei Positionen: modular versus epigenetisch.

Tab. 3: Unterschiede modularer und epigenetischer Erklärungsansätze

Modularer Grammatikerwerb	Epigenetischer Grammatikerwerb
Universelle grammatische Strukturen sind angeboren und werden nicht gelernt.	Genetisch enkodierte (angeborene) Sprachinformationen existieren nicht.
Das Sprach-Modul ist ein spezifisches mentales „Organ". Es ist spezialisiert auf die Verarbeitung sprachlicher Informationen.	Sprache entsteht aus der Interaktion des Organismus mit seiner Umwelt. Spracherfahrungen und Reifung determinieren diesen Prozess.
Das Sprach-Modul ist autonom von anderen kognitiven Fähigkeiten.	Grammatische Regeln entstehen durch die Auswertung der Sprache der Umwelt mit Hilfe allgemein informationsverarbeitender Fähigkeiten (z. B. Analogiebildung, Generalisierung).
Sprache entsteht in sensiblen Phasen nach einem festgelegten genetischen Plan – abhängig von der Reifung des neuronalen Systems.	Syntaktische Strukturen sind zu Beginn um einzelne lexikalische Items herum organisiert. Erst später bildet das Kind allmählich abstrakte Kategorien, die auf alle dafür geeigneten Items übertragen werden können.
Die Sprache der Umwelt ist nur der Auslöser der angeborenen Regeln.	Kinder müssen die Regelhaftigkeiten sprachlicher Strukturen entdecken und speichern. Dabei hilft die Häufigkeit eines kontrastreichen sprachlichen Inputs.

Die Basis modularer Ansätze (u. a. Chomsky 1988; Pinker 1994; Slobin 1979) ist die Annahme eines auf Grammatiklernen spezialisierten „Moduls" im Kind. Insbesondere die inzwischen relativierte Vermutung eines schnellen Grammatikerwerbs beflügelte diese Annahme eines grammatikspezifischen ggf. sogar angeborenen Hilfssystems. Epigenetische Ansätze (u. a. Tomasello 2003) bestreiten die Existenz eines derartigen Grammatikmoduls und halten es für überflüssig, da sich das Kind mit seinen vorhandenen kognitiven Mechanismen der Informationsverarbeitung grammatische Regeln erschließen kann.

In beiden gegensätzlichen Annahmen werden zwei Lernmodi angenommen. Unbestritten ist, dass viele grammatische Phänomene (Ausnahmen, unregelmäßige Formen, Genus, Pluralformen) 1:1 auswendig gelernt werden müssen. In der Erklärung, wie die wichtigen regelmäßigen Strukturen, darunter die zuvor charakterisierten Regeln, vom Kind erworben werden, gehen die Positionen jedoch fundamental auseinander. Die wichtigsten Unterschiede bildet Tab. 3 ab.

Szagun wertete empirische Arbeiten aus, die belegen, dass eine „Spezialisierung bestimmter neuronaler Systeme für Grammatik erst allmählich und unter dem Einfluss von Erfahrung mit Sprache“ (2007, 40) entsteht.

„Die empirischen Daten sprechen für einen epigenetischen Erwerbsprozess von Sprache, in dem Veränderungen in neuronalen Systemen, die Fähigkeit von Kindern zur Analyse und Kategorisierung von Regelhaftigkeiten im Input sowie Inputhäufigkeiten zusammenwirken“ (Szagun 2007, 40).

Dieses Wissen führt uns bereits zu den Konsequenzen des modernen Wissens über den Grammatikerwerb für Diagnose und Therapie bei Kindern mit grammatischen Störungen.

2.6 Konsequenzen für die therapeutische Praxis

Weder der in linguistischen Theorien angenommene angeborene Sprachlernmechanismus noch die in den Lernbarkeitstheorien vermutete Filter-Funktion und die sie unterstützenden Bootstrapping-Strategien sind dem direkten therapeutischen Zugriff zugänglich. Auch kognitive Trainings allgemeiner Problemlösungsstrategien haben unseres Wissens bisher keine empirisch belegten Veränderungen morphologischer oder syntaktischer Fähigkeiten bei Kindern bewirkt.

Auf dem Hintergrund unseres Wissens über den kindlichen Grammatikerwerb, insbesondere durch die neueren theoretischen Ansätze (funktionale Linguistik, konnektionistische Modelle, gebrauchsbasierter Ansatz), kann der *Königsweg der Therapie* nur darin bestehen, dem Kind einen sorgfältig ausgewählten Input anzubieten, den es mit all seinen möglicherweise vorhandenen Einschränkungen dennoch verarbeiten kann. Die in diesen Situationen herstellbaren Rahmenbedingungen müssen so gestaltet werden, dass grammatisches Lernen optimal erfolgen kann. Für den *Sprachinput* in der Therapie muss angestrebt werden, dass er funktional erlebt und intake-fähig wird.

Die Qualität des Inputs ist folglich von ausschlaggebender Bedeutung. Je eindeutiger der Input die Trigger enthält, die das Kind zur Mustererkennung und grammatischen Weiterentwicklung benötigt, je weniger Verwirrer und Ablenker auftauchen, umso leichter wird es dem Kind fallen, die Trigger zu identifizieren und als Intake zu verarbeiten. Dem Kind muss phasenweise ein möglichst reines Trigger-Konzentrat angeboten werden. Diese eindeutigen sprachlichen Daten müssen in der Therapie in den Mittelpunkt und in den Fokus der gemeinsamen Aufmerksamkeit, in den Fokus der kindlichen Wahrnehmung, des Interesses und der Lernbereitschaft gerückt werden.

Damit unterscheidet sich die professionelle Therapiesprache in vielfacher Weise von der Alltagssprache der Bezugspersonen. Selbst die syntaktisch und semantisch vereinfachte und prosodisch besonders markante Sprache, die an Babys und Kleinkinder gerichtet wird (Baby talk, Scaffolding und Motherese) ist bezüglich grammatischer Informationen in hohem Maße uneindeutig und verwirrend.

Die Frage, welche Trigger zum Entdecken welcher Regel der Bezugssprache das Kind gerade benötigt, muss uns die Diagnostik beantworten. Das gewählte Diagnoseverfahren muss uns den grammatischen Erwerbsstand des Kindes abbilden. Die diagnostischen Ergebnisse müssen uns an die Stelle führen, an der der Grammatikerwerb blockiert ist und stagniert. Dort benötigt das Kind Unterstützung für seine weiteren Lernschritte.

3 Störungen des Erwerbsprozesses grammatischer Fähigkeiten

3.1 Vom „Agrammatismus infantilis" zur „Specific language impairment" – Wandel in der Betrachtungsweise grammatischer Störungen

Im Rahmen der ungestörten Sprachentwicklung erwerben einige Kinder bereits zwischen dem zweiten und vierten Lebensjahr erste grammatische Regeln ihrer Bezugssprache. Die Kinder scheinen dabei über hoch effiziente datenorientierte Mechanismen (Bootstrapping-Strategien) zu verfügen, die es ihnen ermöglichen, sich beim Lernen nur auf die für den Erwerb der bezugssprachlichen Grammatik relevanten Daten zu konzentrieren. Sie filtern diese für ihr Lernen relevanten Einheiten (Trigger) aus dem wesentlich größeren sprachlichen Input als Intake heraus. Trigger sind Elemente des sprachlichen Inputs, die in besonderer Weise geeignet sind, beim Kind zur Entdeckung der sprachlichen Regel zu führen (z.B. ist die unike Verbmarkierung / -st / in Verbindung mit dem Subjekt „Du" der Trigger zur Entdeckung der Subjekt-Verb-Kontroll-Regel).

Einem Teil der spracherwerbsgestörten Kinder gelingt diese Leistung nicht in gleichem Maße, so dass ihr Spracherwerb in einzelnen grammatischen Bereichen zu stagnieren beginnt und sie sich häufig noch in der Grundschulstufe auf dem grammatischen Niveau von Zwei- bis Dreijährigen befinden. Im zweiten Kapitel wurde gezeigt, dass der Erwerb grammatischer Fähigkeiten eingebettet ist in den Spracherwerb auf allen Spracherwerbsebenen und in die allgemeine Entwicklung des Kindes. Diese Zusammenhänge gelten auch für den gestörten Grammatikerwerb. Dieser Zusammenhang wurde zu Beginn der Erforschung grammatischer Störungen nicht erkannt. Ganz im Gegenteil: Man betrachtete grammatische Störungen als isoliertes Phänomen, als eine eigene Sprachstörung, die man „Dysgrammatismus" nannte.

Die Flut von neuen Bezeichnungen für den Dysgrammatismus in den letzten Jahrzehnten signalisiert eine qualitative Veränderung des Verständnisses grammatischer Störungen. Neue Termini wie „Entwicklungsdysgrammatismus", „Entwicklungsdysphasie", „Spezifische Sprachentwicklungsstörung" (engl. „specific language impairment" – SLI) sind somit nicht „alter Wein in neuen Schläuchen", sondern verweisen auf eine sich ändernde Betrachtungsweise. Der Wandel im Verständnis des Dysgrammatismus lässt sich idealtypisch in drei Phasen einteilen.

Medizinische Phase. Das Phänomen, dass Kinder altersabweichende grammatische Regelverstöße produzieren, wurde 1901 vom Mediziner Liebmann als „agrammatismus infantilis“ beschrieben. Die Bezeichnung Agrammatismus hielt sich noch eine gewisse Zeit für die seltenen schweren Erscheinungsbilder grammatischer Störungen, bei denen die Sprache bereits älterer Kinder aus Einwortäußerungen besteht. Therapeuten in der Praxis waren wesentlich häufiger mit unterschiedlich schweren Formen des Dysgrammatismus konfrontiert. Generationenlang hielt sich auch die von Liebmann vertretene Auffassung, dass der Dysgrammatismus eine *eigenständige Sprachstörung* sei, deren gemeinsames Auftreten mit anderen Sprachstörungen (wie dem Stammeln oder der Wortschatzarmut) eher zufällig sei oder durch Konstrukte wie das der allgemeinen Sprachgestaltungsschwäche erklärt werden kann. Abweichungen der kindlichen Sprachproduktion wurden im Vergleich zu der Erwachsenengrammatik beschrieben. In der Ursachendiskussion wurden wie bei der Mehrzahl aller Sprachentwicklungsstörungen Vererbung oder Hirnschädigung angenommen (Luchsinger / Arnold 1970).

Übergangsphase. Anfang der 1960er Jahre bahnte sich eine Veränderung in der Betrachtungsweise des Dysgrammatismus an. Heese (1963) und Zuckrigl (1964) stellten den Zusammenhang des Dysgrammatismus mit anderen Sprachstrukturebenen heraus. Verzögerte Sprachentwicklung wurde zum Oberbegriff für eine Sprachstörung, die Symptome im phonetisch-phonologischen Bereich (Stammeln), im syntaktisch-morphologischen (Dysgrammatismus) und im semantisch-lexikalischen Bereich (Wortschatzarmut) umfasst und deren *Leitsymptom* der Dysgrammatismus sein sollte.

Die Erkenntnis, dass in einigen Fällen von Sprachentwicklungsstörungen hirnorganische Befunde nachweisbar waren, führte zu Versuchen, diese als Sprachentwicklungsbehinderung (Leischner 1987) von Sprachentwicklungsverzögerungen abzugrenzen. Die ätiologische Abgrenzung war mit der Idee verbunden, dass dieser differentialdiagnostischen Überlegung therapeutische Relevanz zukäme, was sich schlussendlich nicht bewahrheitete (Offergeld 1994). Der in den 1970er Jahren um sich greifende Begriffswirrwarr führt zu immer neuen Begriffen wie „Sprachentwicklungsretardierung“, „hochgradiger Sprachentwicklungsrückstand“, „Sprachentwicklungsabweichung“.

Psycholinguistische Phase. Grohnfeldt (1999) leitete Anfang der 1980er Jahre die psycholinguistische Phase in der Betrachtung der Spracherwerbsstörungen ein, in der wir uns im Wesentlichen immer noch befinden. Mit dem Oberbegriff der „Sprachentwicklungsstörungen“ setzt er sich von dem zu Missverständnissen führenden Begriff der Verzögerung ab. Wie bereits früher erkannt, betonte Grohnfeldt nochmals, dass Störungen der Sprachentwicklung auf allen Strukturebenen der Sprache isoliert oder kombiniert auftreten können, so dass Dysgrammatismus nicht mehr als Leitsymptom, sondern vielmehr als ein mögliches *Teilsymptom* zu verstehen wäre. Die Ursachendiskussion wurde auch differenzierter: Neben vagen Begriffen der Anlage oder Hirnschädigung wurden messbare Bedingungen wie gestörte Wahrnehmungs- und Gedächtnisfunktionen diskutiert. Zunehmend wurde erkannt, dass sich der kindliche Spracherwerb nicht durch das Zusammenwirken angeborener und reifender biologischer Grundlagen des Kindes einerseits und der Umweltanregungen andererseits allein erklären lässt. Das Kind selbst spielt bei seinem Spracherwerb eine aktive und kreative, nämlich eine hypothesenbildende, hypothesentestende und hypothesenverwerfende Rolle, die sich im Begriff der *Eigendynamik* des kindlichen Spracherwerbs niederschlug. Auf diesem Hintergrund ist auch der psycholinguistische Begriff der *Strategie* zu verstehen, der darauf verweist, dass jedes Kind bestimmte Strategien entwickelt, um Sprache zu generieren, d.h. um sprachliche Äußerungen gemäß seinem bisher erreichten Stand des Sprachwissens zu erzeugen. Die diagnostische Erfassung und Beschreibung solcher Strategien bekam eine hohe Therapiebedeutsamkeit. Damit veränderte sich auch das Bezugssystem für die Beschreibung grammatischer Störungen. Diese werden nicht mehr in Abweichung zur Erwachsenengrammatik, sondern in Abweichung zu den Entwicklungsstadien des kindlichen Spracherwerbs beschrieben.

Für die Teilmenge von Kindern mit grammatischen Störungen, bei denen die grammatischen Störungen die dominanten Primärbeeinträchtigungen sind, wurde der Begriff „Spezifische Sprachentwicklungsstörung" geschaffen. Bei dieser eher willkürlichen Ausgrenzung wurden Verursachungsfaktoren wie Hörstörungen, Intelligenzminderungen, hirnorganische Schädigungen, emotionale Beeinträchtigung oder soziale Deprivation ausgeschlossen. Das Ziel, durch den definitionsgemäßen Ausschluss sensorischer, neurologischer und pervasiver Störungen eine homogene Untersuchungsgruppe „spezifisch sprachentwicklungsgestörter Kinder" zu erhalten, wurde nicht erreicht (Schöler et al. 1998). Auch bei grammatischen Störungen scheint eine idiographische, einzelfallorientierte Betrachtungsweise der bisher angemessenste Zugang zu sein (Motsch 1990). Demnach ist es für die therapeutische Fragestellung nicht sinnvoll, eine Eingrenzung auf diese – aus Forschungsinteresse heraus geschaffene – Teilgruppe von Spracherwerbsstörungen vorzunehmen, die als *Spezifische Sprachentwicklungsstörungen* bezeichnet werden.

Wir betrachten alle grammatischen Störungen als eine Teilproblematik einer Spracherwerbsstörung. Der Begriff „Spracherwerb" betont die aktive Rolle des Kindes bei diesem Geschehen – in Abhebung zum eher passiven Reifungsbegriff der Sprachentwicklung. Die syntaktisch-morphologische

Ebene stellt eine mögliche betroffene Strukturebene der Sprache dar, die, je nach Entwicklungsstufe, phänomenologisch im Vordergrund des gestörten Spracherwerbs stehen kann oder auch nicht.

3.2 Definition grammatischer Störungen

Mit „Grammatischen Störungen" wird *die* Teilproblematik des gestörten kindlichen Spracherwerbs bezeichnet, bei der Kinder die morphologischen und syntaktischen Fähigkeiten, die sie zum korrekten Gebrauch ihrer Bezugssprache benötigen, nicht altersgemäß erwerben.

Das dabei entstehende Erscheinungsbild entspricht häufig nicht einer rein zeitlichen Verzögerung, sondern wesentlich häufiger einem inhomogenen Fähigkeitenprofil. Grammatische Störungen stehen als Teilaspekt einer Spracherwerbsstörung in Abhängigkeit zu den anderen betroffenen Sprachebenen, insbesondere zu der semantisch-lexikalischen und phonetisch-phonologischen Ebene.

Während zu Beginn der Spracherwerbsstörung häufig der verspätete Sprechbeginn, Sprachverständnisstörungen und persistierende phonologische Vereinfachungsprozesse imponieren, tritt die grammatische Störung zu einem späteren Zeitpunkt, wenn die Äußerungen der Kinder drei und mehr Wörter umfassen, deutlich in den Vordergrund.

3.3 Wichtige und weniger wichtige Störungsphänomene

Im zweiten Kapitel wurde der langdauernde Prozess des Erwerbs grammatischer Regeln im Kindesalter basierend auf den robusten empirischen Daten des GED 4–9-Projektes (Motsch/Becker 2014) ausgeführt. In der normalen Erwerbsreihenfolge entdecken nur einige Kinder im Zeitraum zwischen zwei und vier Jahren erste grammatische Regeln, die ihnen das korrekte Verstehen und Produzieren von Haupt- und Nebensatzkonstruktionen ermöglichen.

Tabelle 4 zeigt für die fünf Alterskohorten vom fünften bis zum neunten Lebensjahr die Korrektheitswerte für den Prozentrang 50. Die Hälfte aller Kinder hat die in der Tabelle ablesbaren Korrektheitswerte erreicht (Median). So ist der Tabelle bspw. zu entnehmen, dass bereits 50 % der Kinder im fünften Lebensjahr die Verbzweitstellungsregel (V2) erworben haben (91,1 % Korrektheit). Alle grau unterlegten Felder bedeuten, dass diese Regel von mindestens 50 % der Kinder bereits erworben wurde.

Tab. 4: Prozentrang 50 mit Korrektheitsniveaus in den Jahreskohorten (Motsch/Rietz 2016)

PR 50	4;0–4;11	5;0–5;11	6;0–6;11	7;0–7;11	8;0–8;11
Subtest 1: Verbzweitstellungs-regel	91,1 %	97,8 %	100 %	100 %	100 %
Subtest 1: Subjekt-Verb-Kontrollregel	91,7 %	100 %	100 %	100 %	100 %
Subtest2: Verbendstellungs-regel	90 %	95 %	95 %	95 %	95 %
Subtest 4: Akkusativ	79,2 %	87,5 %	91,7 %	91,7 %	95,8 %
Subtest 4: Dativ	41,7 %	66,7 %	87,5 %	91,7 %	95,8 %
Subtest 5: Plural	88,9 %	100 %	100 %	100 %	100 %

Andere Kinder erwerben selbst die „frühen" grammatischen Regeln (Verbzweitstellungsregel und Subjekt-Verb-Kontroll-Regel) erst im achten oder neunten Lebensjahr (Tab. 2). Der Erwerb der Verbendstellungsregel des Nebensatzes und der Kasusmarkierungen ragt bis ins Sekundarschulalter hinein. Jeder abgeschlossene Erwerb einer Regel setzt beim Kind Ressourcen frei, um sich auf den Erwerb einer anderen Regel einzulassen. Kinder mit grammatischen Störungen können viele verschiedene morphologische und syntaktische Regelverstöße zeigen, die nicht mehr den entwicklungsnormalen Auffälligkeiten der Übergangsgrammatik des 2- bis 4-jährigen Kindes zuzurechnen sind.

> „Timo in der Schule gehen, wegen wollen gute Notens."

Dieser fiktive Satz führt uns die wesentlichen Probleme von Kindern mit grammatischen Störungen prägnant vor Augen. Es sind Schwierigkeiten, einerseits die morphologischen und andererseits die syntaktischen Regeln unseres Sprachsystems zu erwerben.

Morphologie

a) fehlende Subjekt-Verb-Kongruenz: Timo gehen
b) falsche Genusmarkierung: der Schule

c) falsche Kasusrektion: in der Schule (Nominativ im Akkusativkontext)
d) falsche Pluralmarkierung: Notens

Syntax
e) falsche Verbstellung im Hauptsatz: Endstellung
f) fehlende Endstellung des finiten Verbs im Nebensatz
g) Auslassungen: Subjekt im Nebensatz

Der Satz enthält damit alle wesentlichen morphologischen und syntaktischen Auffälligkeiten.

a) Fehlende Subjekt-Verb-Kongruenz. Betroffene Kinder haben nicht entdeckt, dass zwischen zwei Phrasenstrukturkategorien eine strukturelle Übereinstimmungsbeziehung hergestellt werden muss, wobei ein Element das andere kontrolliert (control-agreement-principle). Das Subjekt kontrolliert in diesem Fall das Verb, an dem Person und Numerus des Subjekts markiert werden.

Kinder mit fehlender Subjekt-Verb-Kongruenz haben also diesen Kontroll-Zusammenhang noch nicht erkannt. Selbst wenn sie unterschiedliche Verbflexionen verwenden (z. B. Stammform „spiel“, Infinitiv „spielen“ oder t-Markierung „spielt“), sind diese entweder falsch oder aber auch nur zufällig richtig. Das wichtigste Merkmal neben den falschen Verbmarkierungen ist das völlige Fehlen der / -st / -Markierung für die 2. Person Singular.

Beispiel:
Diese Kinder werden anstatt „Du gehst“ sagen: „Du geht“, „Du gehe“, „Du gehen“ oder „Du geh“.

Der Erwerb der Subjekt-Verb-Kontroll-Regel sowie der Erwerb der Verbzweitstellungsregel in Hauptsätzen stellt für spracherwerbsgestörte Kinder ein besonderes Problem dar (Clahsen / Hansen 1997). Einige sprachliche Verhaltensweisen der Kinder können als Vermeidungsverhalten verstanden werden. So umgehen sie beispielsweise die Notwendigkeit kongruenter Markierung des Verbs zum Subjekt durch die Verwendung der unflektierten Stammform / -0 / oder der Infinitivform / -n /. Das morphologische Prinzip der Subjekt-Verb-Kongruenz und das syntaktische Verbzweitstellungsparadigma sind für spracherwerbsgestörte Kinder schwer zu erwerben. Beide Fähigkeiten hängen offensichtlich miteinander zusammen, wobei es über die Art des Zusammenhangs divergierende Ansichten gab.

Die Forschergruppe um Clahsen (Clahsen et al. 1997) geht davon aus, dass die primäre Schwierigkeit im Erreichen der Subjekt-Verb-Kongruenz liegt. Die korrekte Verbzweitstellung ergibt sich in dieser Betrachtungsweise nach dem Erwerb des Kongruenzprinzips von selbst. Die gegenteilige Position vertreten Autoren wie Grimm (1993) und Penner (1995), die das syntaktische Wortstellungs-Defizit als vorrangig erachten. In dieser Betrachtungsweise stellt der Erwerb des Verbzweitstellungsparadigmas die Voraussetzung zur Etablierung der Subjekt-Verb-Kongruenz dar. Im Kapitel 2.3.2 wurde ausgeführt, dass es als wahrscheinlicher anzunehmen ist, dass Kinder individuell unterschiedliche Lernwege wählen, so dass keine der beiden Regeln als Voraussetzung (Vorausläuferfähigkeit) zum Erwerb der anderen gelten kann.

b) Falsche Genusmarkierung. Kinder müssen beim Aufbau ihres mentalen Lexikons mit der Wortform das Genus des Wortes abspeichern. Die Abspeicherung des Genus kann somit als *lexikalisches* Lernen verstanden werden. Genussicherheit ermöglicht dem Kind, bei der Anwendung der *grammatischen* Kasusregeln zu korrekten Ergebnissen zu kommen.

Da empirisch bisher nicht nachgewiesen werden konnte, dass spracherwerbende Kinder von Überzufälligkeiten und Regularitäten / Mustern bei der Genuszuweisung Gebrauch machen (Baumeister 2016), ist die Abspeicherung des Genus vermutlich als lexikalisches 1:1-Lernen zu charakterisieren (Bewer 2004). Den Kindern, die in ihren Wortschatzspurts nur wenige Merkmale eines Wortes (Lemma und Wortform) abgespeichert haben, fehlt bei vielen Wörtern die eindeutige und sichere Genuszuordnung. Dies zeigt sich, wenn dem Wort konstant durch den Artikel ein falsches Genus zugewiesen wird oder inkonstant immer wieder wechselnde Artikel verwendet werden.

Gelegentlich treffen wir auch Kinder an, die, anstatt bestimmte Artikel zu verwenden, „default-Formen“ verwenden. Dabei wird anstatt der Artikel nur ein „de“ oder „d“ gesprochen: „de Vater“, „de Mutter“, „de Kind“. Positiv daran ist, dass diese Kinder erkannt haben, dass die vollständige Nominalphrase aus Artikel und Nomen besteht. Gleichzeitig zeigen sie aber auch, dass ihnen die klare Genuszuweisung nicht gelingt. Die default-Form erfüllt dann eine syntaktische Platzhalterfunktion.

c) Falsche Kasusmarkierung. Erste korrekte kasusmarkierte Formen tauchen als gelernte unanalysierte Ganzheiten bereits früh auf. Diese Ganzheiten sind oft an bestimmte Kontexte und an bestimmte Wörter gebunden. Artikeleinsetzung und Genussicherheit sind Voraussetzungen für den Aufbau des Kasussystems. Die Kasusmarkierung (Rektion) in Akkusativ- und Dativkontexten wird – beginnend mit Übergeneralisierungen des Nominativs und Akkusativs über einen langen Zeitraum erworben. Die in diesem Zeitraum länger werdenden Äußerungen erfordern diese Markierung, da erst der Kasus die Rollen der Satzteile im Satz zeigt. Störungen dieser Fähigkeit können sich unterschiedlich äußern. Spracherwerbsgestörte Kinder umgehen häufig Kasusmarkierungen durch Auslassungen der Artikel, an denen der Kasus markiert wird, oder verwenden die vorher erwähnte default-Form. Später kommt es zu den genannten Übergeneralisierungen. Im Satz „Timo in der Schule gehen, wegen wollen gute Notens." zeigt Timo eine falsche Genuszuweisung: „der Schule". Im Akkusativkontext müsste der gewählte Artikel zu „in den Schule" verändert werden. Stattdessen zeigt Timo aber eine Übergeneralisierung des Nominativs im Akkusativkontext „in der Schule". Dies zeigt, dass hier am Artikel Genus und Kasus gleichzeitig markiert werden müssen. Einige der Kinder mit grammatischen Störungen haben bereits das Kasussystem erworben. Sie fallen dadurch auf, dass sie die richtigen Regeln bei Wörtern mit falscher Genuszuordnung korrekt anwenden, aber damit ein falsches Resultat erzeugen (z. B. „Timo in den Schule gehen."). Andere Kinder haben wenig oder keine Genusunsicherheiten, haben aber das Kasussystem nicht erworben. Besondere Probleme haben Kinder, die genusunsicher sind und das Kasussystem nicht erworben haben.

d) Falsche Pluralmarkierung. Ähnlich wie beim Genuslernen verhält es sich bei dem Erlernen der korrekten Pluralmarkierung. Wegener (1995) und Eisenberg (2013) beschreiben einige regelähnliche Überzufälligkeiten bei den deutschen Pluralmarkierungen, für die es aber wieder eine große Anzahl von Ausnahmen gibt. Daher erscheint es eher plausibel, dass Kinder auch die ersten Pluralmarkierungen als Ganzheiten ohne Pluralbildungsregeln erwerben. Die Pluralmarkierungen werden – ähnlich dem Genus – mit der Wortform abgespeichert. Erst wenn ein Kind bereits viele Pluralmarkierungen abgespeichert hat, entwickelt es Vorerwartungen bezüglich möglicher Pluralmarkierungen bei Wörtern, die es noch nie im Plural gehört hat. Diese Vorerwartungen können als eine Form eines „Sprachgefühls" verstanden werden, die dann auch in Sprachentwicklungstests an Pseudowörtern überprüft werden können.

Die neun Pluralmarkierungen des Deutschen hat Augst (1985) nach der Häufigkeit ihrer Verwendung geordnet (siehe Tab. 5).

Kinder bilden bereits im Alter von 1;6–2;0 Jahren einige Pluralformen, insbesondere mit den Pluralmarkierungen –e und –n (Szagun 2001; Mathis / Kauschke 2008). Bei 3- bis 4-jährigen Kindern ist eine Fehlerquote von 30 % als normal einzuschätzen (Kauschke et al. 2011). Häufig sind Übergeneralisierungen der /e-/ und /n/-Markierung (Beispiele: „viele Glase", „die Schülern") auch in Form von Übermarkierungen von Wörtern, die keine Pluralmarkierung fordern (Pluralform ist mit dem Singular identisch; Beispiele: „die Käsen", „viele Räubern"). Beherrscht wird die Pluralmorphologie erst von Fünfjährigen weitgehend, d. h. in etwa 90 % der Markierungen (Veit 1986), so dass der Pluralerwerb um das Schuleintrittsalter herum als abgeschlossen gilt (Mathis / Kauschke 2008).

Die Fähigkeit zur Pluralmarkierung bei spracherwerbsgestörten Kindern entspricht der von jüngeren Kindern mit vergleichbarem Sprachentwicklungsstand (Kauschke et al. 2011). In einer Untersuchung von Schöler,

Anzer und Illichmann (1986) wurden von Kindern der ersten Grundschulklasse 92 % aller Pluralmarkierungen richtig gebildet. In der gleichen Untersuchung bildeten grammatisch gestörte Erstklässler erst 41 % der Pluralmarkierungen korrekt. In der zweiten Klasse stieg der Anteil der Korrektbildungen auf 76 %. Die beobachtbaren Auffälligkeiten bei Kindern mit grammatischen Störungen sind unterschiedlich:

Tab. 5: Pluralmarkierung des Deutschen

	Singular	**Plural**
häufig		
Anhängen von /-n/	Banane	Banane-n
mittlere Häufigkeit		
Anhängen von /-en/	Zeitung	Zeitung-en
Keine Veränderung	Schlüssel	Schlüssel
Anhängen von /-e/	Stift	Stift-e
Umlaut und /-e/	Nuss	N**ü**ss-e
selten		
Anhängen von /-er/	Ei	Ei-er
Anhängen von /-s/	Bonbon	Bonbon-s
Umlaut und /-er/	Tuch	T**ü**ch-er
Umlaut	Apfel	**Ä**pfel

- Nichtmarkierung des Plurals (die Apfel)
- konstante Fehlmarkierung (die Apfels)
- Markierungskonfusion: Am gleichen Wort werden unterschiedliche Markierungen verwendet (die Apfel, die Apfele, die Apfels).
- Übergeneralisierungen: Eine Pluralmarkierung – häufig das / -n / – wird hinter ggf. richtig markierte Pluralwörter gehängt (die Äpfeln, die Eiern, die Heften, die Gläsern).

Die Fähigkeit zur Pluralmarkierung stellt sich bei spracherwerbsgestörten Kindern häufig mit einer Verzögerung von 2–3 Jahren ein (Schöler et al. 1986; Veit 1986; Holtz 1988).

e) Falsche Verbstellung im Hauptsatz. Das Verbzweitstellungsparadigma beinhaltet die Regelhaftigkeit im Deutschen, dass das Verb im Hauptsatz immer an zweiter Stelle steht, und zwar nicht nur bei den Subjekt-Verb-Anfängen. Die Erstposition kann ersetzt werden durch das Objekt (z. B. „Einen Hasen sehe ich.“), durch ein W-Fragepronomen (z. B. „Woher kommt der

Hase?“) oder durch Adverbien (z. B. „Später kam noch ein Reh.“). Einzige Ausnahme ist die Verberstposition in Entscheidungsfragen (z. B. „Siehst du den Hasen?“) und in Imperativ-Sätzen (z. B. „Geh zum Hasen!“). Wird das Subjekt vom ersten Platz „verdrängt“, muss zwingend die Subjekt-Verb-Inversion erfolgen, d. h. das Subjekt rückt hinter die Position des finiten Verbs.

Kinder mit Spracherwerbsstörungen, die das Verbzweitstellungsparadigma noch nicht erworben haben, können verschiedene Optionen wählen. Sie können die Verbendstellung wählen (z.B. „Ich Hase sehen.“), die häufig gekoppelt wird mit der Infinitiv-Verwendung des Verbs. Sie können aber auch eine vorerst korrekte Subjekt-Verb-Konstruktion in ihrer rigiden Form wählen (z.B. „Ich sehen Hase.“). Dass von dieser Subjekt-Verb-Objekt-Konstruktion noch nicht auf den Erwerb des Verbzweitstellungsparadigmas geschlossen werden darf, wird erst in anderen Verbzweitstellungs-Sätzen durch die Beibehaltung der inkorrekten Verbendstellung deutlich (z.B. „Wann Papa kommt?“, „Später Papa kommt.“). Die in diesen Sätzen fehlende Subjekt-Verb-Inversion ist somit als Hinweis auf das noch nicht erworbene Verbzweitstellungsparadigma zu werten. Penner (1999) geht davon aus, dass ein Kind, welches das Verbzweitstellungsparadigma noch nicht erworben hat, auch keine Sätze verstehen (dekodieren) kann, in denen die erste Position mit einem W-Fragepronomen gefüllt ist. Das Nichtverstehen von W-Fragesätzen (z. B. „Was malt Brigitte?“) wäre damit ein weiteres Indiz für die noch nicht erworbene Hauptsatzstruktur.

f) Fehlende Verbendstellung in subordinierten Nebensätzen. Mit dem Erwerb der Verbendstellung in Nebensätzen erfährt das ggf. mühsam erworbene Verbzweitstellungsparadigma eine Relativierung, die für viele spracherwerbsgestörte Kinder eine weitere vorerst unüberwindbare Hürde in ihrer grammatischen Entwicklung darstellt. Sie begegnen diesem Problem in ihren ersten Versuchen entweder mit der Beibehaltung der Verbzweitstellungsregel (z. B. „wenn hat er gegessen“) oder durch Verwendung der rigiden Subjekt-Verb-Konstruktion nach der Konjunktion (z. B. „wenn er hat gegessen“).

g) Auslassungen. Im Grammatikerwerb sind Auslassungen grammatischer Funktionswörter bis ins Grundschulalter üblich (Adler 2005). Die häufigen Auslassungen grammatischer Funktionswörter (z. B. der Artikel) wirken in andere Störungsbereiche hinein (Nominalphrase, Kasusmarkierung).

Die Auslassungen des Subjekts und des Verbs sollten aber spätestens im dritten Lebensjahr deutlich zurückgehen. Für den Erwerb der Subjekt-Verb-Kongruenz und der Verbzweitstellungsregel ist es notwendig, dass die Subjekt- und die Verbposition im Satz gefüllt sind.

In unseren Untersuchungen spracherwerbsgestörter Kinder waren homogene Erscheinungsbilder im Sinne einer ausschließlich zeitlichen Erwerbsverzögerung grammatischer Fähigkeiten selten. Häufiger konnten wir ein inhomogenes Verlaufsgeschehen dokumentieren, bei dem es zur Diskoordination von Teilentwicklungen kam.

Beispiele:
Ein Kind bildet subordinierte Nebensatzkonstruktionen ohne korrekte Subjekt-Verb-Kongruenz, mit abweichender Verbstellung und Auslassung des Subjekts. Ein anderes Kind hat bereits die Dativ-Regel erworben, nicht aber die Verbzweitstellungsregel des Hauptsatzes.

Manchmal täuscht die Existenz morphosyntaktischer Stereotype einen höheren Erwerbsstand vor.

Beispiel:
Ein Kind verwendet das Fragestereotyp „hassdu", das es als Ganzheit erworben hat, ohne dass dies auf den Erwerb der Subjekt-Verb-Kongruenz / -st / oder die Subjekt-Verb-Inversion hindeutet.

Eine weitere Besonderheit einzelner Kinder mit Spracherwerbsstörungen scheint ihre große Unflexibilität im Spracherwerb zu sein. So bevorzugen sie in ihrem Sprachgebrauch immer die gleichen Äußerungsstrukturen (Siegmüller 2013).

Forschungsergebnisse zeigen, dass bei Kindern mit Spracherwerbsstörungen auch große Diskrepanzen bestehen können zwischen ihrem maximalen sprachlichen Leistungsstand („maximal performance") und ihrer typischen Alltagssprache („typical performance") (Wren 1985). In mehreren Methoden-Vergleichen zeigte sich darüber hinaus, dass Kinder in Sprachtests, auch in Nachsprechanordnungen, signifikant mehr Fehler machen und daher schlechter beurteilt werden als in freien Sprachproben (Lahey 1988; Hawkins / Spencer 1985). Gerade bei Vorschulkindern erklärt sich das bessere Abschneiden in Spontansprachproben durch die Verwendung vieler grammatisch korrekter Ganzheiten. Das Entdecken grammatischer Regeln und deren Anwendung auf einem Niveau oberhalb der 60 % ist ebenso kein Garant dafür, dass sich die Regelanwendung ohne Therapie selbst in Richtung 100 % Korrektheit weiter entwickelt. So zeigten in einer Untersuchung der Schüler einer Sekundarschule mit dem Förderschwerpunkt Sprache einige Schüler bei der Verbendstellungsregel im Nebensatz ein Niveau von 70 % Korrektheit, so dass immer noch jeder dritte Nebensatz falsch gebildet wurde. Dieses Phänomen wird von Leonard (2014) als *Plateaubildung* bezeichnet und signalisiert eine Blockade der grammatischen Weiterentwicklung.

Von diagnostischem wie auch therapeutischem Interesse ist es, zu wissen, ob einzelne der genannten Auffälligkeiten bei Kindern mit grammatischen Störungen von größerer Bedeutung sind als andere. Störungsphänomene, die auf den Nichterwerb von Regeln hindeuten, sind vorrangig, weil das fehlende Regelwissen das Kind in seinem weiteren Spracherwerb blockieren kann. Regeln erlauben dem Kind, sobald es sie erworben hat, unbegrenzt viele korrekte Äußerungen zu planen und zu realisieren. Vorerst weniger wichtig sind Auffälligkeiten, hinter denen sich keine Regeln verbergen, sondern die in einem 1:1-Lernen abgespeichert werden müssen.

Dieser Bewertung folgend sind die wichtigen Störungsphänomene im morphologischen Bereich die fehlende Subjekt-Verb-Kongruenz und die fehlende oder falsche Kasusmarkierung. Im syntaktischen Bereich sind es die fehlende Verbzweitstellung im Hauptsatz und die fehlende Verbendstellung im Nebensatz. Genus- und Pluralmarkierungsprobleme und Auslassungen haben demgegenüber weniger Gewicht.

Zusammenfassend ist von einer grammatischen Störung mit Therapieindikation zu sprechen, wenn sich ein Kind im Vergleich zu gleichaltrigen Kindern bezogen auf den Erwerb einer grammatischen Regel mehr als eine Standardabweichung unterhalb des Mittelwertes befindet. Eine Normalverteilung der Daten vorausgesetzt, gehört es dann zu den 15 % schlechtesten Grammatiklernern seiner Altersgruppe. Tabelle 6 zeigt, welchen Korrektheitsgrad Kinder zwischen 4;0 und 8;11 Jahren mindestens erreicht haben müssen, um noch zu den schwächsten Kindern der Normalgruppe (> PR 16) zu gehören.

Beispiel:
Ein 4;6 Jahre altes Kind muss bereits in mehr als 62,2 % aller Fälle korrekte XVS-Sätze (Verbzweitstellungsregel) produzieren. Erreicht es diese Korrektheit in fast 2/3 aller Sätze nicht, gilt es als grammatisch gestört und benötigt therapeutische Hilfe.

Tab. 6: Prozentrang 16 mit Korrektheitsniveaus in den Jahreskohorten (Motsch / Rietz 2016)

PR 16	4;0–4;11	5;0–5;11	6;0–6;11	7;0–7;11	8;0–8;11
Subtest 1: Verbzweitstellungsregel	62,2 %	82,3 %	86,7 %	88,9 %	95,6 %
Subtest 1: Subjekt-Verb-Kontrollregel	66,7 %	85,7 %	88,1 %	90,5 %	95,2 %
Subtest 2: Verbendstellungsregel	60 %	80 %	85 %	85 %	85 %
Subtest 4: Akkusativ	62,5 %	66,8 %	72,2 %	75 %	79,2 %
Subtest 4: Dativ	16,7 %	29,2 %	34,7 %	45,8 %	70,8 %
Subtest 5: Plural	66,7 %	88,9 %	88,9 %	88,9 %	100 %

Die Verbzweitstellungsregel gehört zu den Regeln, von denen bisher angenommen wurde, dass sie bereits früh im dritten Lebensjahr erworben würde. Tabelle 6 zeigt hingegen, dass sich Fünfjährige, die erst 63 % Korrektheit erreicht haben, oder Achtjährige, die erst 89 % Korrektheit erreicht haben, im Bereich der Normalität befinden. Die Kinder, die noch gerade über den PR 16 kommen (PR 16–20) sind aber sehr langsame Grammatiklerner und zumindest auffällig in ihrem Grammatikerwerb. Insbesondere bei Kindern, die einen PR zwischen 10 und 20 erreichen, sollten ggf. weitere diagnostische Ergebnisse (Überprüfung der Kapazität des Arbeitsgedächtnisses, Überprüfung der Sprachfähigkeiten im semantisch-lexikalischen und phonologischen Bereich) herangezogen werden, um die Diagnose einer Sprachentwicklungsstörung zu erhärten oder auszuschließen.

3.4 Bedingungshintergrund

Die Probleme von Kindern mit grammatischen Störungen werden darauf zurückgeführt, dass sie nicht in gleichem Umfang über die im zweiten Kapitel ausgeführten erleichternden Strategien (Bootstrapping-Strategien) verfügen (Penner / Kölliker Funk 1998). Dadurch sind sie überfordert, die für den Grammatikerwerb relevanten Merkmale (Trigger) in dem im Alltag vorfindbaren unstrukturierten Sprachmaterial zu erkennen, in ihr Intake zu nehmen und hypothesenbildend sowie -testend zur Entdeckung von Regeln zu nutzen.

Diese Annahme beantwortet nicht die Frage nach den Ursachen oder Risikofaktoren, die zu diesen Blockaden grammatischen Lernens führen können. Verursachungsfaktoren, deren direkter Zusammenhang mit grammatischen Störungen empirisch nicht belegt sind oder deren Vorhandensein keinen Hinweis auf das therapeutische Vorgehen gibt, sind unter therapeutischem Gesichtspunkt von geringem Interesse. Dazu zählen *biologische und neurophysiologische Faktoren*, wie eine vermutete minimale cerebrale Dysfunktion oder eine genetisch bedingte familiäre Sprachschwäche, ebenso wie die Überlegung, ob diese Kinder ein linguistisches Kompetenzproblem im Sinne eines defekten linguo-kognitiven Prozessors (LAD) haben (vgl. Dannenbauer 2004).

Die Betrachtungsweise, dass Sprache – mit ihren untereinander interagierenden Sprachebenen – als spezifische Form der Informationsverarbeitung in Abhängigkeit zu umschriebenen kognitiven und sensorischen Fähigkeiten steht, scheint uns als pragmatischer Zugang im Hinblick auf therapeutische Notwendigkeiten tauglicher zu sein. Ohnehin darf nicht davon ausgegangen werden, dass es eine für alle Kinder mit grammatischen Störungen gleiche Ursache gibt. Vielmehr bilden unterschiedliche Risikofaktoren in wechselnder Zusammensetzung und Stärke den jeweils individuellen Bedingungshintergrund dieses Störungsbildes.

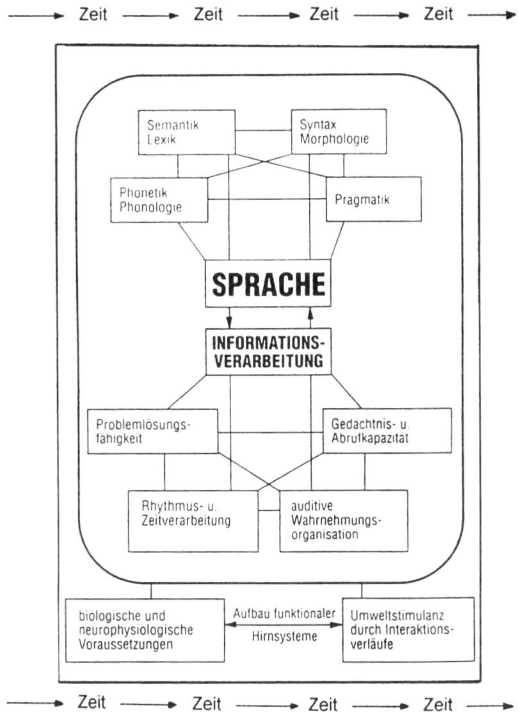

Abb. 10: Sprache und Informationsverarbeitung (Grohnfeldt 2009, 20)

Umweltstimulanz durch Interaktionsverläufe. Mit ein Risikofaktor für den Grammatikerwerb der Kinder ist die Quantität und insbesondere die Qualität der sprachlichen Umweltstimulanz. Wenn über längere Zeit der sprachliche Input durch die Kommunikationspartner für morphologisch-syntaktisches Lernen ungeeignet ist, d.h. fehlerhaft in Angebot und Rückmeldung, kann dies schwerwiegende Folgen für das grammatische Lernen der Kinder haben. Gerade in den ersten zwei bis drei Lebensjahren liefert das familiäre Umfeld, Eltern und Geschwister, den Großteil des vom Kind zu verarbeitenden Sprachmaterials. Erst später kommen sprachliche Einflüsse durch Erzieher und Peers im Kindergartenalter des Kindes hinzu. Diese Feststellung gewinnt an Gewicht, wenn sich die Annahme von Locke (1977) bewahrheiten würde, dass Kinder für grammatisches Lernen ein Zeitfenster besitzen, das im 20.–36. Lebensmonat optimal offen ist, wohingegen es nach diesem Zeitraum zu hirnphysiologischen Verarbeitungserschwerungen sprachlichen Materials kommt (Schöler/Schakib-Ekbatan 2001; Dannenbauer 2009). Dies wäre fatal, da frühtherapeutische Maßnahmen in den ersten drei Lebensjahren äußerst selten sind, und zudem den Möglichkeiten therapeutischer Beeinflussung ungünstiger Sprachmodelle gerade für das Ziel „Unterstützung grammatischen Lernens" enge Grenzen gesetzt sind (Motsch 1986).

Problemlösungsfähigkeit. Forschungsergebnisse (Schöler et al. 1998; Dannenbauer 2004; 2009) deuten darauf hin, dass bei Kindern mit grammatischen Störungen die Informationsverarbeitung verlangsamt und bestimmte operationale Fähigkeiten eingeschränkt sein können, wie induktives Denken, Klassifizieren, Analogien bilden, Strukturieren und Planen – also Fähigkeiten, die auch für nonverbale Aufgaben benötigt werden. Empirisch nicht überzeugend belegt sind jedoch positive Effekte isolierter oder gar sprachfreier Trainings kognitiver Funktionen auf Sprachverarbeitung und -produktion sowie insbesondere auf grammatisches Lernen. Somit scheint es aussichtsreicher zu sein, Verarbeitungsdefizite, welche die Gedächtniskapazität, die Wahrnehmungsorganisation und die Zeitverarbeitung betreffen, daraufhin zu überprüfen, ob, und wenn ja, wie sie therapeutisch berücksichtigt werden können.

Gedächtniskapazität. In der Gedächtnispsychologie wurden bereits zu Beginn des 20. Jahrhunderts unterschiedliche Mehrspeichermodelle entwickelt, die mindestens ein Kurzzeit- und ein Langzeitgedächtnis unterschieden. Während die ersten Modelle das Kurzzeitgedächtnis als relativ starres Zwischenlager betrachteten, das lediglich die Rolle des kurzzeitigen Speicherns (20–30 Sekunden) hatte, sieht das Modell des Arbeitsgedächtnisses (working memory) von Baddeley (2002) – dem Autor des derzeitigen Standardbuches der Gedächtnispsychologie – mehrere Komponenten vor, die verschiedene Aufgaben gleichzeitig bearbeiten können. Das Arbeitsgedächtnis verarbeitet in diesem Modell einlaufende Informationen in dynamischer Weise.

Grammatische Störungen werden als sprachliches Informationsverarbeitungsdefizit der betroffenen Kinder verstanden (Motsch 2013b; 2009b). An diesem Defizit ist die empirisch nachgewiesene geringere Leistungsfähigkeit des Arbeitsgedächtnisses als erste und damit wichtigste Sprachverarbeitungsinstanz beteiligt. Das von Baddeley 1986 erstmals veröffentlichte und mittlerweile mehrfach überarbeitete Mehrkomponentenmodell des Arbeitsgedächtnisses versucht abzubilden, wie Informationen während ihrer komplexen kognitiven Verarbeitung temporär gespeichert und aufrechterhalten werden. Die Kapazität des Arbeitsgedächtnisses wird als grundlegende Bedingung fast aller höheren kognitiven Leistungen des Menschen angesehen. Es ist die Schnittstelle zwischen Wahrnehmung und Aufmerksamkeit, Langzeitgedächtnis, kognitiver Kontrolle und Handlungsplanung.

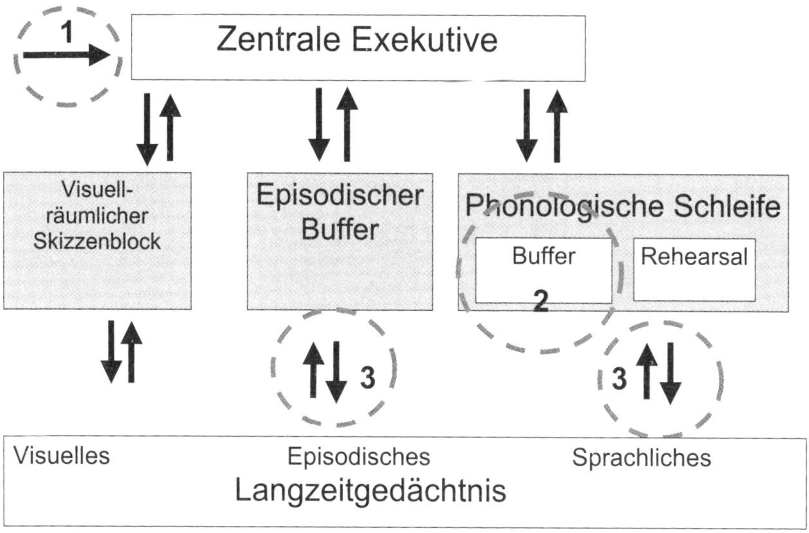

Abb. 11: Modell des Arbeitsgedächtnisses (mod. nach Baddeley 2002)

Seit 2000 besteht es aus vier Komponenten, aus der zentralen Exekutive als Kontrollinstanz und drei Hilfssystemen, der phonologischen Schleife, dem visuell-räumlichen Skizzenblock und – als neu hinzugekommener Komponente – dem Episodischen Speicher (Buffer). Die Diskussion und empirische Überprüfung der exakten Funktionen der vier Komponenten ist nicht abgeschlossen.

Wichtige Funktion der *zentralen Exekutive* ist die Aufmerksamkeitslenkung (selektive Beachtung der als relevant eingestuften Informationen). Darüber hinaus initiiert und koordiniert sie die Verarbeitungsprozesse. Sie weist den Hilfssystemen Informationen zu. Gleichzeitig interagiert sie mit anderen Teilen des kognitiven Systems und vergleicht Informationen mit bereits erfolgten Einträgen im Langzeitgedächtnis.

Die *phonologische Schleife* ist die sprachspezifische Gedächtnisform. Die durch die zentrale Exekutive einlaufenden auditiv-sprachlichen Informationen werden „übersetzt", indem die phonetischen Merkmale phonologisch kodiert in der phonologischen Schleife kurzzeitig aufrechterhalten werden. Die Funktion der Schleife ist es also, die kodierte phonologische Information vollständig und reihenfolgengenau verfügbar zu halten. Dazu dienen ihr wiederum zwei Subsysteme.

Der passive Speicher (phonological buffer) kann die phonologischen Informationen etwa ein bis zwei Sekunden ohne Wiederauffrischung aufrechterhalten, bevor sie verfallen. Werden die Informationen über diese

Zeitspanne hinaus benötigt, wird das zweite Subsystem, der subvokale artikulatorische Kontrollprozess (rehearsal), aktiv. Er frischt nun die Informationen durch subvokalisches Artikulieren auf. Durch dieses Memorieren wird die Information am Leben erhalten.

Das Kind muss über genügend Kapazität der phonologischen Schleife verfügen, um die Informationen so lange aufrecht zu erhalten, bis sie verarbeitet und im Langzeitgedächtnis abgespeichert sind. Auf die dort abgespeicherten syntaktisch-morphologischen Strukturen kann danach immer wieder zugegriffen werden, um sie mit neuen Informationen zu vergleichen und ggf. zu überarbeiten.

Das zweite Hilfssystem, der *visuell-räumliche Skizzenblock*, funktioniert in ähnlicher Weise mit analogen Subsystemen. Ihm weist die Exekutive visuelles und räumliches Material zu.

Während die beiden genannten Hilfssysteme modalitätsspezifisch (auditiv oder visuell) arbeiten, repräsentiert der *episodische Buffer* ein multimodales Speichersystem (Baddeley 2000). Über diesen Buffer korrespondiert die Zentrale Exekutive mit dem Langzeitgedächtnis. Der Buffer selbst hat Verbindungen zu den beiden anderen Subsystemen. Dies erlaubt ihm, multiple Informationsquellen simultan zu berücksichtigen, so dass verbundene Repräsentationen i. S. ganzheitlicher Episoden oder Szenen entstehen (Baddeley 2001). Informationen werden also in das Arbeitsgedächtnis integriert, wobei das verbale Material in die phonologische Schleife geht, das über den episodischen Buffer aber auch mit gleichzeitig gespeichertem visuellem Material verbunden werden kann. Diese Informationen werden mit bereits abgespeichertem Material im Langzeitgedächtnis verglichen und bearbeitet.

Mit Hilfe der zentralen Exekutive werden diese Informationen mit bereits abgespeicherten Formen verglichen und überarbeitet. Das Kind muss über genügend Kapazität der phonologischen Schleife verfügen, um die Informationen so lange aufrechtzuerhalten, bis sie verarbeitet und im Langzeitgedächtnis abgespeichert sind. Auf die dort abgespeicherten syntaktisch-morphologischen Strukturen kann danach immer wieder zugegriffen werden, um sie mit neuen Informationen zu vergleichen und ggf. zu überarbeiten.

Kinder mit grammatischen Störungen haben massive Einschränkungen in der Kapazität ihres Arbeitsgedächtnisses. Dies zeigen eigene Untersuchungsergebnisse (Motsch / Schmidt 2009; 2010; Motsch / Riehemann 2008a; Motsch / Berg 2003), die mit den Forschungsresultaten von Archibald und Gathercole (2006) übereinstimmen.

Die bei der Sprachverarbeitung spracherwerbsgestörter Kinder auftretenden Probleme lassen sich am Modell des Arbeitsgedächtnisses von Baddeley (siehe Abb. 11) deutlich machen. Kinder mit Spracherwerbsstörungen haben bei der Sprachverarbeitung potentiell in mehreren Prozess-Phasen der Sprachverarbeitung im Arbeitsgedächtnis Probleme:

1) Das „Einscannen" des Sprachmaterials erfolgt wegen fehlender auditiver Aufmerksamkeit gar nicht oder aber *verlangsamt* (reduced scanning speed). Tallal (1988) konnte empirisch belegen, dass spracherwerbsgestörte Kinder mehr Zeit brauchen, um aufeinander folgende auditive Stimuli zu diskriminieren.

   Beim Vorliegen phonologischer Störungen oder phonematischer Diskriminationsschwäche wird das Sprachmaterial zusätzlich *unvollständig* oder *ungenau* eingescannt. Darunter leiden insbesondere die akustisch und phonetisch wenig markanten morphologischen Markierungen am Wortende. Das ggf. bereits für morphologisches Lernen unvollständige Sprachmaterial wird der Phonologischen Schleife zum kurzzeitigen Aufrechterhalten übergeben (1–2 Sekunden).
2) Die Speicherzeit von Kindern mit grammatischen Störungen ist deutlich *verkürzt* (Archibald / Gathercole 2006). Somit bleibt wenig Zeit für die Sprachverarbeitung, die sich oftmals auf den Versuch einer semantischen Analyse – orientiert an Inhaltswörtern – reduziert.

   Zusätzlich zeigen sie verminderte Leistungen in der reihenfolgegetreuen Aufnahme, Speicherung und dem Abruf des Materials *(gestörte Wahrnehmung zeitlicher Abfolgen)*. Diese Probleme treten bei über 90 % der Kinder mit grammatischen Störungen bereits bei 3–4 zu erinnernden sprachlichen slots (sinnlose Silben, Zahlen) auf (Motsch / Schmidt 2009; Motsch / Riehemann 2008b; Motsch / Berg 2003). Die gestörte Wahrnehmung zeitlicher Abfolgen erschwert oder verunmöglicht die syntaktische Analyse (Entdecken und Verarbeiten regelhafter Wortpositionen im Satz). Für die Analyse von Form- und Strukturmerkmalen fehlt Zeit, und / oder die Reihenfolge der Äußerungselemente ist nicht mehr abrufbar.
3) Beim Versuch der Sprachverarbeitung korrespondiert das Arbeitsgedächtnis mit dem Langzeitgedächtnis. Auch dieser Austausch verläuft aufgrund fehlenden Sprachwissens im Langzeitgedächtnis *verlangsamt* und kann durch nicht identifizierbare Worte bereits bei der semantischen Analyse *blockiert* werden. Selbst nach gelungener Sprachverarbeitung bereitet es spracherwerbsgestörten Kindern Probleme, die neuen Informationen dauerhaft im Langzeitgedächtnis zu speichern.

   Mit diesen vielfältigen Einschränkungen verläuft die Sprachverarbeitung also verlangsamt und mit fraglichem Ergebnis. Insbesondere die morphologische und syntaktische Analyse sind erschwert und fallen bei Überschreitung der Verarbeitungskapazität ganz weg.

In dieser Modellvorstellung des Arbeitsgedächtnisses sind noch weitere Merkmale von Bedeutung. Die Kapazität des Arbeitsgedächtnisses nimmt mit den Jahren zu. Während ein 4-jähriges Kind etwa zwei bis vier Items abspeichern und wiedergeben kann, erreicht das 14-jährige etwa die Leistung des Erwachsenen, der sieben Einheiten +/– 2 im Arbeitsgedächtnis speichern und abrufen kann. Ergebnisse der Forschungsgruppe um Baddeley zeigen, dass die Leistung des Arbeitsgedächtnisses nicht durch eine Anzahl von Gedächtnisplätzen (slots) definiert wird, sondern dass eher von einer zeitlichen Begrenzung ausgegangen werden muss (Gathercole / Baddeley 1993).

Phonologisch ähnliches Material kann schlechter gespeichert und verarbeitet werden als phonologisch stärker kontrastierendes Material (phonologischer Ähnlichkeitseffekt). Ebenso können längere Wörter schlechter abgespeichert und verarbeitet werden als kürzere (Wortlängeneffekt). Das System löst die Herausforderung durch mehrere Aufgaben (Speichern und Verarbeiten) derart, dass es die vorhandenen Ressourcen verteilt: Bei erhöhtem Speicherbedarf reduziert sich die Verarbeitungsfähigkeit.

Im Zusammenhang mit der Verursachung grammatischer Störungen sind aus diesem Modell mehrere Konsequenzen zu ziehen. Da im normalen Spracherwerb die wesentlichen grammatischen Regeln der Bezugssprache bereits im vierten Lebensjahr erworben sind, benötigt das Kind dafür offensichtlich nicht die volle Kapazität des Arbeitsgedächtnisses eines Erwachsenen.

Wir untersuchten die Kapazität des Arbeitsgedächtnisses bei 61 Schülern mit grammatischen Störungen der dritten und vierten Klasse (Motsch / Berg 2003). 91,2 % der Schüler zeigten unterdurchschnittliche Ergebnisse im Subtest „Zahlennachsprechen" der K-ABC. 24,6 % lagen mit ihrem Ergebnis im unteren Extrembereich. Die Gedächtnisspanne für Zahlen wird als valider Indikator für die Kapazität des Arbeitsgedächtnisses und speziell für die phonologische Schleife (auditives Kurzzeitgedächtnis) gewertet (Schöler / Schakib-Ekbatan 2001). 95,6 % der untersuchten Schüler zeigten reduzierte Ergebnisse im Mottier-Test (Nachsprechen von immer länger werdenden Kunstwörtern). Das Nachsprechen von Kunstwörtern wird von anderen Forschern (Gathercole / Baddeley 1993) als das eigentlich noch sensitivere Maß für die Verarbeitungskapazität des phonologischen Arbeitsgedächtnisses gewertet.

Kinder benötigen für einen ungestörten Grammatikerwerb die Fähigkeit, gehörte Satzkonstruktionen in ihr Arbeitsgedächtnis aufnehmen und dort analysieren zu können. In der phonologischen Schleife muss das Sprachmaterial so lange erhalten bleiben, bis die wichtigen Informationen entnommen sind. Wenn das Arbeitsgedächtnis für diese Leistung zu wenig Kapazität besitzt, werden nur Satzfragmente aufgenommen oder der Höreindruck zerfällt, bevor das Gehörte hinreichend analysiert werden konnte.

Rhythmus- und Zeitverarbeitung. Sprache ist zeitgebunden. Auf Laut-, Wort- und Satzebene stellt Sprache ein geordnetes Hintereinander dar – ein Programm, das in zeitlicher Reihenfolge aufgebaut wird. Somit ist sowohl bei der Sprachwahrnehmung wie bei der -produktion die Zeit eine wichtige Dimension. Wahrnehmung zeitlicher Abfolgen bezogen auf Sprachsignale bedeutet, dass Kinder lernen müssen, die sprachlichen Einheiten in ihrer korrekten Reihenfolge wahrzunehmen, aufrechtzuerhalten, zu verarbeiten oder für die Produktion in korrekter Reihenfolge aufzubauen. Dabei hilft bereits schon Kleinkindern u.a. die Ausnutzung bestimmter Betonungsmuster des Sprachmaterials. Aber gerade diese Nutzung rhythmisch-prosodischer Information gelingt Kindern mit grammatischen Störungen nicht in gleicher Weise (Weinert 1991).

Hinter der eher summarischen Feststellung von Meixner (1996), dass Kinder mit grammatischen Störungen häufig eine gestörte Wahrnehmung zeitlicher Abfolgen haben, stehen Modelle und Untersuchungsergebnisse unterschiedlicher Disziplinen und Forschergruppen:

- hochkomplexe Modelle der sinnesphysiologischen sprachspezifischen Zeitverarbeitung (Kegel 1994; Berwanger 2001);
- das entwicklungspsychologische Modell der Wahrnehmungsentwicklung (Affolter / Bischofberger 1996; Affolter 2006), bei der die seriale Wahrnehmungsleistung den Abschluss der Wahrnehmungsentwicklung nach der modalitätsspezifischen und intermodalen Stufe darstellt;
- das neuropsychologische Modell der Sprachprogrammgestaltung (Graichen 1985; 1996).

Zusammenfassend zeigen neuere Untersuchungen (Archibald / Gathercole 2006; Berg 2007; Riehemann 2008; Schmidt 2009), die spezifisch sprachentwicklungsgestörte Kinder mit normal spracherwerbenden Kindern verglichen, dass die Kinder mit Spracherwerbsstörungen Schwächen in der Wahrnehmung zeitlicher Abfolgen haben, die sich sowohl bei sprachlichen als auch bei nichtsprachlichen (auditiven, visuellen oder taktil-kinästhetischen) Testaufgaben manifestieren. Bei vielen der von uns selbst untersuchten Kinder beginnen die Probleme bereits bei einer Abfolge von drei Elementen. In unserer Untersuchung von 61 Schülern mit grammatischen Störungen erreichten 51,5 % nur unterdurchschnittliche Ergebnisse im Subtest „Handbewegungen" (visuell-motorische Speicherung) der K-ABC (Motsch / Berg 2003). Eine ungestörte Wahrnehmung zeitlicher Abfolgen benötigen Kinder vor allem für ihr syntaktisches Lernen, um die Positionen bestimmter Satzelemente (z. B. des Verbs) regelbildend verarbeiten zu können.

Andere Sprachebenen. Im zweiten Kapitel wurde bereits deutlich, dass es gegenseitige Zusammenhänge zwischen grammatischem Lernen und den anderen Spracherwerbsebenen gibt.

Semantisch-lexikalische Ebene: Die Entwicklung echten Sprachverständnisses und ein ausreichend großes Lexikon, das genügend Sprachmaterial für die grammatische Analyse und Verarbeitung bereitstellt, sind zwei wesentliche Voraussetzungen auf dieser Sprachebene (Dannenbauer 2009).

Phonologische Ebene: Aber auch der Stand der phonologischen Entwicklung des Kindes stellt eine Bedingung grammatischen Lernens dar. Morphologische Markierungen erfolgen im Deutschen häufig in unbetonten Endsilben. Manche morphologischen Markierungen unterscheiden sich zudem nur minimal (z. B. de*m* / de*n*). Derartige grammatische Morpheme besitzen einen niedrigen phonetischen Gehalt. Daher sind sie von Kindern mit Spracherwerbsstörungen schwer zu erwerben (Clahsen / Hansen 1997). Obwohl die von Menschen gesprochenen Laute unterschiedlich sind, können sie identifiziert werden, weil sie sich auf Phoneme beziehen. Das Kind muss aus den unterschiedlichen phonetischen Realisierungen des gleichen Phonems durch seine Bezugspersonen die unveränderbaren (invarianten) Merkmale des Phonems herausfinden und in sein phonologisches System integrieren. Phoneme sind also abstrakte, vom Kind konstruierte Analyseeinheiten, die selbst nicht ausgesprochen werden können (Osburg 1997), auch wenn ihre Realisierung als „Phon" (Laut) geschieht.

Der Aufbau des phonologischen Systems bedeutet für das Kind, dass es nach und nach alle Phoneme seiner Bezugssprache als Einheiten (Entitäten) identifizieren und als Sollgrößen („Aussprachepläne") mit ihren invarianten Merkmalen konstruieren und abspeichern muss. Damit stehen ihm dann die Phoneme sowohl in der Sprachwahrnehmung als auch in der Produktion zur Verfügung. Phonologische Störungen stehen damit in direktem Zusammenhang zu morphologischem Lernen.

Als *phonologische Störungen* verstehen wir Störungen der Sprachwahrnehmung und der Aussprache im Rahmen kindlicher Spracherwerbsstörungen, bei denen Kindern – aufgrund eines unvollständig oder abweichend erworbenen Phonemsystems – die Identifizierung (Sprachrezeption) und / oder die Planung (Produktionsentwurf) von Sprachlauten nicht oder nicht immer gelingt. Damit haben diese Kinder Probleme, auch morphologische Markierungen zu identifizieren oder zu produzieren.

Eine der Ursachen liegt in der erwähnten beeinträchtigten auditiven Wahrnehmungs- und Diskriminierungsfähigkeit klangähnlicher Laute. Probleme im morphologischen Bereich können auch mit minimalen Hörverlusten in Verbindung stehen, weil vieles unbetont ist und oft aus einem einzigen phonologischen Segment besteht (Hawkins / Spencer 1985). Diese auditiven Fähigkeiten sind aber nur eine Voraussetzung zum Aufbau des Phonologischen Systems des Kindes. Denn auch bei den auditiv diskriminierbaren Lauten muss das Kind zusätzlich erkennen, dass diese unterschiedlichen auditiven Eindrücke eine bedeutungsunterscheidende Funktion haben. Erst mit diesem phonologischen Wissen um die Funktion kommt dem gehörten Unterschied eine Bedeutung zu. Im morphologischen Lernen bezieht sich diese Funktion auf die Entdeckung der grammatischen Funktion der Flexionsmorpheme.

Beispiele:
Verbendungen enthalten die Information auf ein oder mehrere mögliche Subjekte, z. B. verweist / -st / auf „Du" als Subjekt. Ob / -n / oder / -m / hinter / de- / steht, entscheidet, welche Rolle dem dahinter stehenden Wort im Satzganzen zukommt.

3.5 Konsequenzen für die therapeutische Praxis

Als erste Konsequenz haben wir in diesem Kapitel herausgearbeitet, dass die wichtigen Therapieziele bei der Überwindung von Blockaden im grammatischen Lernen die sind, die das Regelwissen betreffen. Störungen dieses Regelwissens betreffen im morphologischen Bereich insbesondere die Subjekt-Verb-Kongruenz und die Kasusmarkierung, im syntaktischen Bereich die Verbzweitstellungsregel im Hauptsatz und die Verbendstellungsregel im Nebensatz. Bei dem Versuch, diese Blockaden therapeutisch aufzulösen, sind die erkannten Voraussetzungen und Risikofaktoren zu berücksichtigen.

Bezugnehmend auf Zusammenhänge grammatischer Störungen mit anderen *Spracherwerbsebenen*, muss sichergestellt werden, dass die Kinder über genügend Sprachmaterial verfügen, um es zur formalen Analyse mit dem Ziel grammatischer Regelbildung zu nutzen. Diese lexikalische Voraussetzung zeigt sich u. a. im Anwachsen der Äußerungslänge bei Kindern (Dreiwort- und Mehrwortäußerungen). Für morphologisches Lernen muss zudem abgesichert werden, dass die Kinder bezüglich der zu verwendenden Wortbildungsmorpheme ausreichendes phonologisches Wissen haben.

Zurückkommend auf das Wissen um die bei vielen Kindern mit grammatischen Störungen reduzierte Kapazität des Arbeitsgedächtnisses und um ihre Probleme bei der Wahrnehmung zeitlicher Abfolgen, müssen wir von Folgendem ausgehen: Je kürzer das zu memorierende und zu verarbeitende Sprachmaterial ist, umso größer ist die Wahrscheinlichkeit, dass auch Kinder mit grammatischen Störungen mit den genannten Einschränkungen diese Verarbeitungsleistung erbringen können. Sprachliches Material, das die Kurzzeitspeicherfähigkeit der Kinder überschreitet, geht verloren oder kann aufgrund der Ressourcenverteilung nicht optimal verarbeitet werden. Zwingende Konsequenz für die spätere Therapieplanung ist es, den *kürzestmöglichen Input* zum Erkennen der intakerelevanten Trigger zu wählen. Um den Ähnlichkeitseffekt des Arbeitsgedächtnisses zu verkleinern, müssen die ansonsten unbetonten morphologischen Markierungen in der professionellen Modell-Sprache des Therapeuten sprachlich bewusst deutlicher hervorgehoben werden.

4 Diagnose grammatischer Störungen

4.1 Vom Auflisten von Defiziten zur Suche nach Lernblockaden

Eine Diagnose, die sich in umgangssprachlichen Beschreibungen wie „unvollständige Sätze“, „verdreht Wörter im Satz“ oder „Fehler in Nebensätzen“ erschöpft, ist unprofessionell. Sie wird nicht dadurch besser, dass man die festgestellten Auffälligkeiten schweregradmäßig etikettiert, bspw. in den von Liebmann (1901) beschriebenen und später von Remmler (1975) erweiterten Kategorien. Die Tradition medizinisch geprägter Sprachheilkunde, die Sprachstörungen – wann immer möglich – ätiologisch zu klassifizieren, wurde durch das psycholinguistisch geprägte Vorgehen abgelöst, die sprachlichen Leistungen des Kindes mit linguistischen Kategorien zu erfassen und zu beschreiben (Ellis Weismer 1993; Johnston 1993). Die Frage „Was spricht das Kind falsch?“ führte dazu, die Sprachproduktion des Kindes zu beobachten und bestenfalls die Fehler additiv aufzulisten. Ein derartiges diagnostisches Vorgehen war produkt- und defizitorientiert.

Besser fragen wir „Wie organisiert das Kind seine sprachlichen Äußerungen?“ oder „Wie löst das Kind die grammatischen Anforderungen?“. Es interessieren uns also in erster Linie nicht die Defizite im Vergleich zur Dudengrammatik, sondern vielmehr die Organisationsprinzipien auf der syntaktisch-morphologischen Ebene, die Prozesse und Strategien der kindlichen Sprachverarbeitung und Sprachplanung. Ein derartiges prozessorientiertes Vorgehen führt uns in die Phase des Grammatikerwerbs, die das Kind erreicht hat. Leonard (2014) weist darauf hin, dass nicht nur von einer homogenen zeitlichen Verzögerung, von einer Plateaubildung auf altersabweichend tiefem Niveau ausgegangen werden darf, sondern dass es auch zu inhomogenen Profildifferenzen kommen kann. Wesentlich ist aber, dass uns das diagnostische Vorgehen die grammatische Regel offenlegt, bei deren Erwerb der kindliche Lernprozess blockiert ist.

4.2 Qualitätsstandards therapierelevanter Diagnostik

Aus diesen Vorüberlegungen ergeben sich als diagnostische Ziele:

a) Feststellung der erreichten morphologischen und syntaktischen Fähigkeiten;
b) Feststellung vorhandener, am Entstehen der grammatischen Störung beteiligter ursächlicher Faktoren (Bedingungen).

Vor der Darstellung der diagnostischen Methoden sollen die qualitativen Kriterien (Standards) eines zukunftsweisenden Diagnosemodells offengelegt werden. Auf diese Kriterien beziehen wir uns bei der Beurteilung der existierenden Möglichkeiten:

Entwicklungsorientierung. Das Ergebnis der Diagnose muss es sein, die grammatischen Fähigkeiten unter Bezug auf die durch den aktuellen Forschungsstand belegte Erwerbsreihenfolge abzubilden. Dieses Ziel (a), den grammatischen Entwicklungsstand des Kindes durch die Brille der altersabhängigen Spracherwerbsreihenfolge anzuschauen, hat in der angloamerikanischen Sprachpathologie eine lange Tradition (Menyuk 1969; Miner 1969; Lee 1974). Der dabei vorgenommene quantitative Vergleich mit dem Grammatikerwerb ungestörter Kinder wird als Altersspannen-Modell (age-related-model) bezeichnet. Braun (2006) stellt 30 Jahre später vorsichtig auch für den deutschsprachigen Raum die Entwicklung zu einer zunehmenden linguistischen Vertiefung der Prüfungsinhalte und eine Wende von der bloßen Übernahme der Erwachsenengrammatik zur konstruktiven grammatischen Eigengestaltung des Kindes fest.

Hierbei ist es sinnvoll, sich in Anbetracht der Fülle grammatischer Einzelphänomene auf die für das grammatische Lernen wesentlichen Fähigkeiten zu beschränken, die wir im letzten Kapitel herausgearbeitet und begründet haben:

Morphologische Fähigkeiten:
Subjekt-Verb-Kongruenz, Kasusmarkierung, (Plural- und Genusmarkierung)
Syntaktische Fähigkeiten:
Verbzweitstellung im Hauptsatz, Verbendstellung im subordinierten Nebensatz (Überwindung der Auslassungen obligatorischer Äußerungselemente)

Von diagnostischem wie auch therapeutischem Interesse ist es zu wissen, ob einzelne der genannten Auffälligkeiten bei Kindern mit grammatischen Störungen von größerer Bedeutung sind als andere. Störungsphänomene, die auf den Nichterwerb von *Regeln* hindeuten, sind vorrangig, weil das fehlende Regelwissen das Kind in seinem weiteren Spracherwerb blockieren kann.

Erworbene Regeln erlauben dem Kind aber, unbegrenzt viele korrekte Äußerungen zu planen und zu realisieren. Vorerst weniger wichtig sind daher Auffälligkeiten, hinter denen sich keine Regeln verbergen, sondern die in einem 1:1-Lernen abgespeichert werden müssen.

Dieser Bewertung folgend sind die *wichtigen Störungsphänomene* im morphologischen Bereich die fehlende Subjekt-Verb-Kongruenz und die fehlende oder falsche Kasusmarkierung. Im syntaktischen Bereich sind es die fehlende Verbzweitstellung im Hauptsatz und die fehlende Verbendstellung im Nebensatz. Genusunsicherheit, Pluralmarkierungsprobleme und Auslassungen haben demgegenüber weniger Gewicht.

Wie in den vorangegangenen Kapiteln ausgeführt, stellt der Erwerb grammatischer Regeln für Kinder eine schwierige und langwierige Lernaufgabe dar. Viele Kinder haben beim Eintritt in die Schule nicht alle grammatischen Regeln erworben. Selbst der Erwerb der „frühen" Regeln wird von einigen sprachunauffälligen Kindern erst im achten oder neunten Lebensjahr abgeschlossen.

Um festzustellen, welches Korrektheitsniveau ein Kind im Grammatikerwerb erreicht hat, ist ein Grammatiktest erforderlich, der alle relevanten grammatischen Regeln überprüft, so dass Aussagen bezüglich erreichter und noch nicht erreichter Lernschritte möglich werden.

Diese qualitative Orientierung am Erreichen wichtiger Lernschritte wird von Lees und Urwin (1998) als Lernschrittmodell (skill-related-model) bezeichnet. Das Kriterium der Entwicklungsorientierung verhilft uns dazu, die scheinbare Dichotomie zwischen dem quantitativen Altersspannen-Modell und dem qualitativen Lernschrittmodell zu überwinden.

Ursachenorientierung. Das Erreichen des zweiten Zieles (b) ist schwieriger, da die Frage offen ist, welche Faktoren in welchem Zusammenhang zu grammatischen Störungen stehen (Dannenbauer 2004). Hier scheinen Informationen zu auditiven Aufnahme- und Verarbeitungsstrategien des Kindes nötig (Archibald / Gathercole 2006). Es befinden sich folgende Faktoren in der Ursachendiskussion: auditives Arbeits- / Kurzzeitgedächtnis (phonologische Schleife), Vollständigkeit des phonologischen Systems, phonematische Differenzierungsfähigkeit, Fähigkeit zur Wahrnehmung zeitlicher Abfolgen und die sprachliche Programmgestaltung.

Therapierelevanz. Auf der Basis der entwicklungsorientiert gewonnenen Daten können Therapieziele begründet werden und aufgrund der ursachenorientierten Informationen das therapeutische Vorgehen einzelfallorientiert an die ggf. eingeschränkten Möglichkeiten des Kindes adaptiert werden. Dies ist möglich, wenn die Diagnostik auf die genannten zentralen Therapieschwerpunkte abgestimmt ist: Subjekt-Verb-Kongruenz und Verbzweitstellung im Hauptsatz, Kasusmarkierung, Verbendstellung im subordinierten Nebensatz.

Art der Datenerhebung. Gewonnene Sprachdaten des Kindes sollen in möglichst natürlichen, kommunikativ-interaktionalen Kontexten gewonnen werden (ökologische Validierung). Validität (Gültigkeit) ist im quantitativen Ansatz der klassischen Testtheorie eines der wichtigsten Testgütekriterien. Sie gibt den Grad der Genauigkeit an, mit dem ein Testverfahren das Konstrukt misst, das es zu messen vorgibt, hier also die grammatischen Fähigkeiten der Kinder. Dieser Begriff der „Konstruktgültigkeit" wurde im qualitativen Ansatz der Sozialwissenschaften durch die ökologische oder auch kommunikative Gültigkeit ersetzt. Ergebnisse müssen für Alltagssituationen Gültigkeit besitzen (Lebensnähe). Dies wird für Ergebnisse aus künstlichen (Sprach-)Testsituationen allgemein angezweifelt.

Durch die Datenerhebung sollen nicht nur die produktiven Fähigkeiten des Kindes überprüft werden (Kodieren), sondern auch die weiteren Sprachmodalitäten: Verstehen (Dekodieren), Rekonstruieren und Reflektieren grammatischer Strukturen (Multiperformanzprinzip).

Ökonomie. Auf dem Hintergrund nicht unbegrenzt vorhandener finanzieller und zeitlicher Ressourcen sowie eines hypothesenorientierten Vorgehens sind Verfahren umso praxistauglicher, wenn die Erlangung der Durchführungskompetenz nicht zu aufwändig und die für die Durchführung und Auswertung benötigte Zeit möglichst kurz ist. Positiv ist, wenn sich neben den zentralen grammatischen Ergebnissen auch weitere sprach- oder entwicklungsdiagnostisch relevante Beobachtungen in der Untersuchungssituation machen lassen.

Der Schwerpunkt der nachgängig besprochenen Verfahren liegt auf der Feststellung des grammatischen Fähigkeitenstandes der Kinder. Ursachenorientierte Verfahren gehören in den Rahmen einer mehrdimensionalen Sprachdiagnostik, da sie nicht nur für das Entstehen grammatischer Störungen von Bedeutung sind. Wegen ihrer empirisch belegten Bedeutung für die sprachliche Informationsverarbeitung wird darauf hingewiesen, dass es in den meisten der nachfolgend besprochenen Sprachentwicklungstests Subtests gibt, die die Kapazität des phonologischen Arbeitsgedächtnisses überprüfen. Diese Überprüfung erfolgt durch das Nachsprechen immer länger werdender Kunstwörter.

Zur Überprüfung des grammatischen Fähigkeitenstandes werden neuere Verfahren seit 2006 aus folgenden Kategorien besprochen:

- Screenings
- Subtests aus standardisierten (Sprach-)Entwicklungstests

- rezeptive Verfahren
- Sprachanalysen

Da sich zunehmend die Bedeutung und Notwendigkeit zeigt, bei mehrsprachigen Kindern mit grammatischen Störungen deren grammatische Fähigkeiten im Deutschen, aber auch in der Herkunftssprache zu überprüfen, werden abschließend diagnostische Methoden für diese Fragestellung erwähnt.

Zur Einschätzung der Tauglichkeit der besprochenen Verfahren werden die offen gelegten Qualitätskriterien angewendet.

4.3 Diagnostische Verfahren

4.3.1 Screenings

Informelle Verfahren haben das Ziel, die grammatischen Fähigkeiten eines Kindes zeitökonomisch zu überprüfen. Dies versuchen sie durch eine Reduktion der Itemzahl und ggf. auch der grammatischen Strukturen zu erreichen. Bei auftauchenden grammatischen Regelverstößen wird eine nachgeschaltete Durchführung eines normierten Grammatiktests zwingend.

Deutlich in der Provinienz der ESGRAF-R (Motsch 2009, 2013a) stehen die Einzelscreenings von Berg (2015) und König/Frank (2015). In beiden Verfahren wird empfohlen, für die validere und therapierelevante Diagnostik anschließend ESGRAF 4–8 (Motsch/Rietz 2016) durchzuführen (siehe Kap. 4.3.4.2).

MuSE-Pro: „Die Überprüfung grammatischer Fähigkeiten bei 5- bis 8-jährigen Kindern – Produktion“ von Berg (2015) überprüft die vier zentralen grammatischen Regeln im Rahmen einer Hundegeschichte anhand von jeweils 10 Items. Die Durchführung wird u.a. durch Bildkarten unterstützt und dauert ca. 15 Minuten. Das Kind wird aufgefordert, Fragen zu stellen (Wo wohnst du?) und zu beantworten (Womit spielt der Hund?), Sätze zu vervollständigen (Ich sehe … den Igel.) und zu wiederholen (Der Hund, der auf dem Tisch sitzt, heißt Fido.).

Die Äußerungen des Kindes werden während der Durchführung bezüglich ihrer Korrektheit protokolliert. Daraus ergibt sich die prozentuale Korrektheit des Kindes bezüglich jeder grammatischen Regel. Das Manual nennt normorientiert (N=76, GED 4–9 Projektdaten) kritische Werte für vier Altersstufen. Der Vorteil des Verfahrens liegt in der einfachen und schnellen Durchführung und Auswertung.

GraSP: „Die Grammatikanalyse der Sprachproduktion bei Kindern im Grundschulalter“ von König/Frank (2015) überprüft im Rahmenthema Zoo grammatische Fähigkeiten. Durch die Einbeziehung vieler Zielstrukturen (acht Subtests) ergibt sich eine lange Durchführungsdauer von 40 Minuten pro Kind, welche bereits die Eignung als Screening in Frage stellt, da normierte Grammatiktests nicht mehr Zeit benötigen. Die Auswertung führt ohne Normierung zu einer Auflistung korrekter und falscher Äußerungen.

Screening der kindlichen Sprachentwicklung (SCREENIKS): Wagner (2014) veröffentlichte das Screening für 4- bis 7-jährige Kinder mit Deutsch als Erst- oder Zweitsprache. Der dritte Subtest überprüft die produktiven grammatischen Fähigkeiten Subjekt-Verb-Kongruenz, Plural, Akkusativ und Dativ und rezeptiv das Verstehen morpho-syntaktischer Strukturen. Das computergestützte Verfahren liefert auf der Grundlage einer Normierung (N=1162) Cut-off-Werte mit Hinweischarakter auf das Vorliegen einer grammatischen Störung. Da die produktive Kompetenz bezüglich der syntaktischen Regeln nicht überprüft wird und die Itemzahl bezüglich der morphologischen Strukturen gering ist, kann keine förderdiagnostische Auswertung erfolgen.

ESGRAF-Klassencreenings: Erstmals veröffentlicht wurden grammatische Gruppenscreenings in Kombination mit der modularisierten Diagnostik grammatischer Störungen – ESGRAF-R (Motsch 2009b). Sie ermöglichen den Lehrkräften an Förderschulen und im inklusiven Unterricht einen schnellen Überblick über die grammatischen Fähigkeiten der Schüler. Im Rahmen des GED 4–9-Projektes wurden sie noch einmal überarbeitet und sind nun als ebenfalls normierter Teil der ESGRAF 4–8 (Motsch/Rietz 2016) für alle wichtigen grammatischen Regeln des Deutschen verfügbar:

- Verbzweitstellung und Subjekt-Verb-Kontrollregel: 4 Items
- Verbendstellungsregel: 8 Items
- Genus: 12 Items
- Kasus (Akkusativ und Dativ): je 12 Items
- Plural: 9 Items

Die Durchführung der Screenings findet schriftlich im Klassenverband statt und ist spätestens ab der zweiten Klasse möglich. Alternativ können die beiden frühen grammatischen Regeln (V2, SVK) im ersten Schuljahr in einem gemeinsamen Kennenlernspiel lautsprachlich erhoben werden. Die Screenings stellen geringe schriftsprachliche Anforderungen und sind häufig bildgestützt. Durchführung und Auswertung nehmen wenig Zeit in Anspruch.

SGF 2: Das „Screening grammatischer Fähigkeiten für die zweite Klasse" von Mahlau (2016) wurde im Rahmen des Projektes „Rügener Inklusionsmodell" entwickelt und normiert (N=2253). Entgegen seines Titels überprüft es ausschließlich morphologische Fähigkeiten (Genus 30 Items, Plural 12 Items, Akkusativ 12 Items, Dativ 12 Items, Subjekt-Verb-Kongruenz 12 Items).

Die Durchführung des Screenings dauert ca. eine Unterrichtsstunde und kann ab dem zweiten Schuljahr durchgeführt werden. Die ermittelten Rohwerte werden in Prozentränge umgewandelt und Risikopunkten zugeordnet. Bei mehr als zwei Risikopunkten wird eine weiterführende Diagnostik mit einem Grammatiktest empfohlen.

4.3.2 Subtests aus standardisierten (Sprach-)Entwicklungstests

Die in den 1970er Jahren entwickelten (Sprach-)Entwicklungstests enthielten bereits immer auch Items zur Überprüfung der Fähigkeit, syntaktisch-morphologische Regeln anzuwenden. Dies trifft zu auf den Psycholinguistischen Entwicklungstest (PET, Angermaier 1977) für 3- bis 10-jährige Kinder und auf den Heidelberger Sprachentwicklungstest (HSET, Grimm/Schöler 1991) für die Altersgruppe der Drei- bis Neunjährigen. Eine Standortbestimmung der grammatischen Fähigkeiten des Kindes war mit beiden Tests nicht zu erreichen, da die gemessenen grammatischen Fähigkeiten nicht die zentralen Schwerpunkte der Grammatikerwerbsreihenfolge abbilden. Dieses Ziel kann auch mit keinem der nachfolgend besprochenen diagnostischen Instrumente erreicht werden.

Patholinguistische Profilanalyse. Kauschke und Siegmüller veröffentlichten 2010 in 2. Auflage eine Kassette mit umfangreichem, buntem Bild- und Fotomaterial mit ansprechenden Illustrationen zur „Patholinguistischen Diagnostik bei Sprachentwicklungsstörungen". Der Diagnostikband „Grammatik" steht methodisch in der Tradition des Dysgrammatiker-Prüfmaterials (Frank/Grziwotz 1978). Ähnlichkeiten mit einem älteren Screening von Penner (1999) sind auf die vergleichbare linguistische Position zurückführbar. Die Autorinnen wollen damit bei Vorschulkindern die rezeptiven und produktiven grammatischen Fähigkeiten ermitteln.

Überprüft wird in acht Subtests die Vollständigkeit der Nominalphrase und der Erwerb der Verbzweitstellungsregel, diese jedoch nur durch das Verstehen von W-Fragen. Im Gegensatz zu Penner (1999) wird auch die Kasusmarkierung in Akkusativ- („Was braucht …?") und Dativkontexten („Wem gehört …?"), sowie die Fähigkeit zur Pluralmarkierung berücksichtigt. Nicht explizit überprüft werden die Subjekt-Verb-Kongruenz und der Erwerb der Verbendstellungsregel im Nebensatz.

Die Durchführung, die je nach Sprechfreudigkeit der Kinder 20 bis 30 Minuten dauert, erfolgt ohne spielerisches oder inhaltliches Rahmenformat. Die Bilder eröffnen für die Kinder eine klassische Testsituation, in der sie bei jedem Bild zu einer bestimmten Sprechleistung aufgefordert werden. Die Aufgabenstellungen evozieren allerdings nicht zwingend die gewünschte Zielstruktur oder es bleibt unklar, was evoziert werden soll.

Beispiele:
Subtest 3, Satzproduktion zu Situationsbildern: „Erzähle, was Du siehst."
Subtest 1, Verständnis syntaktischer Strukturen: Hier soll das Kind vorgegebene Sätze spielerisch mit Figuren ausagieren. Für Sätze wie „Der Hund frisst und der Vogel fliegt." oder „Die Frau wird vom Jungen geküsst." werden aber keinerlei Erwerbshinweise gegeben. Dies erstaunt, weil die erste Satzfolge bereits von einem 2;0- bis 2;6-jährigen Kind verstanden werden kann, während die Passivkonstruktion erst von 90 % der 6-jährigen Kinder verstanden wird (Motsch 1984).

Die dadurch stark variierenden kindlichen Äußerungen und Handlungen stellen den Diagnostiker spätestens bei der Auswertung vor Probleme. Mit der Durchführung dieser unsystematischen Aufgabensammlung erreicht er – vergleichbar mit dem Dysgrammatiker-Prüfmaterial – eine Fehlersammlung, die keine Orientierung an einer Zeitachse des normalen Spracherwerbs liefert. Diese Einschränkung wird auch nicht durch die in der zweiten Auflage zur Verfügung gestellte Teilnormierung der Subtests für die Gruppe der 2;0- bis 6;11-jährigen Kinder aufgehoben.

Zusammenfassend kann man sagen, dass die Durchführung dieser Bilderserie keine Antwort auf die wichtigen Fragestellungen der grammatischen Diagnostik gibt. Sie erfüllt weder das Kriterium der Entwicklungsorientierung noch der Therapierelevanz. Das Verfahren erscheint weder inhaltlich noch ökologisch valide und gibt nur sehr ungenau den Stand der grammatischen Fähigkeiten des Kindes wieder.

Entwicklungstest Sprache für Kinder von vier bis acht Jahren (ETS 4–8). Mit dem ETS 4–8 legt Angermaier 2007 ein Verfahren vor, das beansprucht, „zentrale Aspekte der Sprachentwicklung mit expressiven und rezeptiven Anteilen" zu erfassen.

Einer von vier Untertests versucht, „Grammatik Entwicklung (GE)" anhand von Fragen zu acht Bildtafeln einzuschätzen. Evoziert werden zehn Plurale zu sechs der neun im Deutschen vorkommenden Pluralmarkierungsformen, 15 Komparative und acht Partizipformen. Zudem werden dem Kind acht W-Fragen (z.B. „Wem gehört das Buch?") gestellt, bei deren Beantwortung das Kind zeigen oder sprechen kann.

Die Fähigkeit, W-Fragen zu verstehen, wird von Penner (1999) und von Kauschke und Siegmüller (2010) als Indikator für den Erwerb der Verbzweitstellungsregel verstanden. Diese Fähigkeit im Bereich der Modalität Dekodieren (Sprachverständnis) sagt aber nichts darüber aus, auf welchem Niveau das Kind fähig ist, in der Modalität Kodieren (Sprachproduktion) die Regel anzuwenden. Somit muss diese Fähigkeit als Vorläufer-Fähigkeit verstanden werden. Der zeitökonomische Subtest (durchschnittlich sieben Minuten) überprüft in der Tradition des PET (Angermaier 1977) bedauerlicherweise keine der vier zentralen grammatischen Regeln in der Produktion (mit Ausnahme *eines* Dativ-Items, „dem Mädchen").

Sprachentwicklungstest für 3- bis 5-jährige Kinder (SETK 3–5). Grimm bleibt mit dem 2001 erstmals veröffentlichten und 2015 neu normierten Test ihrer kognitivistisch-entwicklungstheoretischen Position und der klassisch-psychologischen Testkonstruktion treu. Der SETK 3–5 gibt vor, rezeptive und produktive Sprachfähigkeiten der Kinder „hochdifferenziert" zu erfassen, so dass frühtherapeutische Maßnahmen begründet werden können.

In der Testzeit (20–30 Minuten) werden vier resp. fünf Subtests mit Spielgegenständen und Bildern „manipulationsmethodisch" durchgeführt. Ein Schwerpunkt der Überprüfung liegt dabei offensichtlich auf der Messung der Kapazität des phonologischen Arbeitsgedächtnisses.

An grammatischen Fähigkeiten werden einige Formen der Pluralmarkierung des Deutschen – z.T. an Kunstwörtern – überprüft sowie Verstehen und Rekonstruieren von einfachen und zusammengesetzten Sätzen. Beim Rekonstruieren der Nebensätze (zehn Items) zeigt die Testauswertung, dass es dabei nicht um die Fähigkeit zur Verbendstellung geht, sondern ausschließlich um Vollständigkeit und Genauigkeit der kindlichen Reproduktion.

Beispiel:
Ein Kind, das den vorgegeben Satz „Lena lacht, nachdem sie gekitzelt wurde." mit dem grammatisch korrekten Temporalsatz „Lena lacht, als sie gekitzelt wurde." rekonstruiert, erhält einen Punktabzug für das abweichende „als".

Die zentralen grammatischen Fähigkeiten (Verbzweitstellung im Hauptsatz, Subjekt-Verb-Kongruenz, Kasusmarkierung) werden hingegen gar nicht überprüft.

Zusammenfassend liefert auch der SETK 3–5 keine differenzierten Ergebnisse zum Stand der grammatischen Entwicklung des Kindes. Als Konsequenz einer Aufgabenauswahl, deren Begründung im Begleitheft nicht nachlesbar ist und die sich nicht an einer offen gelegten Erwerbsreihenfolge der überprüften Fähigkeiten orientiert, wird lediglich eine Abweichung von der „Normvariante" aufgrund der Standardisierung an 934 Kindern von 3;0 bis 5;11 Jahren erreicht, ohne dass sich dadurch Hinweise auf die Fähigkeiten eines Kindes oder begründbare Therapieziele ergeben würden.

Sprachstandserhebungstest für Kinder zwischen 3;0 und 5;11 Jahren (SET 3–5) (Petermann 2016). Der SET 3–5 verspricht, eine umfassende Beurteilung des Sprachstands zu ermöglichen. Von den 12 Subtests überprüfen vier den Bereich Grammatik. Zwei Subtests (7 und 8) überprüfen das Verständnis und die Produktion von Pluralformen. Der Subtest 9 überprüft das Satzverständnis (satzsemantische Fähigkeit). Lediglich der Subtest 10 überprüft grammatisches Regelwissen. Im Subtest 10 werden dem Kind nach dem Vorspielen kleiner Handlungssequenzen Fragen gestellt nach dem Akteur / Subjekt („wer“) sowie je drei Fragen, die kasusfordernd sind:

- drei Akkusativkontexte („wen“) mit lediglich einem männlichen Nomen, das eine Akkusativmarkierung erfährt,
- drei Dativkontexte („wem“) ausschließlich mit weiblichen Nomen.

Die eigentliche Problematik der Kinder im Dativerwerb, die Markierung „dem“ bei männlichen Nomen zu bilden, wird dadurch nicht überprüft (Ulrich et al. 2016).

Alle Antworten fließen in die Rohwertpunkte ein, so dass auch dieser Subtest nicht erlaubt, differenzierte Aussagen über die Kasusfähigkeiten des Kindes zu treffen.

Sprachstandserhebungstest für Kinder im Alter zwischen 5;0 und 10;11 Jahren (SET 5–10) (Petermann 2012). Der SET 5–10 überprüft in vier der zehn Subtests grammatisches Wissen.

Im Subtest 6 soll das Kind eine Bildergeschichte beschreiben. Dabei werden bei der Auswertung der Kindäußerungen Punkte erzielt, wenn das Kind Artikel, Verbformen und Wortbeugungen zeigt. Dieser Mix von Beobachtungsdaten ergibt den erzielbaren Punktwert, der wiederum über keine grammatische Regel Auskunft gibt.

Subtest 7 erfordert vom Kind die Fähigkeit, aus zwei bis drei vorgegebenen Wörtern einen inhaltlich sinnvollen und grammatikalisch korrekten Satz zu bilden. Der erreichte Wert kann durch beide Komponenten (Logik der Sätze und grammatikalische Korrektheit) beeinflusst werden, überprüft folglich keine definierte grammatische Regel. Die Mehrzahl der Sätze erfordert kein großes grammatisches Wissen, da sie mit den sehr früh nachgewiesenen Subjekt-Verb-Ergänzungs-Sätzen gebildet werden können, die nicht einmal die früh erworbene Verbzweitstellungsregel erfordern.

> Wörter: Buch – spannend: z. B. „Das Buch ist spannend.“
> Wörter: Junge – Glas – leer: z. B. „Der Junge trinkt das Glas leer.“

Subtest 8 überprüft die beliebte, aber wenig aussagekräftige Pluralmorphologie an Real- und Kunstwörtern. Subtest 9 überprüft die reflexive Fähigkeit der Kinder, die Korrektheit vorgelesener Sätze zu beurteilen. Kinder mit einem Alter ab 7;0 sollen dann in einem zweiten Schritt als falsch beurteilte Sätze korrigieren. Da die eingebauten grammatischen Regelverstöße unterschiedliche Strukturen betreffen (Subjekt-Verb-Kongruenz, Kasus u.a.) lässt sich auch aus diesem Punktwert keine Aussage bezogen auf eine bestimmte grammatische Regel ableiten.

Potsdam-Illinois Test für Psycholinguistische Fähigkeiten (P–ITPA) (Esser/Wyschkon 2010). P–ITPA ist die deutsche Fassung der bereits 2001 in dritter Überarbeitung erschienenen ITPA (Hammill et al. 2001).

Zwei der neun Subtests überprüfen grammatische Fähigkeiten. Im Subtest 3 (Expressive Sprache – Grammatik) werden vom Kind bildgestützt eine Mischung unterschiedlicher produktiver Leistungen erwartet (Pluralbildung, Steigerungsformen von Adjektiven, Bildung von Präteritum und Perfekt, korrekte Markierung von Akkusativ, Dativ und Genitiv). Der sich daraus ergebende Wert lässt sich folglich keiner der überprüften Strukturen zuordnen. Das Gleiche trifft auf den Subtest 4 (Syntaktische Fähigkeiten und auditives Kurzzeitgedächtnis) zu. Hier wird vom Kind erwartet, dass es grammatisch korrekte, aber semantisch inkorrekte Sätze, die zunehmend länger und komplexer werden, exakt nachspricht (z.B. „Tomaten singen immer fröhliche Lieder."). Jedes Abweichen von der Vorlage führt zur Null-Bewertung des Items. Da die Abweichungen in der Rekonstruktion aus der Verwendung anderer Wörter (lexikalisch), aus Auslassungen, oder aus grammatischen Regelverstößen bestehen können, gibt uns dieser Subtest keinen Hinweis auf das erreichte Korrektheitsniveau des Kindes bezüglich einer umschriebenen Regel.

Die publizierten Sprachentwicklungstests PDSS (Kauschke/Siegmüller 2010), P–ITPA (Esser/Wyschkon 2010), SET 5–10 (Petermann 2012), SET 3–5 (Petermann 2016), SET–K 3–5 (Grimm 2015) und ETS 4–8 (Angermaier 2007) überprüfen den Erwerbsstand grammatischer Regeln des Kindes lediglich stichprobenmäßig anhand ausgewählter „grammatischer Marker". Beliebt ist die effiziente Überprüfung der Pluralformen des Deutschen. Dies erscheint bereits theoretisch fragwürdig, da die Pluralmorphologie nicht regelgeleitet erworben wird. Einige Testverfahren überprüfen lediglich morphologische, aber nicht syntaktische Fähigkeiten (ETS 4–8) oder aggregieren Aussagen über unterschiedliche grammatische Strukturen in einem Subtest (P–ITPA: Präteritum, Perfekt, Komparationsformen und Kasus) zu einem einzigen Rohpunktwert. Verfahren, die Kasus getrennt überprüfen, verwenden eine zu geringe Itemzahl (PDSS: Akkusativ 4, Dativ 5). Somit erhält der Diagnostiker durch die Ergebnisse grammatischer Subtests nicht die therapieplanungsrelevante Frage beantwortet, auf welchem Erwerbsstand das getestete Kind bezüglich der einzelnen wichtigen Regeln des Deutschen steht (Rietz/Motsch 2014).

4.3.3 Rezeptive Verfahren

Test zur Überprüfung des Grammatikverständnisses (TROG–D). Fox-Boyer (2013) adaptierte den 1983 von Bishop veröffentlichten und 2003 revidierten TROG-Test aus dem Englischen ins Deutsche. Standardisiert wurde das Verfahren, das auch für den Einsatz im Erwachsenenalter empfohlen wird, für die Kindergruppe im Alter von 3;0–10;11 Jahren. Der Test besteht aus 84 Bildtafeln mit jeweils vier Bildern, bei denen die Kinder nach einem vorgegebenen Wort, einer Ellipse oder einem Satz das passende Bild zeigen sollen. Dem Test liegt ein in dem Manual nicht nachlesbares, offensichtlich sehr weit gefasstes Verständnis von „Grammatik" zu Grunde. Dadurch ist der Titel des Testes irreführend, da viele der 21 überprüften „grammatischen Strukturen" eher Sprachverständnis auf Wort- und Satzebene überprüfen, so z. B. Substantive, Verben, Adjektive, Lokalpräpositionen. Es findet sich aber auch *eine* Struktur, mit dem das Verständnis von Sätzen mit Objekttopikalisierung (Bsp. „Den braunen Hund jagt das Pferd.") überprüft wird, zu dessen Verstehen Kasuswissen benötigt wird. In vier Strukturen wird das Verständnis von Relativ-, Temporal- und Inhaltssätzen (Bsp. „Der Junge sieht, dass die Frau sich sieht.") überprüft. Jede Struktur umfasst vier Items, die alle korrekt gelöst werden müssen, um einen Punkt (richtig) zu erhalten, so dass sich in der Auswertung Kinder, die keinen Satz verstanden haben, nicht von Kindern unterscheiden lassen, die drei von vier Sätzen richtig verstanden haben. Das Verstehen von Nebensätzen ist aber auch im engeren Sinn kein „Grammatikverständnis", da das Nebensatzverständnis im Wesentlichen auf dem Verständnis der kognitiven Relation, in der der Nebensatz zum Hauptsatz steht, und der lexikalischen Kenntnis der Konjunktionen besteht. Das „Grammatische" am Nebensatz ist so gesehen nur die Verbendstellung des finiten Verbs. Ein Kind wird aber auch die Haupt- und Nebensatzkonstruktion „Das Mädchen weint, weil ist es hingefallen." verstehen, obwohl im Nebensatz nicht die korrekte grammatische Regel verwendet wird. Aber selbst wenn das Kind das durch Korrektheitsurteile überprüfbare metalinguistische Wissen hat, diesen Nebensatz als falsch zu erkennen, ist dies bedauerlicherweise kein Prädiktor für seine Fähigkeit, selbst grammatisch korrekte Nebensätze zu bilden (Berg 2007). Auf diesem Hintergrund fällt die Einordnung des Aussagewertes der TROG-Ergebnisse nicht leicht. Zumindest wird klar, dass aus den Resultaten keine direkten Ableitungen bezüglich der produktiven grammatischen Fähigkeiten des Kindes möglich sind, und die Therapiebedeutsamkeit (Therapierelevanz) der rezeptiv ermittelten Ergebnisse unscharf bleibt. Ähnliches gilt für den 2011 veröffentlichten TSVK.

Test zum Satzverstehen von Kindern (TSVK) (Siegmüller et al. 2011). Der TSVK versucht die mit der zuvor beschriebenen PDSS ermittelten Informationen im Bereich der Syntax in der Rezeption zu vertiefen. Neben der Langversion für Kinder zwischen 2;0 und 8;11 Jahren (20–60 Minuten) liegt auch eine Kurzversion (Screening) für 3;0–8;11 Jahre alte Kinder (10–20 Minuten) vor. Die Langversion besteht aus sechs Subtests, bei denen das Kind nach einem gehörten Satz auf das dazu passende Bild aus einer Auswahl von drei Bildern zeigen soll (Satz-Bild-Zuordnung durch Zeigegesten). Zwei Bilder dienen als Ablenker (ersetzte Aktanten, anderes Tempus, Numerus u. a.). In den sechs Subtests der Langversion werden folgende Fähigkeiten der Kinder überprüft:

- Subtest 1: Verarbeiten der Argumentstruktur von Verben (Beispiel: „Der Frosch springt.“)
- Subtest 2: Verarbeiten der Tempusmarkierungen (Beispiel: „Der Hund hat die Koteletts gefressen.“)
- Subtest 3: Verarbeiten von Wortstellungsvariationen im Aktivsatz (Beispiel: „Das Kind zieht der Esel.“)
- Subtest 4: Verarbeiten der Passiv-Struktur (Beispiel: „Der Hund wird gezogen.“)
- Subtest 5: Verarbeiten von Bindungsregeln (Unterscheidung von Reflexivpronomen und Personalpronomen) (Beispiel: „Jeder haut ihn.“)
- Subtest 6: Verarbeiten von Relativsätzen an verschiedenen Positionen im Satz (Beispiel „Der Mann, der den Indianer trägt, liest.“)

Bei kritischer Analyse der einzelnen Items fällt auf, dass hier nicht nur syntaktisches sondern auch morphologisches Wissen (Kasus) erforderlich ist, um die korrekte Bildauswahl zu treffen. Nur durch die Dekodierung des Akkusativs kann z. B. der in Subtest 6 genannte Satz von der Satzbedeutung des Ablenkerbildes unterschieden werden („Der Mann, den der Indianer trägt, liest.“).

4.3.4 Sprachanalysen

Spontansprachanalyse. Als Alternative zu formalen Sprachtests wurde in den 1980er Jahren die Analyse der kindlichen Spontansprache vorgeschlagen (Heidtmann 1990). Spontansprachanalysen folgten i.d.R. folgendem Vorgehen:

a) Erhebung einer Spontansprachstichprobe von mindestens 100 auswertbaren kindlichen Äußerungen in einer möglichst ungezwungenen Kommunikationssituation (Aufzeichnung mit Video- und / oder Tonbandgerät);
b) Verschriftung (Transkription) der kindlichen Äußerungen;
c) Analyse der Äußerungen im Hinblick auf die interessierenden grammatischen Strukturen;
d) Interpretation des Ergebnisses (Beurteilung des grammatischen Entwicklungsstandes des Kindes).

Dannenbauer (1992) bezweifelt, ob eine Spontansprachanalyse, wie bspw. die Profilanalyse (Clahsen 1986) oder die Comupterunterstützte Profilanalyse (COPROF) (Clahsen / Hansen 1991) ihr erklärtes Ziel überhaupt erreichen kann, nämlich, das individuelle Regelsystem eines Kindes zu rekonstruieren. Durch die Zufälligkeit der Formen und Strukturen in einem begrenzten Ausschnitt der Alltagskommunikation scheint dies nicht gewährleistet zu sein. In der Folgezeit gab es Versuche, die umfangreiche Profilanalyse durch eine Reduktion der Auswertungskategorien und eine andere Darstellung der Ergebnisse zu vereinfachen, so das *Morphosyntaktische Entwicklungsgitter* (Bertz 1994), das *Screening-Verfahren zur Diagnostik des kindlichen Grammatikerwerbs* (Schrey-Dern 1994) oder das diagnostische Vorgehen von Kruse (2007).

Evozierte Sprachanalysen. Als konstruktive Alternative zu dem – auch in der sprachdiagnostischen Praxis – als unbefriedigend erlebten Stand der Möglichkeiten wurde die Auswertung evozierter Sprachproben bewertet (Schöler et al. 1996; Motsch 1998). Evozierte Sprachproben werden in geplanten Spielsituationen erhoben, in denen bestimmte morphologische Veränderungen oder Satzkonstruktionen fast zwingend auftreten, in jedem Fall aber sinnvoll eingesetzt werden können.

Mit *ESGRAF – Evozierte Sprachdiagnose grammatischer Fähigkeiten* (Motsch 1999; 2000a, b) wurde erstmals ein spieldiagnostisches Verfahren entwickelt und erprobt, das förderrelevante Informationen über den erreichten Stand der grammatischen Fähigkeiten eines Kindes zu liefern vorgab. Die Zielgruppe waren 4- bis 10-jährige spracherwerbsgestörte Kinder, die erkennbare Auffälligkeiten beim Erwerb des grammatischen Systems ihrer Bezugssprache zeigen. Die Merkmale des Erhebungs- und Auswertungsverfahrens ESGRAF ließen es als förderdiagnostisches Verfahren für die sprachtherapeutische Praxis als geeignet erscheinen (Motsch / Hansen 1999; Scholz 2000). Da ESGRAF bezüglich der vier grammatischen Regeln aber nur wenige Items evozierte, war eine valide Bestimmung des exakten Fähigkeitenstandes der Regelanwendung in Prozentwerten selten möglich. Dies versuchten die bereits 2004 publizierten ESGRAF-Ergänzungstests zu erreichen. Durch die Zusammenführung, Modifikation und Erweiterung der leistungsfähigeren ESGRAF-Ergänzungstests (Motsch 2006) entstand eine neue, revidierte ESGRAF.

ESGRAF-R (Motsch 2009b; 2013a). Der spieldiagnostischen Tradition der ESGRAF folgend überprüft ESGRAF-R die grammatischen Fähigkeiten im Rahmenthema „Zirkus“. Im Gegensatz zur ESGRAF kann dieses Format nicht nur im Alter von 4 – 10 Jahren zum Einsatz kommen, sondern ist auch geeignet für Kinder im Sekundarbereich.

Spezifisch sind für ESGRAF-R

a) *die kindgerechte Erhebungssituation*
ESGRAF-R besteht aus einer Rollenspielanordnung mit Figuren und Spielgegenständen, in der das Kind im Zirkus Unterschiedliches unternimmt.
b) *das Evozieren wesentlicher grammatischer Strukturen*
Im Gegensatz zu inhaltlich offenen Spontansprachproben schaffen die geplanten Spielsituationen der ESGRAF-R immer wieder strukturell obligatorische Kontexte für analyserelevante grammatische Formen. Die Durchführung ist modularisiert (15 Module mit einer Dauer von je ein bis zwei Minuten) und erfolgt hypothesengeleitet.
c) *ein leicht erlernbares Auswertungsverfahren der kindlichen Produktionen*
Aufbau und Auswertung der ESGRAF-R orientieren sich am normalen Spracherwerb. Die derart gewonnene Ergebnisdarstellung lässt im Auswertungsbogen sofort die Fähigkeiten und Schwierigkeiten des Kindes erkennen. Die Fülle grammatischer Kategorien wurde auf die förderrelevanten Kategorien reduziert.
d) *Interpretationshilfen, die das Bestimmen des jeweiligen Therapie- oder Förderschwerpunktes erleichtern.* Das Auswertungsverfahren der ESGRAF–R steht in der Tradition der Profilanalyse. Deutliche Vereinfachungen erfolgen in ESGRAF-R jedoch u. a. hinsichtlich der Satzstrukturtypen-Analyse. Die ESGRAF–R-Auswertung verzichtet auf eine Reihe von Analysekategorien, die für eine praxisbezogene Anwendung nicht nötig sind. Während die Profilanalyse ein reines Analyseverfahren ist, stellt ESGRAF–R zusätzlich zur Auswertungsprozedur eine strukturierte Methode der Gewinnung analyserelevanter sprachlicher Daten bereit. Gerade die strukturierten Spielformen der ESGRAF–R stellen einen wesentlichen Fortschritt in der Datenerhebung dar. Da alle förderrelevanten grammatischen Formen überprüft werden, wird die Zufälligkeit freier Spontansprachproben überwunden.

Mit ESGRAF–R (Motsch 2013a) war es möglich, wichtige grammatische Regeln und Phänomene umfassend und hypothesengeleitet zu überprüfen. Kritik erfuhr das spieldiagnostische Verfahren aufgrund der fehlenden Normierung. Die erreichten Ergebnisse waren therapierelevant, entsprachen aber nach psychometrischen Kriterien lediglich der Orientierungsgröße eines elaborierten Screenings.

Die Feststellung einer grammatischen Störung mit Therapieindikation kann nur mit einem standardisierten und gut normierten Testverfahren getroffen werden. Als Grundlage dieser anspruchsvollen diagnostischen Aufgabe bedarf es eines Instruments, das durch die Überprüfung möglichst vieler Items bezogen auf jede einzelne grammatische Regel eine verlässliche Basis für die Entscheidungsfindung liefert. Der Test ermöglicht dann, den von einem Kind erreichten Korrektheitswert mit den Werten seiner Altersgruppe zu vergleichen. Die Überprüfung muss mit ausreichend vielen Items geschehen, damit die Irrtumswahrscheinlichkeit eines Items begrenzt wird (Ulrich et al. 2016).

Evozierte Sprachdiagnose grammatischer Fähigkeiten für Kinder von 4;0 bis 8;11 Jahren (ESGRAF 4–8) (Motsch/Rietz 2016). ESGRAF 4–8 ist ein Grammatiktest für Kinder von 4;0–8;11 Jahren. In der vorliegenden Version ist es der erste Test im deutschsprachigen Raum, der die produktiven Fähigkeiten bezüglich aller wesentlichen grammatischen Strukturen überprüft. Der Test wurde an 968 Kindern normiert und erfüllt die psychometrischen Testgütekriterien (Motsch/Rietz 2016). Das Test-Material, die Äußerungen des Diagnostikers und die erlaubten Beispiele und Hilfen sind durch die Durchführungsanleitung standardisiert.

In der Tradition der ESGRAF-Diagnostik evoziert der Diagnostiker sprachliche Äußerungen des Kindes. Durch das Rahmenthema „Zirkus" hat ESGRAF 4–8 Spielcharakter, sodass sich die Kinder nicht „getestet" fühlen. Dies wird bewusst durch den Verzicht auf eine gleichzeitige Auswertung unterstützt. Die Auswertung selbst kann computergestützt erfolgen. Der Test besteht aus sechs Subtests:

- Subtest 1 überprüft die Verbzweitstellungsregel des Hauptsatzes (V2) und die Subjekt-Verb-Kontrollregel (SVK). Die V2 wird mit 36 Items (45 Rohpunktwerte) mit unterschiedlichen Erstplatzbesetzungen (W-Fragen, Objekte, Adverbien) erhoben. Ebenso wird die Fähigkeit des Kindes zur Verbtrennung sowohl mit Präfixverben als auch mit Auxiliar und Partizip überprüft. Die SVK (36 Items, 42 Rohpunktwerte) wird insbesondere mit der Evozierung des /st/-Flexivs getestet. Gleichzeitig wird die Fähigkeit zur Partizip-Bildung beurteilt.
- Subtest 2 überprüft die Verbendstellungsregel (VE) in 20 subordinierten Nebensätzen (Final-, Temporal-, Relativ- und Kausalsätze).
- Subtest 3 beurteilt die Genussicherheit an 20 Nomen (Tiere, Futter, Gegenstände).
- Subtest 4 überprüft Akkusativ (24 Items) und Dativ (24 Items) jeweils in Nominal- und Präpositionalphrasen.
- Subtest 5 testet jede der neun Pluralmarkierungen des Deutschen an einem Nomen.
- Subtest 6 überprüft die späten grammatischen Fähigkeiten: 5 Passivsätze (10 Rohwertpunkte), 8 Genitivformen (16 Rohwertpunkte)

Mit Kindern zwischen 4;0 und 6;11 Jahren werden ausschließlich die Subtests 1–5 durchgeführt. Nur für die Altersgruppe der Kinder zwischen 7;0 und 8;11 Jahren kommt der Subtest 6 (Überprüfung formal komplexerer und kognitiv anspruchsvollerer Strukturen) hinzu. Die Durchführungsdauer der Subtests 1–5 schwankt zwischen 35 bis 40 Minuten, der Subtest 6 dauert 5–7 Minuten.

Der Grammatiktest muss nicht mit allen Subtests durchgeführt werden. Er erlaubt es, hypothesengeleitet, z.B. orientiert an dem bereits beobachteten und vermuteten Stand der Grammatikentwicklung eines Kindes, bestimmte Subtests auszuwählen und durchzuführen. Die Auswertung erfolgt anhand einer Audioanalyse. Die dabei ermittelten Rohwerte werden in einen Auswertungsbogen eingetragen und in Prozentränge umgewandelt. Jeder Subtest ist normiert. Innerhalb der Subtests 1, 4 und 6 gibt es getrennte Normen (Prozentränge) für die darin überprüften Regeln. In einem zweiten Schritt erfolgt die qualitative Auswertung, die insbesondere für Kinder mit einem Prozentrang zwischen 10 und 20 empfohlen wird, um eine Fehlklassifizierung zu vermeiden. Hier spielen Auslassungen und Übergeneralisierungen eine besondere Rolle. Das Manual gibt zahlreiche Interpretationshilfen in Form von Transkriptionen und Filmbeispielen.

4.4 Diagnose grammatischer Störungen bei mehrsprachigen Kindern

Die Feststellung, dass ein Kind, das Deutsch als Zweitsprache erwirbt, auch in seiner Herkunftssprache spracherwerbsgestört ist, ist die Voraussetzung für die Diagnose einer Spracherwerbsstörung im Deutschen („crosslinguistic evidence of disability", Cloud 1994). Diese Feststellung ist also das differentialdiagnostische Kriterium zur Unterscheidung zwischen Kindern mit ungenügenden Deutschkenntnissen (Problem eingeschränkter fremdsprachlicher Möglichkeiten) und Kindern mit einer Spracherwerbsstörung in beiden Sprachen. Erst diese Diagnose begründet einerseits die Verpflichtung der Krankenkassen zur Kostenübernahme einer Sprachtherapie im Rahmen der Heilmittelrichtlinien und andererseits die Feststellung eines sonderpädagogischen Förderbedarfes im Rahmen vorschulischer oder schulischer Institutionen (Förderschwerpunkt Sprache).

Damit stellt sich die Notwendigkeit, die Sprachfähigkeit in Herkunftssprachen zu überprüfen, die der Diagnostiker selbst nicht kennt.

Anamnese. Erste Hilfen stellten diesbezüglich *mehrsprachige Anamnesebögen* dar, die Eltern mit dem Ankreuzverfahren ausfüllen, so dass sie ohne Kenntnis der Herkunftssprache ausgewertet werden konnten. Jedik (2004) publizierte Anamnesebögen für Russisch, Polnisch, Griechisch, Serbokroatisch, Englisch, Türkisch, Italienisch, Spanisch, Arabisch und Französisch. Sprachliche Barrieren durch Verständigungsschwierigkeiten auf Seiten der Eltern können damit reduziert werden. Die Ergebnisse verhelfen zu einer ersten Eindrucksbildung, wenn die Eltern lesen und schreiben können und den Bogen wahrheitsgemäß ausfüllen. Dies ist nicht immer gewährleistet, da im Rahmen der Ausländerberatung auf den oben genannten Zusammenhang zwischen guter Sprachkompetenz in der Herkunftssprache und Verlust spezifisch sprachtherapeutischer Maßnahmen aufmerksam gemacht wird.

SISMIK. Diese *Beobachtungsbögen* für Erzieher in Kindertageseinrichtungen sollen den Erziehern eine gezieltere und systematische Beobachtung des Spracherwerbs von Migrantenkindern erlauben (Ulich/Mayr 2006). Aussagekräftige Daten bezüglich der grammatischen Störungen sind über diese Verfahren nicht zu erwarten, da den meisten Eltern und Erziehern die Regeln der eigenen Sprache nicht bewusst sind.

Daher werden Verfahren entwickelt, die die Überprüfung der grammatischen Fähigkeiten der mehrsprachigen Kinder durch Therapeuten ermöglichen, die diese Sprachen selbst nicht sprechen.

Screemik. Wagner (2008) haben Screenings der Erstsprachfähigkeit bei Migrantenkindern mit den Herkunftsprachen Russisch (Screemik 1) und Türkisch (Screemik 2) entwickelt. Das Testmaterial eignet sich für die Altersstufe von vier bis sechs Jahren. Die Testdauer beträgt durchschnittlich 15–25 Minuten. In dem computerunterstützten Verfahren erfolgt der Bericht automatisch, so dass keine zusätzliche Protokollier- oder Auswertungszeit anfällt.

Bei der türkischen Version wurde bedauerlicherweise auf die Überprüfung grammatischen Regelwissens verzichtet. In der russischen Version werden im Bereich der Grammatik Kasusregeln und Subjekt-Verb-Kongruenz überprüft. Das Verfahren überprüft zusätzlich Aussprache und Wortschatz. Enthalten sind Normierungsdaten, die an 406 russisch-deutschen und 388 türkisch-deutschen Kindern im Alter von 4;0–5;11 Jahren erhoben wurden. Aufgrund von Verteilungen wurden für die einzelnen Aufgaben und für die jeweiligen Altersstufen statistisch kritische Werte (Cut-offs) bestimmt, die die Grenze zwischen unterdurchschnittlichem und durchschnittlichem Bereich markieren.

Linguistische Sprachstandserhebung – Deutsch als Zweitsprache (LiSe – DaZ) (Schulz/Tracy 2011). Die LiSe–DaZ ist ein Individualtest für mehrsprachige Kinder im Alter von 3;0–7;11 Jahren und 0–71 Kontaktmonaten mit der Zweitsprache Deutsch. Neben drei Subtests zum Sprachverständnis (Verbbedeutung, W-Fragen und Negation) findet eine Überprüfung der sprachlichen Produktion statt, innerhalb derer dem Kind 26 Fragen zu einer Bildergeschichte gestellt werden. Die Auswertung der kindlichen Antworten bezieht sich auf einige zentrale grammatische Regeln des Deutschen: Verbzweitstellung (Satzklammer), Subjekt-Verb-Kongruenz und Kasus. Die Itemzahlen sind zwar gering (Akkusativ 4, Dativ 5), doch als einziges Verfahren im deutschsprachigen Raum bietet die LiSe–DaZ Normierungsdaten einer mehrsprachigen Stichprobe (N=609). Neben dem Alter der Kinder kann dabei auch die Kontaktdauer mit der Zweitsprache berücksichtigt werden. Das Testergebnis lässt keine Aussage über das Vorliegen einer grammatischen Störung des mehrsprachigen Kindes zu.

Vielmehr wird Kindern mit geringen Fähigkeiten beim Erwerb der Zweitsprache Deutsch Förderbedarf attestiert, wobei dabei die zurückliegende Kontaktzeit mit Deutsch Berücksichtigung findet.

Evozierte Diagnostik grammatischer Fähigkeiten für mehrsprachige Kinder (ESGRAF – MK) (Motsch 2011). Die ESGRAF-MK reduziert die diagnostische Herangehensweise bei mehrsprachigen Kindern nach dem vierten Lebensjahr auf den grammatischen Marker (Motsch 2013b). ESGRAF – MK erlaubt, die grammatischen Fähigkeiten mehrsprachiger Kinder mit den fünf häufigsten Migrationssprachen in Deutschland (Türkisch, Russisch, Polnisch, Italienisch, Griechisch) in etwa zehn Minuten zu überprüfen. Die mehrsprachigen Kinder sehen in dem PC-gestützten Verfahren Fotos, zu denen ihnen eine Stimme in ihrer Muttersprache Fragen stellt. Die Antworten werden vom Diagnostiker als richtig, falsch oder nicht analysierbar bewertet. Unmittelbar nach der Durchführung kann der ausgefüllte Auswertungsbogen aufgerufen werden. Die Items der ESGRAF – MK wurden evidenzorientiert entwickelt. Im Test-Manual finden sich dazu Vergleichsdaten zwischen den morphologischen und syntaktischen Regeln der deutschen Sprache mit den fünf Migrationssprachen. Das Ergebnis der Überprüfung soll helfen, Fehlentscheidungen bei mehrsprachigen Kindern zu reduzieren, die Paradis (2005) „missed identity" und „mistaken identity" nennt:

- „mistaken identity": Die falsche Diagnose einer Spezifischen Sprachentwicklungsstörung führt zu unbegründeten therapeutischen Maßnahmen. Es bleibt unerkannt, dass das Kind in seiner Herkunftssprache keine Sprachentwicklungsstörung hat und seine Auffälligkeiten im Deutschen als Zwischenstand beim Fremdspracherwerb zu bewerten sind.
- „missed identity": Die im Deutschen festgestellte Sprachentwicklungsstörung wird fälschlicherweise als Normvariante des Zweitspracherwerbs eingeschätzt, da nicht erkannt werden konnte, dass das Kind genuin in beiden Sprachen vergleichbare grammatische Störungen zeigt. (Motsch 2013b)

4.5 Konsequenzen für die therapeutische Praxis

Screenings ersetzen nicht die Überprüfung grammatisch gestörter Kinder mit einem Grammatiktest, erlauben aber ggf. eine erste rasche Orientierung. Bei der Auswahl der Screeningverfahren sollten diejenigen den Vorzug erhalten, die eine echte Zeitersparnis bringen (Effizienz) und bereits über Normdaten verfügen.

Subtests in zeitaufwändigen Sprachentwicklungstests fehlt nicht nur die ökologische Validierung. Vielmehr erlauben sie nur bedingt die Rekonstruktion des kindlichen Regelwissens in allen therapierelevanten Fähigkeitsbereichen. Ergebnisse rezeptiver Verfahren erlauben keine Aussagen über die produktiven grammatischen Kompetenzen der Kinder. Eine zusammenfassende Bewertung der besprochenen Verfahren zeigt, dass das Ziel einer theoriegeleiteten, entwicklungsorientierten, multimodalen, kindgemäßen und dennoch zeitökonomischen Erfassung der förderrelevanten morphologischen und syntaktischen Fähigkeiten des Kindes mit grammatischen Störungen am besten im Rahmen einer evozierten Sprachdiagnose erreicht werden kann. Hier bietet sich der Grammatiktest ESGRAF 4–8 (Motsch / Rietz 2016) als psychometrische Weiterentwicklung der spieldiagnostischen Vorläuferversionen ESGRAF (Motsch 1999) und ESGRAF-R (Motsch 2009b) an.

5 Therapiemethoden grammatischer Störungen

5.1 Wie spezifisch muss grammatische Therapie sein?

Orientierungslosigkeit und Unbehagen bezüglich der Therapie grammatischer Störungen führte oft zu einem Ausweichen auf andere sprachliche Therapieziele oder zu Formen „allgemeiner Sprachförderung". Unter dieser an Sprachheilschulen beliebten Etikette verbergen sich je nach Therapeut Ziele, wie die Erweiterung des Wortschatzes, des Sprachverständnisses, der Äußerungslänge oder auch das „Einsprechen" vollständiger kurzer Sätze.

Ein anderer Teil der Therapeuten beschäftigte sich intensiv mit dem Aufbau von so genannten Basisfähigkeiten mit sprachunspezifischen Therapiemethoden. Als notwendige sprachunspezifische Ziele betonte bereits Homburg (1997) die wache Aufmerksamkeit und Aktionsbereitschaft des Kindes, für die ein großer Teil der Therapie einzuplanen sei. Hier scheint die Frage berechtigt, ob diese Voraussetzungen nicht durch eine kindgerecht-motivierende, aber dennoch bereits sprachspezifische Therapie erreicht werden können.

Ein grauer Therapiemarkt hat sich etabliert, der als Platzhalter die Stelle einer theoretisch begründeten, professionellen grammatischen Therapie einnimmt. Auf diesem Markt finden sich unterschiedliche Formen von Entspannungs-, Denk- und Wahrnehmungsübungen, rhythmisch-musikalische Erziehung und psychomotorisches Training, Theraplay, edukinesiologische Übungen, der „Klang des Lebens" nach *Tomatis* u. v. m. Es wird nicht bestritten, dass einige dieser Methoden im konkreten Einzelfall begründet werden können. Für die Hoffnung, damit morphologische und syntaktische Veränderungen beim Kind zu erreichen, existiert hingegen kein empirischer Beleg.

Darunter befinden sich aber auch Globaltherapien, die in ihrer Indikationsbreite an die als Allheilmittel verkauften bunten Wässerchen mittelalterlicher Quacksalber erinnern. Diesen Globaltherapien ist eines gemeinsam: Sie liefern einfache Erklärungen. Sie bestehen aus einfachen Handlungen. Sie sind schnell begreifbar und erlernbar. Sie reduzieren durch simplifizierende Erklärungen Komplexität. Dadurch verringern sie Unsicherheit bei den Anwendern. Damit sich diese Unsicherheit durch Hinterfragen nicht wieder einschleichen kann, werden sie meistens zu nicht zu hinterfragenden Glaubensaxiomen hochstilisiert. Gemeinsam ist ihnen aber auch

- die mangelhafte oder unsichere theoretische Absicherung,
- die häufig fehlende empirische Überprüfung ihrer Effekte, insbesondere des Therapieerfolges,
- der bewusst unscharfe oder unzulässig übergeneralisierte Anwendungsbereich (Motsch 1996b).

Aufgrund unserer Therapieforschung dürfen wir davon ausgehen, dass morphologisches und syntaktisches Lernen ausschließlich in der Auseinandersetzung mit Sprache in geeigneten Lernsituationen erfolgt. Das Entdecken der hochformalen Prinzipien unserer Sprache ist eine besondere sprachspezifische Lernaufgabe. Therapie grammatischer Störungen kann nicht unspezifisch erfolgen, wenn sie effektiv sein will. Blockierungen grammatischen Lernens müssen in und an der Sprache gelöst werden.

Beispiel:
Alle Kinder in der Therapie-Studie von Hansen (1996) hatten im Durchschnitt 1;6 Jahre lang wöchentlich unspezifische Therapie (z.B. Wahrnehmungsförderung, Psychomotorik), ohne erkennbare Fortschritte bezüglich des Erwerbs der Subjekt-Verb-Kongruenz (Therapieziel 1) gemacht zu haben.

Wie uns die Spezifität grammatischer Störungen vor Augen geführt hat, muss es Ziel der Therapie sein, Stagnationen im grammatischen Lernen aufzulösen. Die Auseinandersetzung mit den Wegen, die bisher dabei beschritten wurden, bildet die Grundlage zum Verständnis der Therapiedidaktik Kontextoptimierung. Positive Aspekte der gebräuchlichen Methoden, aber auch deren Probleme in der Praxis und die theoretische Kritik sollen das Bewusstsein dafür schärfen, was erhaltenswert ist und was verändert werden sollte. Die Therapiemethoden werden den drei Sprachmodalitäten zugeordnet, die im therapeutischen Geschehen im Vordergrund stehen:

- Produktion (pattern practice)
- Reflexion (Erhöhung des Sprachbewusstseins)
- Rezeption (Inputmanagement)

5.2 Pattern practice (produktionsorientierte Satzmusterübungen)

Was ist unter „pattern practice“ oder „pattern drill“ zu verstehen?

> **Beispiel:**
> Therapeut (T): Schau Timo, ich habe hier einen Stapel Bilder. Wir können abwechselnd ein Bild aufdecken und dann sagen, was wir sehen, wer auf dem Bild ist und was der macht. Ich fange mal an: Der Mann rennt.
> Timo: Kind spielen
> T: Das Kind spielt. Richtig. Sag mal „Das Kind spielt“.
> Timo: Das Kind spielt.
> T: Genau. Jetzt ich wieder: Der Hund bellt.

Immer noch existieren derartige behavioristische oder verhaltenstherapeutische Sprachlernprogramme. Camarata und Nelson (1992) nannten sie „Out of Context Imitation Treatment“. In einem künstlichen Therapiesetting, d. h. losgelöst vom kommunikativen, natürlichen Kontext, werden mit dem Kind explizite Sprechübungen gemacht. Methodisch werden Stimuli – wie die eben genannten Bilder – benannt. Das Kind wird zum Imitieren aufgefordert. Falsche Reaktionen werden korrigiert, korrekte verstärkt. Mit zunehmender Fähigkeit des Kindes, die gewünschte Satzstruktur zu imitieren, können in einem Fading-Prozess die Modelläußerungen des Therapeuten langsam ausgeblendet werden. Danach wird zu einem anderen Satztyp weitergegangen. Nicht nur amerikanische Programme, sondern auch der traditionsreiche Ansatz der Wiener Sprachheilschule „Gute Sätze bauen.“ (Eisenberger / Elstner 1987) sind produktionsorientierte Ansätze.

Diesem Vorgehen wurde nicht nur vorgeworfen, dass es nicht kindgemäß sei und die Anordnung zu Langeweile und Abwehr gerade bei Vorschulkindern führt. Vielmehr wird es auch als theorielos bezeichnet. Es erfolgt keine Orientierung am normalen Erwerb grammatischer Fähigkeiten und keine Orientierung am kindlichen Erwerbsstand, so dass es zwangsläufig ständig zu Über- oder Unterforderungen kommen muss.

Diesen produktionsorientierten Satzmusterübungen wird zudem die Vernachlässigung der Sprach-Rezeption vorgeworfen, obwohl häufig die Schwierigkeit des Kindes in der Rezeption zu suchen ist. Das Eintrichtern der Form, vor dem Begreifen der Funktion der sprachlichen Struktur, führt nicht zu Form-Funktions-Erfahrungen und kann folglich nicht erfolgreich sein. Gleiche formale Muster (fehlende Kontrastierung) verhindern geradezu das Entdecken der Regularitäten.

Dies können wir am einleitenden Beispiel („Der Mann rennt.“, „Das Kind spielt.“) verdeutlichen. Der Satztyp ist nicht geeignet für morphologisches Lernen. Durch die fehlende Kontrastierung der 3. Person Singular mit einer anderen Person kann das Kind nicht erkennen, dass sich das Verb bei wechselnden Subjekten morphologisch verändert. Der Satztyp ist aber auch nicht geeignet für syntaktisches Lernen. Das Kind kann daran nicht die Verbzweitstellungsregel erlernen, da das Verb gleichzeitig in Zweit- und Endstellung steht (uneindeutige Verbstellung).

Damit sind diese starren Satzmusterübungen geradezu kontraproduktive therapeutische Kunstfehler, weil sie Erkenntnisprozesse verhindern. Die dennoch dabei auftretenden augenscheinlichen Erfolge in der Übungssituation sind auf die Fähigkeit der Kinder zurückzuführen, kurze Sätze auch ohne Regelwissen bei einiger Übung papageienhaft nachzuplappern. Diese Satzmuster transferieren aber nicht in die funktionale Alltagssprache der Kinder.

5.3 Kompensatorische Methoden (reflexionsorientierte Hilfen)

Im Sinne kompensatorischer Förderung gab es immer wieder Versuche, Kindern Sprachstrukturen wahrnehmbar und damit – wie man hoffte – besser begreifbar zu machen, indem man sie visuell, auditiv-rhythmisch, gestisch oder auch motorisch-handlungsmäßig strukturierte und begleitete.

Beispiele:
die Wortbildzeilen von Kregcjk (1991): Mit Formen und Farben werden Elemente des Satzes markiert, z. B. Dreieck für „der“, Kreis für „die“;
kommunikative Reihensätze von Katz-Bernstein (2003): Im Raum liegen z. B. vier Reifen. Jeder Reifen steht für eine sprachliche Einheit. Das Kind durchschreitet sprechend diese Reifen: „Ich esse gerne Trauben.“ Es geht zurück: „Was isst du gerne?“ Auslassungen werden sofort augenfällig resp. fußfällig. Anstatt Reifen können es auch Muggelsteine sein (Homburg 1997): Hier steht jeder Stein, der beim Sprechen angetippt wird, für eine Einheit.

Dazu zu rechnen sind auch Bildersequenzen (Abb. 12), die dem Kind visuell die Reihenfolge der Phrasenteile zeigen. Begleitet werden diese Strukturierungshilfen häufig durch Gespräche, in denen auf die unterschiedliche Realisierung durch das Kind und durch den Therapeuten hingewiesen wird oder Regeln erklärt werden.

Diese Vorgehensweisen zielen darauf hin, Sprache zum Gegenstand der Betrachtung und Reflexion zu machen. Es sind bewusstseinsnahe, sprachbewusste Lernformen. Schöler und Schakib-Ekbatan (2001) gehören zu den Befürwortern des Einsatzes derartiger metalinguistischer Vorgehensweisen und der Nutzung anderer Wahrnehmungskanäle, die intakter sind als der auditive. Insbesondere versprechen sie sich von der Nutzung der visuellen Verarbeitung einen Kompensationseffekt.

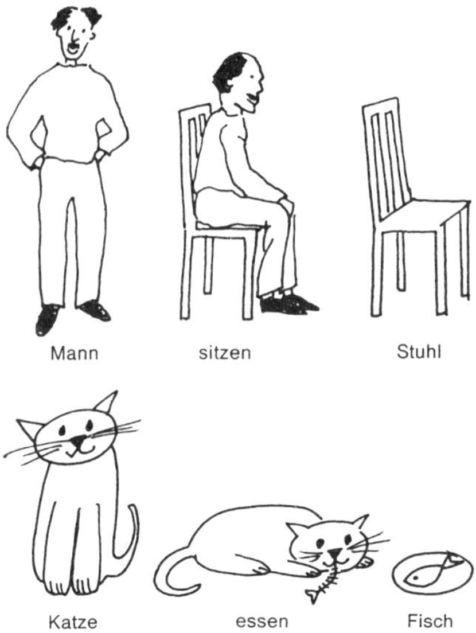

Abb. 12: Bildersequenzen (Cooke / Williams 1999, 112)

Durch diese Strukturierungshilfen und Gespräche wird versucht, beim Kind mit grammatischen Störungen ein erhöhtes Sprachbewusstsein zu erreichen – mit dem Fokus auf formalen Aspekten der Sprachplanung. Dahinter steht die Erwartung, dass die Kinder zunehmend über ihr deklaratives Wissen aktiv verfügen und dieses für die prozeduralen Prozesse in der Sprachproduktion nutzen können.

Auch wenn Homburg (1997) empfiehlt, diese „Metamethoden" nur punktweise und „in ökologischer Ausgewogenheit" im Rahmen strukturzentrierter Inszenierungen zu verwenden, vermutet er doch, dass dieses „von oben einsteigen" die alters- und entwicklungsadäquate Therapieform für Schulkinder sein könnte.

Zu diesem Zeitpunkt verfügen die Kinder auch bereits über das zweite Sprachsystem, die *Schriftsprache*. Doch gerade über den Einsatz von Schrift zur grammatischen Förderung gibt es wenig therapiedidaktische Hinweise zu finden. Es bleibt lediglich die Alltagserfahrung, dass die abstrakt vermittelten Regeln des Grammatiklernens im Deutschunterricht Kinder mit grammatischen Störungen eher überfordern, als dass sie davon profitieren könnten.

Keine der verstreuten reflexiv-metalinguistischen Ideen ergab ein eigenständiges Therapie-Konzept oder wurde in ein anderes integriert. Einzelne als Hilfen gedachte Strukturierungen führten in kontraproduktiver Weise zur Überforderung der Kinder, die nun neben der Sprache auch noch zeitgleich bspw. auf visuelle Zeichen achten sollten. Manche setzten wiederum nicht vorhandene Fähigkeiten voraus, so z.B. die Fähigkeit, Sprache in Worteinheiten zu gliedern. Verbunden mit Satzmusterübungen kam es weniger zur Effektivitätssteigerung therapeutischer Aktivitäten als vielmehr zur Kumulierung negativer Effekte.

5.4 Inputmanagement (rezeptionsorientierte Angebote)

5.4.1 Entwicklungsproximaler Ansatz

Während die bisher referierten Ansätze im Lerngeschehen vorrangig auf Sprachproduktion und Sprachreflexion setzen, postulierte Dannenbauer (1983) in seinem entwicklungsproximalen Ansatz, dass so lange rezeptiv gearbeitet werden muss, bis die rezeptiven Fähigkeiten des Kindes irgendwann produktionsleitend werden. Merkmale des Vorgehens sind stichwortartig:

- Aufbau einer positiven Beziehung zwischen Kind und Therapeut;
- Begrenzung und Spezifizierung des sprachlichen Inputs;
- Wahl eines motivierenden Sach- / Interaktionskontextes, der das Interesse des Kindes findet;
- Referenz-Funktionsbeziehung der Zielstruktur in diesem Kontext;
- Vermittlung der Zielstruktur durch Stimulierungs- und Modellierungstechniken, so dass die Zielstrukturtransparent, kontrastiv und hochfrequent erlebt wird.

Stimulieren und Modellieren sind spracherwerbsförderliche Verhaltensweisen, die von vielen Eltern spontan, unbewusst und unreflektiert gezeigt werden – aus dem Wunsch heraus, das Kind zu verstehen und vom Kind verstanden zu werden. In therapeutischen Situationen gehören sie zum professionellen Know-how des Therapeuten, der sie gezielt einsetzt, um die Prägnanz, Frequenz und Kontrastivität von Zielstrukturen zu erhöhen (Motsch 1996a, 90–91).

Möglichkeiten des Stimulierens (sprachliche Aktionen):

Self-talking oder *Linguistische Markierung*: Verbalisieren von Situationsmerkmalen und eigenen oder gemeinsamen Handlungen, auf die das Kind gerade achtet.

> **Beispiel:**
> Mutter packt verschiedene Gegenstände aus einer Kiste aus.
> Mutter: „Oh, da ist ein Ball und ein Tuch und ein Löffel."

Parallel-Talking: Sprachliche Umsetzung kindlicher Vorhaben, Handlungen, Gefühle und Bedürfnisse.

> **Beispiel:**
> Kind geht auf eine Kiste zu und fasst den Deckel an.
> Erwachsener: „So, du willst die Kiste auspacken, ja?“

Frage-Strategien: Frageformen, die offen sind und längere Sprachäußerungen des Kindes zulassen oder bereits Hilfestellungen für die Antwort enthalten.

> **Beispiele:**
> „Forced Alternative Questions“: Darbietung von zwei Modellen einer Struktur zur Beantwortung (Erwachsener: „Wo ist der Drachen? Unter dem Tuch oder in der Kiste?“ Kind: „Unter dem Tuch.“).
> „Occasional Questions“: Fragen, bei deren Beantwortung das Kind nur das gesuchte Wort anstelle des Fragepronomens einsetzen muss. (Erwachsener „Wer geht spazieren?“ Kind: „Papi geht spazieren.“)
> „W-Fragen“: Fragen, die das Kind zu längeren Sprachäußerungen stimulieren – im Gegensatz zu Fragen, die das Kind mit „ja / nein“ oder mit Zeigen („da“) beantworten kann. (Erwachsener: „Was machen die Kinder denn da? Warum weint der Junge? Wozu brauchst du denn das ...?“)

Möglichkeiten des Modellierens (Reaktionen auf kindliche Äußerungen):

Expansionen (syntaktische Ergänzungen): Vervollständigen einer kindlichen Äußerung in Richtung einer vermuteten Zieläußerung.

> **Beispiel:**
> Kind zeigt eine Tüte: „leer“.
> Erwachsener: „Ja, die Tüte ist leer“.

Extensionen (semantische Ergänzungen): An die kindliche Äußerung anknüpfende Weiterführungen, die neue semantische Elemente beinhalten.

> **Beispiel:**
> Kind: „Der Tuchen ist nicht mehr heiß.“
> Erwachsener: „Nein, der Kuchen ist nur noch warm. Du kannst ihn anfassen.“

Umformungen: Wiedergabe von Äußerungen in veränderter grammatischer Form.

> **Beispiel:**
> Kind: „Ich gehe einkaufen.“
> Erwachsener: „Ach so, du gehst jetzt einkaufen.“

Verbale Reflexion: Wiedergabe der kindlichen Äußerung mit positivem korrektivem Feedback.

> **Beispiel:**
> Kind: „Der Tuchen fertig is."
> Erwachsener: „Ja, der Kuchen ist fertig."

Modellieren liefert dem Kind Modelle, aus denen es – durch Beobachten – die interne symbolische Repräsentation semantischer, grammatischer und phonologischer Strukturen schafft. Fast alle Stimulierungs- und Modellierungsweisen können sinnvoll zur Förderung grammatischer Fähigkeiten eingesetzt werden. Ihr Einsatz im Rahmen entwicklungsproximaler Therapie soll am nachfolgenden Beispiel verdeutlicht werden.

> **Beispiel: Ralf**
> Ralf ist fünf Jahre alt und ein Einzelkind. Er besucht den Kindergarten, in dem er als kontaktbereit, aufmerksam und dialogfreudig geschildert wird. Keine Auffälligkeiten zeigen sich in den Bereichen der körperlichen Entwicklung, der Grob- und Feinmotorik, der auditiven und visuellen Wahrnehmung. Ralf verfügt über eine normale Intelligenz. Er hat keine Schwierigkeiten im sozial-emotionalen Bereich.
> *Sprachliche Entwicklung*. Die Mutter schildert einen späten Sprechbeginn: Erste Wörter wurden erst ab Ende des zweiten Lebensjahres produziert. Ralf blieb lange Zeit bei Einwortsätzen, bildete erst ab 3;6 Jahren 2- und 3-Wortsätze. Die phonologische Entwicklung ist unauffällig. Ralf kann alle Laute richtig bilden. Die Schwierigkeiten liegen im morphologisch-syntaktischen Bereich. Ralf zeigt in seinen Äußerungen, dass er noch keine grammatischen Regeln entdeckt hat:
>
> - Verbendstellung dominiert, z. B. „Mädchen Kuchen holen",
> - oft in Verbindung mit Subjektauslassungen, z. B. „Gestern Kuchen essen",
> - fehlende Subjekt-Verb-Kongruenz, z. B. „Mädchen holen".
>
> Die Therapeutin (T) hat sich in der wöchentlichen Therapiestunde das Ziel gesetzt, Ralf (R) beim Entdecken der Subjekt-Verb-Kongruenz zu unterstützen:
>
> *T:* Hallo Ralf.
> *R:* Hallo
> *T:* Komm rein. Du hast gestern Geburtstag gehabt?
> *R:* Ja
> *T:* Hast du ein Fest gefeiert?
> *R:* Kleines Fest feiern.
> *T:* Du hast ein kleines Fest gefeiert? (*Expansion, Umformung, Verbale Reflexion*) Hast du viele Kinder eingeladen?

R: Drei
T: Drei Kinder sind zu dir gekommen? (*Expansion*) Was habt ihr gemacht? (*W-Frage*)
R: Wir spielen und Luftballons aufblasen und Kuchen essen.
T: Oh, ihr habt miteinander gespielt und Luftballons aufgeblasen? (*Umformung, verbale Reflexion*) Das hat dir sicher gefallen?
R: Ja
T: Und einen Kuchen habt ihr auch noch gegessen?
R: Guter Kuchen. Mama backen.
T: Deine Mama hat den Kuchen gebacken. (*Expansion, verbale Reflexion*) Weißt du, was ich heute dabei habe? Siehst du es?
R: Kuchen
T: Ich habe gedacht, wir feiern auch zusammen deinen Geburtstag. Du hast zwar gestern schon gefeiert.
R: Nichts machen.
T: Was meinst du mit „nichts machen"? (*W-Frage*)
R: Guter Kuchen essen.
T: Aha, dir gefällt das, wenn wir zusammen einen Kuchen essen? (*Parallel-talking, Extension*)
R: Hm, gefällt, ja.
T: Schau, da habe ich alles vorbereitet. (*Self-talking*) Wir können zusammen den Tisch decken. Mit deiner Mama habe ich abgemacht, dass sie dich ein wenig früher abholt. (*Self-talking*) Dann kann sie auch noch mit uns Kuchen essen.
R: Ist gut.
T: Wir decken den Tisch für deine Mama, für dich und für mich. (*Self-talking*) Was brauchen wir dazu? (*W-Frage*)
R: Wir Teller brauchen.
T: Ja, wir brauchen Teller. (*Verbale Reflexion*) Wie viele Teller brauchen wir denn?
R: Drei
T: Ja, wir essen zu dritt Kuchen.
R: Wir drei Teller brauchen.
T: Ja, ich hole drei Teller und stelle sie… (*Self-talking*)
R: Ich hinstellen.
T: Gut, du stellst sie hin. (*Verbale Reflexion, Umformung*) Was brauchen wir zum Kuchenessen noch? (*W-Frage*)
R: Gabel holen.
T: Aha, du holst Gabeln. (*Expansion, Umformung, Verbale Reflexion*) Klar, wir brauchen auch drei Gabeln, weil wir drei Personen sind. (*Extension*) Reicht das, wenn wir Gabeln und Teller auf dem Tisch haben?
Was machen wir mit dem Kuchen? Lassen wir – den Kuchen dort stehen?
R: Du Kuchen holen. Auf Tisch stellen.
T: Ich hole den Kuchen vom Gestell und stelle ihn auf den Tisch. (*Self-talking, Extension, Umformung, verbale Reflexion*)
R: Du Kuchen schneiden.
T: Ja genau, so können wir ihn ja nicht essen. (*Extension*)

R: Dicker Bauch.
T: Ja, sonst bekommen wir einen dicken Bauch. (*Expansion*)

Dieser Ausschnitt aus der Therapiestunde zeigt uns, dass sich Ralf und die Therapeutin gut verstehen und Spaß zusammen haben. Der Therapeutin ist es gelungen, einen motivierenden Interaktionskontext (Geburtstag feiern) zu schaffen, in dem die Zielstruktur (Sätze mit wechselnden Subjekten „ich", „du", „wir" und entsprechend variierender Verbmarkierung) häufig und kontrastiv auftaucht. Stimulierungs- und Modellierungstechniken werden immer wieder eingesetzt. Dennoch unterscheidet sich diese Sequenz für den zufälligen Betrachter wenig von Alltagskommunikation und es scheint unklar, ob Ralf wirklich in einer derartigen Kommunikation eine Chance hat, neben dem Kuchen auch das von der Therapeutin intendierte grammatische Ziel zu entdecken. Vielleicht hätte bereits hier der sprachliche Input der Therapeutin mehr begrenzt und spezifiziert werden müssen?

Das entwicklungsproximale Vorgehen ist sehr kindgerecht. Die Praxiserfahrungen zeigen aber, dass Erfolge lang auf sich warten lassen. Selbst die wenigen Publikationen, welche die Effektivität entwicklungsproximalen Vorgehens nachweisen (Dannenbauer / Kotten-Sederqvist 1990; Hartmann 1995; Haffner 1995; Hansen 1996), belegen dies. Die vier von Hansen dokumentierten Kinder benötigten durchschnittlich 90 60-minütige Sitzungen / zweimal wöchentlich für den Erwerb der Subjekt-Verb-Kongruenz. Bei dem von Haffner therapierten Schüler ergaben sich nach zwei Jahren wöchentlicher Intervention (je 45 Min.) erkennbare Fortschritte für das Therapieziel „Verbzweitstellungsregel". Bei diesen Angaben muss die Frage zulässig sein, ob es nicht schneller gehen könnte, und die voreilige Antwort „Kinder benötigen diese Zeit." darf angezweifelt werden.

Eigene Erfahrungen in Einzelfallstudien im Zeitraum 1990–2000 zeigten, dass das Vorgehen für manche Kinder zu unspezifisch, zu indirekt, zu sprachbewusstseinsfern war. Immer wieder schlichen sich sprachliche und situationale Ablenker ein, die es dem Kind erschwerten, die Zielstruktur zu fokussieren. Manche Kinder spielten „ewig", ohne dass trotz tollster Modellierung durch den Therapeuten die Sprachform oder Sprachstruktur in den Fokus der kindlichen Aufmerksamkeit rückte. Die Favorisierung reiner Rezeption zeitigte zu langsam Fortschritte in der funktionalen Sprachproduktion des Kindes.

Kritik kam, neben den Ernüchterungen der Praxis, auch von theoretischer Seite. Der Sprachpsychologe Schöler warf dem Ansatz vor, kindliche Einschränkungen nicht zu berücksichtigen, so z. B. im Arbeitsgedächtnis (verkürzte phonologische Schleife) oder in der auditiven Wahrnehmung (reduzierte phonematische Diskriminationsfähigkeit). Zudem wurden gerade bei Schulkindern vorhandene Ressourcen, metasprachliche und schriftsprachliche, nicht als Kompensationsmöglichkeiten genutzt (Schöler et al. 1998).

Dannenbauer (2007) hat seinen entwicklungsproximalen Ansatz ohne Evidenzbasierung von 1983 an 25 Jahre im Wesentlichen unverändert, d.h. ohne erkennbare Weiterentwicklung vorgetragen. Neue erfolgreiche Therapiekonzepte zu akzeptieren, fiel ihm zunehmend schwer (Dannenbauer 2005). Wenn er im Lexikon der Sprachtherapie Kontextoptimierung als eine „Variante entwicklungsproximaler Therapie unter anderer Etikette" bezeichnet (Dannenbauer 2007, 298), so wird spätestens am Ende des nächsten Kapitels deutlich werden, dass dies keineswegs zutrifft.

5.4.2 Linguistische Inputtherapie

Immer wieder kamen auch sprachtherapeutische Impulse von Linguisten, wobei diese zugegebenermaßen in der Gefahr stehen, mehr die – je nach Position – unterschiedliche Logik des Sprachsystems vor Augen zu haben als die Kinder mit Spracherwerbsstörungen. Penner und Kölliker Funk (1998) entwickelten eine Inputtherapie, bei der das sprachliche Material, das dem Kind angeboten wird, wesentlich eindeutiger geplant wird als in dem zuvor transkribierten Therapieausschnitt. Dies erreichen sie durch die Ausschaltung des Dialogs. Dem Kind mit grammatischen Störungen werden vorbereitete Geschichten vorgelesen oder auf dem Tonband oder als Audio-CD vom PC vorgespielt. Die Geschichten, zu denen es in den Therapiebausteinen z.T. auch Bilder gibt, enthalten dadurch nur eindeutige grammatische Strukturen. Das Dilemma widersprüchlicher und nicht eindeutiger Informationen im verwirrenden, spontanen Input von Bezugspersonen und Therapeuten wird damit beseitigt.

Dieser rezeptionsorientierte Ansatz verzichtet folglich im Vergleich mit dem entwicklungsproximalen Vorgehen auf das kommunikative Geschehen im Rahmen eines motivierenden Interaktionskontextes zwischen Therapeut und Kind – auf der Grundlage ihrer positiven Beziehung. Die Referenz-Funktionsbeziehung des sorgfältig begrenzten und spezifizierten Sprachinputs wird ausschließlich im aktiven Zuhören des Kindes zu erreichen versucht. Das Kind soll entdecken, dass ihm grammatische Strukturen das Verstehen erleichtern, so dass das Sprachverstehen das eigentliche Ziel der Inputtherapie ist. Mit Bezug auf die besondere linguistische Position Penners (1995; Penner / Kölliker Funk 1998) steht im Therapiegeschehen das Vervollständigen der Nominalphrase (Nomen + Artikel) und v.a. das Entdecken der Verbzweitstellungsregel im Vordergrund. Da die Verbzweitstellungsregel weniger an den oft rigide gelernten Subjekt-Verb-Objekt-Sätzen entdeckt werden kann, bieten sich hier als geeignetes Material Sätze mit Objektvoranstellung sowie W-Fragesätze an. Die Autoren gehen davon aus, dass dieses Füttern des Kindes mit „reinem Input" den kindlichen Prozessor geradezu zwingt, die Zielregel automatisch zu entdecken.

Beispiel aus einer Geschichte (aus: Penner / Kölliker Funk 1998, 89):
Was kocht Vater am Sonntag? Einen guten Braten kocht der Vater am Sonntag, weil die Mutter die ganze Woche kocht. Vater kocht den Braten nach einem Rezept aus dem Kochbuch (...).

Die Ausschaltung eines mehrdeutigen Inputs ist eine begrüßenswerte Maxime dieses Ansatzes. Lesen wir auf diesem Hintergrund das Therapiebeispiel der entwicklungsproximalen Therapie nochmals sorgfältig durch, werden wir entdecken, dass neben vielen Sätzen mit Verbzweitstellung auch immer wieder die verwirrende Verbspitzenstellung in direkten Fragesätzen (z. B. „Hast du ein Fest gefeiert?“) auftaucht. Zusätzlich vermischen sich Sätze mit eingliedriger und zweigliedriger Verbalphrase, und es tauchen Nebensätze mit Verbendstellung auf.

Hier liegt aber auch das Problem der Input-Geschichten. Verbzweitstellung entdecken viele Kinder bereits im dritten Lebensjahr – in einem Stadium, in dem sie bestenfalls kleinere Mehrwortäußerungen produzieren und in der Rezeption längerer Äußerungen nachweislich die Schlüsselwortstrategie verwenden (Erraten der Satzbedeutung aufgrund des Verstehens einiger weniger Wörter mit Hilfe des situationalen Kontextes). In den Inputgeschichten tauchen lange Satzkonstruktionen mit subordinierten Nebensätzen auf. Dies ist allerdings im linguistischen Ansatz Penners kein Kunstfehler, sondern gewollt, da er davon ausgeht, dass der Nebensatz die eigentliche Grundstruktur unseres Satzbaues ist, von dessen Kern das Kind sozusagen als Ausnahmeregel die Verbzweitstellungsregel des Hauptsatzes ableitet.

Wäre dies wirklich so, hätten es Kinder in den ersten beiden Lebensjahren wirklich schwer, die Verbzweitstellungsregel des Hauptsatzes zu entdecken, da die vereinfachten sprachlichen Register der kindlichen Bezugspersonen – Baby Talk, Scaffolding, Motherese (Ritterfeld / Vorderer 2000) – gerade durch das weitgehende Fehlen komplexer Syntax gekennzeichnet sind. Das heißt, dass Kommunikationspartner, die von den Kleinkindern verstanden werden wollen, nicht oder wenig in subordinierten Nebensätzen zu ihnen sprechen. Das Satzmaterial umfasst zudem alle grammatischen Fähigkeiten, z. B. Kasusmarkierungen, und dies, obwohl eine früh erworbene grammatische Regel im Fokus der Sprachwahrnehmung und -verarbeitung stehen sollte.

Der Ansatz der linguistischen Inputtherapie ist – wie gezeigt – kritisch zu betrachten. Gerade kleinere Kinder sind zum aktiven Zuhören der monologischen Geschichten nicht immer zu begeistern. Selbst Kindern, die sich auf das Hören und Verstehen-Wollen der Geschichten einlassen, dürfte kaum Kapazität für eine formale Analyse der Sprachdaten zur Verfügung stehen. Vielen Kindern mit grammatischen Störungen dürfte aufgrund der

Einschränkungen ihrer Wahrnehmungs- und Verarbeitungsfähigkeit aber bereits das Verstehen der langen Sätze unmöglich sein. Ob das bildergestützte Hören von Sprache das handlungsmäßige Erleben des Form-Funktions-Zusammenhanges ersetzen kann, bleibt ebenso offen. Empirische Belege der Effektivität dieses linguistischen Ansatzes stehen aus.

Kauschke (2002) und Siegmüller (2003) übernahmen von Penner das Ziel der Verbzweitstellungsregel – verbunden mit der Vorstellung, dass diese durch eine parallele Verwendung von Haupt- und Nebensatztypen zu erreichen sei, so dass die Reduktion von Komplexität geradezu kontraproduktiv wäre.

> **Beispiel des Inputmaterials für das Therapieziel Verbzweitstellung im Hauptsatz:**
> „Jetzt malt Lisa einen Tannenbaum, bevor sie einen Stern bastelt."
> (Siegmüller / Kauschke 2006, 132)

Im Gegensatz zu Penner erachten sie die nach dem Erreichen der Verbzweitstellung im Hauptsatz auftauchenden Probleme (Kasusmarkierung, Pluralmarkierung u. a.) sowie die Flexibilisierung der Satztypen für therapiebedeutsam. Methodisch nähert sich ihre Form der Inputtherapie dem Vorgehen des entwicklungsproximalen Ansatzes an, d. h. sie gehen den Schritt vom reinen Hören zu einer kindgemäßen, dialogischen Einbettung zurück. Die dazu propagierte Methodenvielfalt (Modellieren, Übungen, Kontrastieren, Förderung metasprachlichen Bewusstseins) überwindet die monologisch-rezeptive Arbeitsweise des Ansatzes von Penner (Siegmüller / Kauschke 2013). Zur Umsetzung der Patholinguistischen Therapie bieten Kauschke und Siegmüller (2012) einen „Werkzeugkasten" mit Materialien an.

5.5 Postdysgrammatische Phase trotz Sprachtherapie?

Als Fazit kann festgehalten werden, dass die Unzufriedenheit mit existierenden Therapiemöglichkeiten für Kinder mit grammatischen Störungen bleibt. Therapieerfolge beschränken sich oftmals auf basale Ziele wie Verbzweitstellung im Hauptsatz und Subjekt-Verb-Kongruenz. Diese Fähigkeiten erreichen viele Kinder mit grammatischen Störungen nachweislich auch ohne spezifische Förderung auf ihrem Weg ins Erwachsenenalter. So steckt die Praxis vielleicht doch in einer Sackgasse, was die Frage aufwirft: „Gibt es ein Leben nach dem Dysgrammatismus?" Die Frage wurde von Dannenbauer bereits bejaht. Diesen Lebensabschnitt nennt er „postdysgrammatisches Stadium" (2002, 123). Schöler et al. (1998) lieferten in ihrer Längsschnittuntersuchung dazu wesentliche empirische Daten. Die von ihm untersuchten dysgrammatischen Kinder in Schulen für Sprachbehinderte zeigten im Jugendalter eine nur oberflächlich gesehen grammatisch unauffällige Sprache – in einfachen, oft aber auch unflexibel verwendeten Hauptsätzen. Probleme machten immer noch die komplexe Syntax, d. h. subordinierte Nebensätze im Sprachverständnis und in der Produktion, aber auch die Kasusrektion (Dativmarkierung). Dieses Phänomen wird im Rahmen der Patholinguistik als „kompensierter Dysgrammatismus" bezeichnet (Siegmüller 2013).

Die Interpretation dieser Befunde dahingehend, dass dieses niedrige grammatische Niveau ein unausweichliches Schicksal spezifisch sprachentwicklungsgestörter Kinder ist, das ihnen als angeborene Sprachkompetenzbeschränkung in die Wiege gelegt wurde, erschien uns verfrüht und spekulativ. Die Feststellung zeigt lediglich, dass die Kinder die genannten Fähigkeiten nicht – vergleichbar mit den tieferen, zuvor genannten frühen grammatischen Regeln – ohne fremde Hilfe, d. h. nicht ohne spezifisch darauf ausgerichtete grammatische Therapie erwerben.

In den zitierten Untersuchungen wurde nicht der Nachweis erbracht, dass eine derartige spezifische Therapie, z. B. der Fähigkeit, subordinierte Nebensätze verstehen und produzieren zu können, erfolgt ist.

5.6 Studien zur Methodeneffektivität

Also bleibt nichts anderes, als weiterzugehen in der Analyse des Ist-Zustandes und einige wichtige Forschungsergebnisse zur Effektivität unterschiedlicher therapeutischer Vorgehensweisen zu reexaminieren.

Modellieren (Anbieten der korrekten Zielstruktur) ist ein Merkmal des entwicklungsproximalen Vorgehens, während die Aufforderung zur Imitation (Vorsprechen, zum Nachsprechen auffordern = Mimikry) ein Merkmal der „pattern practice" ist. Das Ehepaar Courtright hatte 1976 und 1979 als Ergebnis ihrer zwei Studien eine Überlegenheit des reinen Modellierens über Mimikry postuliert. Sie erklärten sich diesen Effekt dadurch, dass die Versprachlichung während des Erlernens einer abstrakten Regel den Verarbeitungsprozess unterbrechen würde. Die Aufforderung zur Imitation würde damit den Regelerwerb verhindern. Bedauerlicherweise hatten sie in ihrem Forschungsdesign vergessen, die Stabilität des Lerneffekts über einen längeren Zeitraum und auch die Generalisierung des Lerneffekts auf trainingsunähnliche Situationen zu überprüfen.

Das ermunterte uns, dieses Vorgehen zu replizieren, wobei die Stabilität des Lerneffekts und auch die Generalisierung auf unähnliche Situationen überprüft wurden (Motsch 1984). Der Überlegenheitseffekt für Modeling in den Interventionsphasen konnte analog zum Ehepaar Courtright belegt werden. Beide Methoden erwiesen sich aber als gleich effektiv, was den Lerneffekt bezüglich Stabilität und Generalisierung betraf.

Drei Jahre später veröffentlichte Connell (1987) eine Studie, in deren Ergebnissen er einen Beleg dafür sah, dass Mimikry gerade für Kinder mit Spracherwerbsstörungen überlegen sei, während normal spracherwerbende Kinder mehr vom Modellieren profitieren konnten.

Diese Ergebnisse leiteten behutsam eine neue Phase der Effektivitätsforschung ein. Neben der *absoluten* Therapieeffektivität („Was ist besser?") fragte man nun nach der *relativen* Effektivität („Was ist für wen besser?"). Die Forschungsgruppe um Camarata und Nelson publizierte 1992, 1994 und 1996 Studien, in denen sie die Effektivität der Patternarbeit („Out of Context Imitation Treatment") mit einem eher entwicklungsproximalen Vorgehen („Within Context Conversational Treatment") verglichen, bei dem die Zielstruktur in Handlung und Kommunikation eingebettet war.

Obwohl diese Gruppe eigentlich die absolute Therapie-Effektivitätsfrage überprüfen wollte und eine Überlegenheit des kommunikativen Ansatzes versus des Patternansatzes bestätigt fand, zeigte sich in der Feinanalyse, dass dies ein reines Mittelwertergebnis war und keine Aussage für einzelne Kinder erlaubte. Einzelne Kinder beider Versuchsgruppen lernten bestimmte Strukturen nämlich nur durch eine der beiden Vorgehensweisen, andere lernten bestimmte Zielstrukturen mit einer der beiden Vorgehensweisen schneller.

Mit welchem Vorgehen ein Kind besser und schneller lernt, scheint also abzuhängen von den unterschiedlichen Lernzielen oder aber von kindlichen Charakteristika, wie Intelligenzquotient, erreichtes grammatisches Niveau oder Spracherwerbsstil.

Friedman und Friedman glaubten bereits 1980 als Ergebnis ihrer vergleichenden Studie feststellen zu können, dass minderintelligente und grammatisch schwächere Kinder mehr von „pattern practice" profitieren, während das rezeptive Vorgehen für gut intelligente Kinder geeignet sei. Bereits in den Nachfolgeuntersuchungen von Cole und Dale 1986 ließ sich diese Interpretation der Ergebnisse nicht mehr aufrechterhalten. Unbestritten blieb jedoch die Annahme, dass einzelne Kinder von unterschiedlichen Ansätzen profitieren. Nur die Zusammenhänge sind nicht so einfach wie gedacht.

Leonard (2014) beschäftigt sich in ihrem Standardwerk mit der Frage nach der Effizienz unterschiedlicher Therapieanordnungen auf der Basis älterer Studien aus den 70er und 80er Jahren des letzten Jahrhunderts:

- Imitation-based Approaches (Vorsprechen und Nachsprechen lassen)
- Modeling-Approaches (Modellieren kindlicher Äußerungen)
- Focused Stimulation (gezieltes, häufiges Anbieten sprachlicher Zielstrukturen)
- Milieu Teaching (Elternanleitung)
- Conversational Recasting (verbale Reflexion, korrektives Feedback)
- Expansions Approaches (Expansionen)

Leonard kommt zum Schluss, dass sich alle als wirksam erwiesen haben, d. h., dass die Effekte oberhalb zu erwartender Reifungsvorgänge der Kinder lagen. Der Nachweis einer größeren Effektivität eines bestimmten Vorgehens sei nicht gelungen. Unklar bleibt, welcher Ansatz für welches Kind geeignet ist. Da diese Ansätze unterschiedliche sprachliche Modalitäten (Produktion, Rezeption, Reflexion) als Lern-Weg des Kindes nehmen, stützt diese Aussage mit den dahinter stehenden empirischen Studien das dritte, im nächsten Kapitel ausgeführte Prinzip der Kontextoptimierung: den Modalitätenwechsel.

5.7 Konsequenzen für die therapeutische Praxis

Was lässt sich aus diesen Untersuchungen im Rückblick auf die existierenden Methoden und im Ausblick auf eine neu zu konzipierende Therapiedidaktik folgern?

Kinder mit grammatischen Störungen haben unterschiedliche Erwerbsstile für grammatisches Lernen, d. h. dass nicht alle von den gleichen Therapieanordnungen optimal profitieren. Welche Therapiemethode erfolgreich ist, scheint des Weiteren auch von der gewählten grammatischen Zielstruktur abzuhängen – und auch von der Entwicklungsphase, die das Kind erreicht hat.

Wovon ein bestimmtes Kind optimal profitiert, lässt sich selten oder gar nicht vor einsetzender Therapie feststellen. Das verbietet eine dogmatische Festlegung auf Verfahrensweisen, die nur eine einzige kindliche Sprachmodalität ansprechen. Sind rezeptive Ansätze besser als produktive oder reflexive? Diese Frage stellt sich auf diesem Hintergrund nicht mehr. Jetzt und zukünftig werden in Überprüfungen der Therapieeffektivität differenziertere Fragen gestellt werden müssen:

- Sind bestimmte Methoden für bestimmte individuelle kindliche Voraussetzungen mehr oder weniger geeignet?
- Sind bestimmte Methoden für bestimmte Zielstrukturen mehr oder weniger geeignet?
- Sind bestimmte Methoden für bestimmte Phasen der Aneignung (Vorschulphase, Schulphase) mehr oder weniger geeignet?

Bisher verfügen wir noch nicht über die Antwort auf diese Fragen. Auch gelingt es uns nicht, vor der Förderung verlässlich herauszufinden, von welchem Vorgehen gerade „Timo“ am besten profitiert. Auch dies spricht gegen die paradigmatische Festlegung auf eine Einzelposition mit Ausschließlichkeitscharakter.

6 Grundlagen und Anwendung der Kontextoptimierung

6.1 Konzeptentwicklung

Ausgehend von den zuvor skizzierten Erkenntnissen, begannen wir im Forschungsprojekt „Förderung grammatischer Fähigkeiten spracherwerbsgestörter Kinder“ 1999–2009 eine neue Therapiedidaktik zum Erreichen der mit der ESGRAF-Diagnostik ermittelten Ziele in unterrichtlichen und therapeutischen Situationen zu entwickeln. Die als vordringlich eingestuften Therapieziele waren folgende:

- *Therapieziel 1:* Verbzweitstellung im Hauptsatz verbunden mit
- *Therapieziel 2:* Subjekt-Verb-Kongruenz
- *Therapieziel 3:* Komplexe Syntax, d. h. Verbendstellung in subordinierten Nebensätzen
- *Therapieziel 4:* Kasusmarkierung in Akkusativ- und Dativkontexten, verbunden mit der Überwindung der Artikelauslassung resp. der Vervollständigung der Nominalphrase

Aufbauend auf den Stärken vorhandener Therapiezugänge – der produktionsorientierten „pattern-practice“, der reflexionsorientierten kompensatorischen Hilfen und dem rezeptionsorientierten Inputmanagement –, versuchten wir, deren Schwächen zu vermeiden und neue Wege zu beschreiten, welche die Lernbedingungen für grammatisches Lernen deutlich verbessern sollten. Unser Ziel war es, dass Kinder mit Spracherwerbsstörungen die unterrichtlichen und therapeutischen Kontexte effektiver für ihr individuelles grammatisches Lernen nutzen können. Damit sollten sie bereits nach kurzer Interventionszeit ihre Blockade im grammatischen Lernen überwinden und einen Zuwachs ihrer grammatischen Fähigkeiten erreichen. Wichtige Ausgangsfragen bei der Entwicklung der neuen Therapiedidaktik waren:

- Wie können die sprachrezeptiven und sprachproduktiven Erfahrungen der Kinder mit differenzierteren und komplexeren Ausdrucksformen spielerisch und lustbetont erweitert werden?
- Wie können fehlende metasprachliche Fähigkeiten aufgebaut und vorhandene metasprachliche Fähigkeiten zur Unterstützung grammatischen Lernens genutzt werden?

- Wie können bei Schülern vorhandene schriftsprachliche Fähigkeiten für grammatisches Lernen genutzt werden?
- Wie können dabei die Auswirkungen vorhandener Einschränkungen der Wahrnehmungs- und Verarbeitungsfähigkeit auf das grammatische Lernen durch unser Vorgehen reduziert werden?

Das Forschungsprojekt umfasste unterschiedliche Teilprojekte. Der Kernbereich bestand aus den im Kapitel 1 genannten kontrollierten Interventionsstudien mit dem Ziel, die Effektivität des Konzeptes für Settings in Unterricht, Einzel- oder Gruppentherapie zu überprüfen. Das klassische A-B-A-Forschungssetting für Interventionsstudien wurde in unserem Projekt durch einen Follow-up-Test erweitert:

A1(Prätest)-B(Intervention)-A2(Posttest 1)-A3(Posttest 2)

Die grammatischen Fähigkeiten der Kinder wurden also nicht nur unmittelbar vor und nach der Intervention überprüft, sondern auch mehrere Monate nach abgeschlossener Intervention, um die Stabilität und die Generalisierung des Therapieerfolges zu überprüfen. So entwickelte sich, bei ständiger Anwendung und Überprüfung im therapeutischen Alltag, das neue unterrichts- und therapiedidaktische Konzept *Kontextoptimierung*.

6.2 Therapiedidaktik

6.2.1 Kontext

Was heißt „Kontext"? Kontext bedeutet für uns die konkrete Lernsituation der Therapieeinheit oder der Phase einer Unterrichtsstunde. Planbare und veränderbare Elemente des Kontextes sind u. a.

- das von uns ausgewählte *Sprachmaterial*, das dem Kind die Entdeckung grammatischer Regeln ermöglichen soll;
- die geplante *Situation* des Spiel-, Handlungs- oder Unterrichtsrahmens, in der das spezifizierte Sprachmaterial funktional erlebt werden soll (Form-Funktions-Erfahrung);
- die besondere *Sprechweise* des Therapeuten, der durch prosodische Veränderungen die Aufmerksamkeit des Kindes auf die spezifischen Merkmale des Sprachmaterials lenkt;
- *Hilfen* zum Entdecken, Übernehmen und Anwenden der grammatischen Zielstruktur.

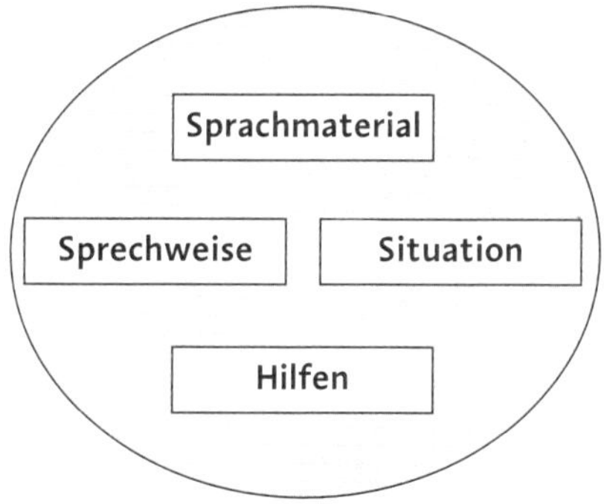

Abb. 13: Veränderbare Komponenten des Kontextes

6.2.2 Ziel der Kontextoptimierung

Kontextoptimierung versucht die planbaren Komponenten des Kontextes so zu verändern, dass Blockaden im grammatischen Lernen beseitigt werden und sich der danach erfolgende grammatische Lernprozess intensiviert. Die Veränderungen sollen zur optimalen Fokussierung der kritischen Merkmale von sprachlichen Zielstrukturen führen, um dadurch dem Kind die Verarbeitungsmöglichkeit der sprachlichen Strukturen zu erleichtern und die Verarbeitungswahrscheinlichkeit zu erhöhen.

Das Ergebnis der Wahrnehmung und Verarbeitung der sprachlichen Strukturen sollen die Entdeckung und der Erwerb der mit der sprachlichen Struktur verbundenen morphologischen oder syntaktischen Regel sein.

Das Interesse der Kinder gilt zu Beginn des Spracherwerbs nicht den formalen Aspekten der Sprache. Vielmehr versuchen Kinder mit Sprache zu kommunizieren, d. h. andere zu verstehen und von diesen verstanden zu werden. Bis ins dritte Lebensjahr sind sie dabei häufig darauf angewiesen, sich durch Schlüsselwortinterpretationen die mögliche Bedeutung des von ihren Kommunikationspartnern Gesagten zu rekonstruieren. Dabei konzentriert sich ihre Aufmerksamkeit auf wenige Inhaltswörter, die sie aufgrund der Erfahrungen interpretieren, die sie mit diesen Wörtern in bestimmten Situationen und mit bestimmten Personen gemacht haben (Sprach- und Weltwissen).

Bei Kindern mit grammatischen Störungen – von denen die Mehrzahl eine reduzierte Leistungsfähigkeit ihres phonologischen Arbeitsgedächtnisses, Probleme in der Zeitverarbeitung (gestörte Wahrnehmung zeitlicher Abfolgen) und auch auditive Einschränkungen (geringe phonematische Diskriminierungsfähigkeit) haben – verlängert sich diese Phase der Schlüsselwortinterpretationen.

Die spezifisch sprachlichen Register, die Erwachsene und auch bereits ältere Kinder in der Kommunikation mit Kleinkindern verwenden (Baby Talk, Scaffolding und Motherese), erleichtern aufgrund ihrer geringen Komplexität und ihrer prosodischen Prägnanz den Kleinkindern das Sprachverstehen. Für grammatisches Lernen ist aber auch dieser Input uneindeutig und verwirrend. Er erschwert geradezu das Entdecken grammatischer Regeln.

Beispiele:
Syntaktische Verwirrer. Das Kind hört in den Äußerungen seiner Bezugspersonen das finite Verb in unterschiedlichen Positionen. In den häufigen Fragen und Aufforderungen der frühen Kindheit ist das Verb in der Spitzenstellung („Hast du Durst?", „Trink deine Milch!"). Gelegentlich taucht es in der zweiten Position auf („Papa kommt heim."), dann aber auch wieder in der Endposition in Nebensätzen („Er ist sicher müde, weil er viel arbeitet."). Wie soll das Kind bei der Analyse dieses Materials die Verbzweitstellungsregel des Hauptsatzes entdecken?

Morphologische Verwirrer. Die unike /-st/ Markierung für die 2. Person -Singular ist wie keine andere geeignet, dem Kind die Entdeckung des Subjekt-Verb-Kontroll-Paradigmas zu ermöglichen und ihm somit zur Fähigkeit der Subjekt-Verb-Kongruenz zu verhelfen. Bedauerlicherweise taucht sie in der an das Kind gerichteten Sprache der ersten Lebensjahre äußerst selten auf. Die Sprache der Bezugspersonen ist gerade in den ersten beiden Lebensjahren durch die /-t/ Markierung geprägt, d.h., Eltern sprechen sowohl vom Kind als auch von sich selbst in der dritten Person. („Hallo, Papa ist jetzt da. Papa hat gearbeitet. Papa spielt jetzt mit Peter. Ja, was macht denn Peter? Peter hat sich wieder schmutzig gemacht. Warte, Papa holt das Läppchen.") Diese /-t/-Markierung ist aber wie alle anderen Markierungen, mit Ausnahme des /-st/, multifunktional. Sie taucht nicht nur bei er, sie, es (3. Person Singular), sondern auch bei der 2. Person Plural („Ihr spielt aber schön.") oder auch als eine der Partizipmarkierungen auf („gespielt").

Dass Kinder nahezu anstrengungslos die Regeln der Bezugssprache entdecken, erscheint auf diesem Hintergrund unwahrscheinlich. Es ist vielmehr eine hohe Leistung der normal spracherwerbenden Kinder, sich aus diesem ungeeigneten sprachlichen Input die Regeln mit allen ihren möglichen Ausnahmen zu erschließen. Kinder mit grammatischen Störungen haben in den ersten Lebensjahren bereits viele tausend regelgeleitete Äußerungen von ihren Bezugspersonen gehört, ohne dass sie darin Regeln erkennen konnten.

Kontextoptimierung versucht, im Gegensatz zur Alltagssprache, die für das Kind bisher bedeutungslosen formalen Aspekte des Sprachmaterials – die kritischen Merkmale der Zielstrukturen – in den Fokus der kindlichen Wahrnehmung zu rücken. Auditive Aufmerksamkeit auf Sprache und Interesse an Sprache stellen fundamentale Voraussetzungen für den Spracherwerb dar (Ritterfeld 2003). Die zum Entdecken der grammatischen Regeln geeigneten Merkmale sollen geradezu in die Aufmerksamkeit des Kindes „gezoomt“ werden. Abbildung 14 versucht diesen Vorgang zu visualisieren: Das finale /-n/ im bestimmten Artikel „den“ ist das kritische Merkmal der Akkusativmarkierung. Nur bei männlichen Nomen verändert sich das „der“ im Akkusativkontext zu „den“, während „die“ oder „das“ im Akkusativkontext unverändert bleiben (Nominativ = Akkusativ). In der Alltagssprache bleibt der Artikel weitgehend unbetont, da die Betonung auf dem nachfolgenden Nomen liegt. Am bereits unbetonten Artikel wird das finale /n/ häufig verschluckt oder mit dem nachfolgenden Laut koartikulatorisch verändert. Die grammatische Markierung geht im Sprachfluss unter. *Kontextoptimierung* versucht nun, die Aufmerksamkeit auf den bisher unbetonten Artikel – und hier wieder auf das finale /n/ – als kritisches Merkmal der Zielstruktur zu lenken. Wenn das Kind das finale /n/ in /den/ wahrnimmt und kontrastierend mit der Nominativmarkierung /der/ in Beziehung setzt, erhöht sich die Wahrscheinlichkeit, dass es die Regel der Kasusrektion in Akkusativkontexten entdeckt.

Wie kann dies erreicht werden? *Kontextoptimierung* ist ein integrativer Ansatz, der auf vorhandenen Konzepten und damit gemachten Erfahrungen aufbaut (siehe Abb. 15). Die Schwächen vorhandener Konzepte werden zu reduzieren oder auszuschalten versucht. Die Stärken der Ansätze werden genutzt, ergänzt und zu einem schlüssigen neuen Konzept verbunden.

Der Arbeit mit pattern wurde bereits von Dannenbauer eine „Anstoßfunktion“ für die Sprachproduktion zugestanden, insbesondere dann, wenn das Kind die Struktur begriffen hat. Der dialogische Austausch von Pattern dient dann als besonders geeignetes Mittel zur Überführung der Zielstruktur in die Sprachproduktion (Dannenbauer 2009). Dies umso mehr, wenn es gelingt, nicht mechanische Pattern zu verwenden, sondern kommunikativ

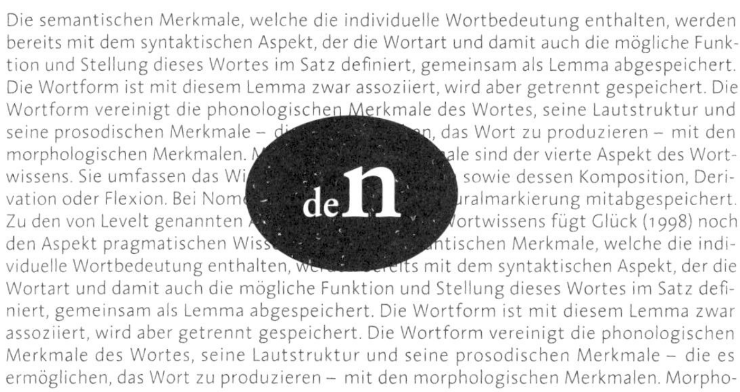
Die semantischen Merkmale, welche die individuelle Wortbedeutung enthalten, werden
bereits mit dem syntaktischen Aspekt, der die Wortart und damit auch die mögliche Funk-
tion und Stellung dieses Wortes im Satz definiert, gemeinsam als Lemma abgespeichert.
Die Wortform ist mit diesem Lemma zwar assoziiert, wird aber getrennt gespeichert. Die
Wortform vereinigt die phonologischen Merkmale des Wortes, seine Lautstruktur und
seine prosodischen Merkmale – das Wort zu produzieren – mit den
morphologischen Merkmalen. ale sind der vierte Aspekt des Wort-
wissens. Sie umfassen das sowie dessen Komposition, Deri-
vation oder Flexion. Bei ralmarkierung mitabgespeichert.
Zu den von Levelt genannten ortwissens fügt Glück (1998) noch
den Aspekt pragmatischen Wis tischen Merkmale, welche die indi-
viduelle Wortbedeutung enthalten, s mit dem syntaktischen Aspekt, der die
Wortart und damit auch die mögliche Funktion und Stellung dieses Wortes im Satz defi-
niert, gemeinsam als Lemma abgespeichert. Die Wortform ist mit diesem Lemma zwar
assoziiert, wird aber getrennt gespeichert. Die Wortform vereinigt die phonologischen
Merkmale des Wortes, seine Lautstruktur und seine prosodischen Merkmale – die es
ermöglichen, das Wort zu produzieren – mit den morphologischen Merkmalen. Morpho-
deN

Abb. 14: Kritisches Merkmal der Zielstruktur im Fokus

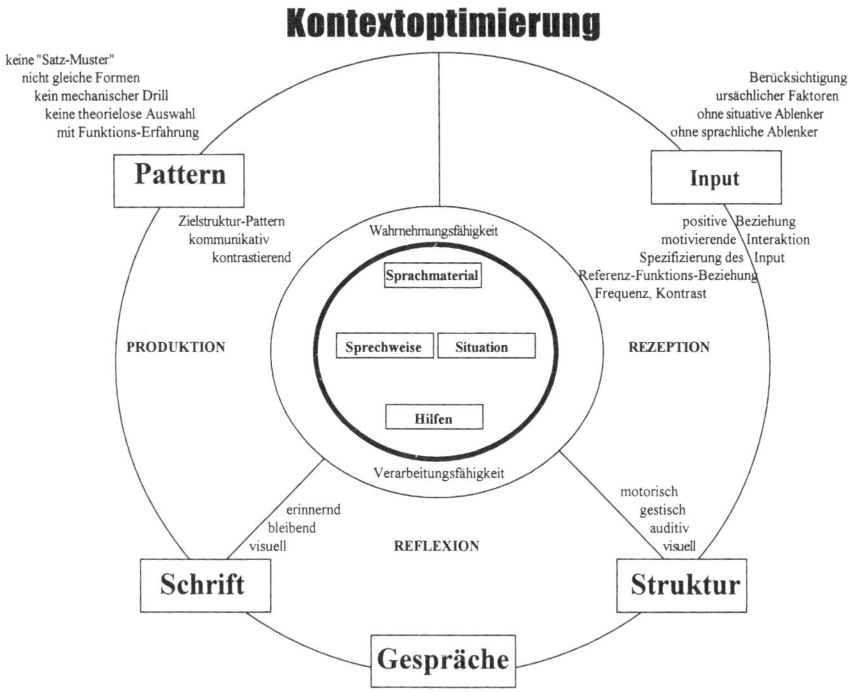

Abb. 15: Multimodales Konzept der Kontextoptimierung

funktionale Pattern. Dann erfüllen diese Zielstruktur-Pattern die gleichen qualitativen Standards wie das rezeptiv vermittelte Sprachmaterial. Pattern verwenden wir kommunikativ sinnvoll, kontrastiv, prägnant und hochfrequent. Dadurch verlieren sie ihre negativen Attribute theorieloser, gleichförmiger, mechanischer Satzmuster ohne Funktionsbeziehung.

Bezüglich des Einbezugs des rezeptiven Inputmanagements (Bsp. entwicklungsproximaler Ansatz) gilt es, Folgendes zu berücksichtigen:

- Situative und sprachliche Ablenker müssen konsequent reduziert werden.
- Häufige kindliche Einschränkungen im Bereich der Wahrnehmungs- und Verarbeitungsfähigkeit müssen berücksichtigt werden. Gerade diese oft unerkannt gebliebenen Einschränkungen haben es vielen Kindern unmöglich gemacht, vom ansonsten gut präsentierten Sprachmaterial zu profitieren.
- Rezeptives „Nähren“ muss konsequent ergänzt werden durch den Einbezug sprachbewusstseinsnäherer und auch produktionsfördernder Elemente. Die verschiedenen Möglichkeiten dieser sprachbewusstseinsnäheren, reflexiven Arbeitsformen (Gespräche, Schrift, Strukturhilfen) müssen individuell sinnvoll in das Konzept integriert werden.

Kontextoptimierung integriert folglich Vorhandenes, aber nicht im Sinne einer strukturlosen Addition, sondern strukturgebend unter Hinzufügung neuer und spezifischer Merkmale. Die drei wesentlichen Prinzipien der Kontextoptimierung sind die Ursachenorientierung, die Ressourcenorientierung und der Modalitätenwechsel. Diese Prinzipien werden in den nachfolgenden Kapiteln an allen wichtigen Therapiezielen konkretisiert. Zuvor werden diese Orientierungspunkte für die therapeutische Arbeit aber begründet und einführend erläutert.

6.2.3 Prinzipien der Kontextoptimierung

Kick-off (Startschuss)

Die therapeutische Arbeit an einem gewählten Therapieziel beginnt immer mit einer Kick-off-Aktivität (handlungsmäßige Erfahrung) in der ersten Therapieeinheit. So wie der Kick-off in Ballsportarten der Anstoß ist oder in Projekten die Auftaktveranstaltung, so macht der Kick-off in der Therapie dem Kind sofort deutlich, um was es in der nächsten Zeit gehen wird.

Das Kind mit grammatischen Störungen entdeckt in diesem Kick-off ein „Geheimnis", eine neue sprachliche Struktur, die es bisher noch nicht bewusst wahrgenommen hat. In der Zeit danach geht es um den Erwerb der bisher nicht erworbenen Regel, die zu dieser morphologischen oder syntaktischen Struktur führt. Die konsequente Durchführung dieses Startschusses hat sich als einer der wesentlichen Wirkfaktoren eines effizienten, d.h. raschen Therapieerfolges herausgestellt. Wie wir bei den einzelnen Therapiezielen ausführen werden, kann auf diesen Kick-off immer wieder zurückgegriffen werden. Manchmal ergeben sich daraus bleibende Hilfen, welche die Kinder in der Therapie begleiten, bis sie auf diese Hilfen nicht mehr angewiesen sind.

Die Kick-offs bestehen aus kleinen gespielten „Geschichten", in denen die Kinder die in den Handlungen eingebetteten grammatischen Regeln handlungsmäßig erfahren. Diese Spiele führen bei vielen Kindern zu einem emotional verankerten „aha"-Erlebnis. Durch den Kick-off wird in besonders effektiver Weise die zu entdeckende Regel in den Fokus der Wahrnehmung gerückt.

Das in den Kick-offs entdeckte Geheimnis kann prägnant auf einem Kick-off-Plakat (Unterricht) oder Kick-off-Blatt (Einzeltherapie) visualisiert werden. Diese bleibende Erinnerungshilfe begleitet danach die Therapie oder die Therapiephasen, solange es nötig ist. Plakat oder Blatt dienen dem Kind als „Spickzettel", auf dem es auf einen Blick die entdeckte Regel absehen kann. So stellt die Abbildung 21 (S. 138) bildhaft die Subjekt-Verb-Kontroll-Regel, die Abbildung 30 (S. 170) die Verbendstellungsregel des

Nebensatzes und die Abbildung 43 die Akkusativ-Regel dar. Das Kasus-Plakat (Abb. 43) demonstriert zudem, dass die erste Entdeckung die Veränderung (Verzauberung) von / der / zu / den / war. In einem zweiten Kick-off haben die Kinder dann entdeckt, dass sich / die / und / das / nicht verändern und auch diesen Teil des Geheimnisses dann auf dem Kick-off-Plakat nachträglich visualisiert.

Kick-offs realisieren in sich immer Elemente aller nachfolgend genannten Prinzipien der Kontextoptimierung. Die Konkretisierung der Kick-offs wird bei jedem Therapieziel der Startschuss der Ausführungen sein.

Ursachenorientierung

Viele Kinder mit grammatischen Störungen haben – wie bereits ausgeführt – Probleme in den Bereichen der auditiven Aufmerksamkeit, der phonematischen Diskriminationsfähigkeit und der phonologischen Bewusstheit (Leitao et al. 1997). Ihnen gelingt es nicht immer, die phonetisch oft wenig markanten morphologischen Markierungen – meistens Konsonanten in Finalstellung – als relevant zu erkennen oder auch klangähnliche auditiv zu differenzieren. Solange dies aber nicht möglich ist, können sie wenig oder nicht von (noch so toll gestalteten) Kontexten mit entsprechender Zielstruktur profitieren.

Wir berücksichtigen diese kindlichen Einschränkungen, indem wir versuchen, die Fähigkeit zur Wahrnehmung und Verarbeitung der kritischen Merkmale der Zielstruktur bei den Kindern durch mehrere Maßnahmen zu erhöhen.

Sensibilisierung auf Morphemmarkierungen („Hör genau hin!"). Dieser Zwischenschritt ist besonders in zwei Fällen notwendig:

- wenn das Kind, trotz eines gut geplanten Kontextes, die sich ändernden Markierungen am Wortende nicht beachtet;
- wenn das Kind klangähnliche Markierungen, z. B. / dem / und / den / nicht treffsicher unterscheiden kann.

Als vorteilhaft hat es sich erwiesen, bedeutungstragendes Wortmaterial zu verwenden, um daran beim Kind die Fähigkeit zu etablieren, finale Laute schnell identifizieren und unterscheiden zu können.

Beispiele:
Unterscheiden des finalen / n / und / m / in Bein, Baum, Schwein, Schirm u. a.
Unterscheiden des finalen / t / und / st / in Hut, Mast, Wut, Wurst u. a.

Diese Fähigkeit, bei einem Wort den oder die Endlaute isolierend zu erkennen, ist eine Teilkomponente der phonologischen Bewusstheit. Sie kann anschließend auf die Identifizierung und Diskriminierung morphologischer Markierungen übertragen werden, z. B. an Artikeln (/den/ und /dem/) oder Verben (/geht/ und /gehst/). Sensibilisierung auf Morphemmarkierungen ist also eine erste Möglichkeit, die Fähigkeit des Kindes zur Wahrnehmung und Verarbeitung der kritischen Merkmale der Zielstruktur zu erhöhen.

Sprechweise des Therapeuten („Wo spreche ich komisch?"). Eine weitere wirkungsvolle Möglichkeit ist die konsequente Optimierung der Sprechweise des Therapeuten durch bewusste prosodische Veränderungen. Ellis Weismer und Hesketh haben in drei vergleichenden Studien (1993, 1996 und 1998) belegt, dass bestimmte prosodische Veränderungen bei spracherwerbsgestörten Kindern den Verarbeitungsaufwand des Sprachmaterials vereinfachen und dadurch mehr Kapazität für die Auswertung der Sprachstruktur freigeben.

Während andere Therapiekonzepte grammatischer Störungen empfehlen, mit möglichst natürlicher Sprechweise zu sprechen (Siegmüller/Kauschke 2013; Fey et al. 2003), haben wir von Beginn an die empirischen Erkenntnisse der amerikanischen Forschergruppe umzusetzen versucht. Die seit 2000 damit gemachten Erfahrungen belegen eindrücklich, dass Kindern die Wahrnehmung der kritischen Merkmale der Zielstrukturen erleichtert wird durch bewusstes Verlangsamen, akzentuiertes Betonen, fraktioniertes Sprechen (ganz kurze Pausen unmittelbar vor/nach der Zielstruktur) und eine deutlich veränderte Sprechmelodie.

> **Beispiel:**
> Überwindung der Artikelauslassung. Hier bedeutet akzentuierte Betonung, Verlangsamung und leicht übertriebene Sprechmelodie: „in deeennn blauen oder in deeenn roten Rucksack".

Die ausgeprägte professionelle Sprechweise führt beim Kind zu verbesserter Identifizierung, Sequenzierung und Speicherung der kritischen Merkmale der Zielstruktur. Interessant an den Ergebnissen der vergleichenden Studien von Ellis Weismer und Hesketh war, dass Verlangsamung und Betonung größere Effekte bei Kindern mit Spracherwerbsstörungen als bei normal spracherwerbenden Kindern zeigten, so dass die Forscherinnen folgerten, dass normale Kinder diese besondere prosodische Ausgestaltung weniger benötigen. Kinder mit Spracherwerbsstörungen hingegen sind darauf angewiesen und profitieren davon sehr.

Die Kinder reagieren häufig die ersten Male überrascht auf diese von der Alltagssprache bewusst abweichende Sprechweise. Diese Verblüffung ist therapeutisch effektiv, weil sie die Aufmerksamkeit immer wieder genau an die Stelle lenkt, an der „komisch gesprochen“ wird. Diese zu Beginn etwas ungewohnte und gewöhnungsbedürftige Veränderung des eigenen Sprechens ist hochwirksam und zählt inzwischen zu den „Basics“ der Kontextoptimierung, d.h. zu den unverzichtbaren Elementen, deren Umsetzung die notwendige Therapiezeit deutlich verkürzt.

Kürzeste Zielstruktur („Sprich nicht in ganzen Sätzen!“). Um die Fähigkeit zur Wahrnehmung und Verarbeitung der kritischen Merkmale der Zielstruktur zu erhöhen, müssen wir auch die häufig reduzierte phonologische Schleife des Arbeitsgedächtnisses der Kinder mit grammatischen Störungen berücksichtigen. Wird die Kapazität des Kurzzeitgedächtnisses überschritten, geht Sprachmaterial – insbesondere inhaltsleere Funktionswörter – verloren. Kinder sind dann darauf angewiesen, auf eine Schlüsselwortinterpretation des Inhaltes anhand der Inhaltswörter zurückzugreifen. Vergleichbares geschieht, wenn die Kinder Probleme bei der Wahrnehmung zeitlicher Abfolgen haben, die ihnen nicht erlauben, längere Äußerungen vollständig und reihenfolgegetreu aufzunehmen, aufrechtzuerhalten und zu verarbeiten.

Diese kindlichen Einschränkungen versuchen wir zu berücksichtigen, und zwar durch eine konsequente Reduktion der Äußerungslänge auf das für die Zielstruktur notwendige Minimum. Der etwas provokante Leitsatz „Sprich nicht in ganzen Sätzen!“ verlangt folglich nach dem *Ausschalten aller sprachlichen Ablenker*. Wir arbeiten mit Ellipsen, die ohnehin umgangssprachlich korrekter sind als die zuvor eingeforderten Satzmuster. Bei der Arbeit an der Kasusmarkierung ist die kürzeste Zielstruktur die demonstrative Verwendung des Artikels, z.B. auf die Frage „Welchen Apfel willst du – den oder den?“ antwortet das Kind: „Den“.

Bei der Arbeit an der Verbendstellung des Nebensatzes bedeutet die kürzestmögliche Zielstruktur die Reduktion der kindlichen Produktion auf den Nebensatz, der idealtypisch aus maximal vier Elementen besteht („wenn Papa heute kommt“, „weil Papa Hunger hat“). Einzige Ausnahme ist dabei das Therapieziel „Verbzweitstellung im Hauptsatz“. Dies erfordert einen kurzen vollständigen Satz. Die kürzestmögliche Zielstruktur sind dreigliedrige Sätze der Art „Ich laufe schnell.“ oder „Was machst Du?“. Diese kurzen Satztypen erfüllen das Kriterium „ablenkungsfrei“.

Kruse (2000, 172) verwendet als Beispiel zur Förderung der Subjekt-Verb-Kongruenz Satztypen wie „Ich hole einen Elefanten aus dem Korb.“, „Ich hole einen Tiger aus dem Korb.“. In diesen Sätzen, die deutlich länger sind, sind gleich zwei schädliche *Ablenker*. Sowohl Akkusativ- als auch Dativmarkierung sind spät erworbene Fähigkeiten, während die Subjekt-Verb-Kongruenz zu den früher erworbenen grammatischen Regeln zählt.

Also stellen die Kasusmarkierungen nicht nur Ablenker, sondern auch Überforderungen für das Kind dar.

Da alle Tiere ausschließlich aus dem Korb geholt werden, ist der permanente Zusatz „aus dem Korb" kommunikativ-situativ unsinnig. Er würde nur Sinn machen, wenn eine Alternative zum Korb bestehen würde, so dass ich immer ankündigen müsste, aus welchem Gefäß ich jetzt ein Tier hole.

Eine andere Therapeutin benutzte bei der therapeutischen Arbeit an den Zielen Subjekt-Verb-Kongruenz und Verbzweitstellung ein Aquarium, aus dem sie und das Kind abwechselnd mit Magnetangeln Fische angelten. Der von der Therapeutin stimulierte und vom Kind erwartete Kommentar sollte sein „Ich habe einen blauen Fisch geangelt.", „Ich habe einen roten Fisch geangelt". Auch hier stellt die Objektbenennung einen überfordernden Ablenker dar (Akkusativmarkierung am unbestimmten Artikel und am Adjektiv), der die Äußerung unnötigerweise verlängert. Die Verwendung einer zweigliedrigen Verbalphrase mit Partizip („habe ... geangelt") führt zum gleichen Resultat: Es überfordert das Kind und verlängert die Äußerung.

Ablenker bergen in sich die Gefahr, dass sie die Aufmerksamkeit des Kindes vom eigentlich angestrebten Ziel auf andere Strukturen lenken. Solche sprachlichen Ablenker, die durch die Einführung neuer überfordernder Schwierigkeiten oder aus kommunikativ sinnlosen Floskeln entstehen können, die aber die Äußerung verlängern, versuchen wir konsequent auszuschalten.

Aber auch aus anderen Gründen ist das im zuvor skizzierten Angel-Kontext verwendete Sprachmaterial ungeeignet für jegliches grammatisches Lernen. Für das Entdecken der Subjekt-Verb-Kongruenz und der Verbzweitstellungsregel muss das Sprachmaterial immer *kontrastiv* sein. Für das morphologische Ziel benötigt das Kind mindestens zwei Subjekte, um erkennen zu können, dass sich – in Abhängigkeit vom wechselnden Subjekt – die Verbmarkierung verändert (z. B. „Ich angle Fische. Du angelst Krebse."). Für das syntaktische Ziel müssen mindestens zwei unterschiedliche Satztypen verwendet werden, an denen das Kind erkennen kann, dass die erste Satzposition – das Vorfeld – variabel gefüllt sein kann, während die zweite Position immer durch das finite Verb gefüllt wird (z. B. „Ich angle Fische. Was angelst du? Krebse angelst du.").

Ausschalten von „Verwirrern". Kinder erschließen sich die grammatischen Regeln, gemäß den Lernbarkeitstheorien, sowohl mit Hilfe von sprachspezifischen Mechanismen – unter Zuhilfenahme unterschiedlicher Bootstrapping-Strategien – als auch mit allgemeinen kognitiven, d. h. sprachunspezifischen Fähigkeiten (klassifizieren, Analogien bilden, strukturieren, planen). Was für die sprachunspezifischen Fähigkeiten forschungsmäßig belegt ist (Schöler et al. 1998), wird auch für die Bootstrapping-Strategien vermutet (Penner / Kölliker Funk 1998): eine reduzierte Leistungsfähigkeit von Kindern mit grammatischen Störungen im Vergleich mit normal spracherwerbenden.

Aus diesem Grund versuchen wir das Sprachmaterial so zu planen, dass daran optimal die Regel entdeckt werden kann, ohne dass „Verwirrer" das Entdecken der Regel in dieser Phase gefährden können. Davon erwarten wir, dass Kinder, trotz der erwähnten Einschränkungen ihrer sprachlichen und kognitiven Verarbeitungsfähigkeit, eine Chance haben, die im Sprachmaterial optimal präsentierte Regel zu entdecken. Dieses Ziel, einen zum Entdecken der Regel optimierten, eindeutigen Input anzubieten, wird auch durch den neueren gebrauchsorientierten Ansatz von Tomasello (2003) gestützt (vgl. Kap. 2.5.4).

Beispiele:
Bei der Etablierung der Verbzweitstellungsregel arbeiten wir aus diesem Grund immer mit Vollverben in der finiten Position. („Ich kaufe Eis. Was kaufst Du? Pommes kaufe ich.") Verwirrer sind in diesem Kontext:

- direkte Fragen mit Verbspitzenstellung („Kaufst du auch Ketchup?"),
- die zweigliedrige Verbalphrase, in der das Vollverb als infinites Partizip oder als Infinitiv in die Endstellung rückt („Hast du Pommes gekauft? Willst du noch Ketchup kaufen?"),
- die Benutzung von subordinierten Nebensätzen, in denen das finite Verb in Endstellung ist („Das finde ich toll, dass du Pommes kaufst.").

Für die Etablierung der Subjekt-Verb-Kongruenz eignen sich nicht alle Verben. Verwirrend muss es sein, wenn Formen von „sein" und „heißen" verwendet werden wie „Du bi*st* ein Zauberer. Wie hei*ßt* du? Peter i*st* auch ein Zauberer. Er hei*ßt* Miraculix." Bei dieser Verbenwahl fallen die morphologischen Markierungen der 2. und 3. Person Singular phonetisch gleich aus, so dass das Kind daran bestenfalls eine falsche Regel entdecken könnte.

Solche ungeeigneten Verben müssen im Vorfeld als Verwirrer erkannt und ausgeschaltet werden. Nur Verben, an denen eindeutig die unterschiedliche Verbmarkierung erkennbar ist, unterstützen das Kind bei der Entdeckung der Regel.

Ressourcenorientierung („Finde selbst heraus, was Dir hilft!")

Als weiteres Merkmal der *Kontextoptimierung* versuchen wir, vorhandene metasprachliche und auch schriftsprachliche Ressourcen der Kinder kompensatorisch zur Unterstützung des grammatischen Lernens zu nutzen. Da viele Kinder spezifische Einschränkungen der auditiven Wahrnehmung erleben, können zu diesem Zweck auch andere Wahrnehmungskanäle genutzt werden.

Was aber dem einzelnen Kind hilft, ist nie von Anfang an klar. Vorsichtig versuchen wir deswegen Gespräche, Schrift und wahrnehmbare Strukturierungen als Angebote einzubringen und beobachten, ob sie vom Kind als hilfreich aufgenommen werden. So ist der Leitsatz „Finde selbst heraus, was dir hilft!“ zu verstehen.

Formate des Kindes finden. „Format“ bezeichnet einen Spiel- oder Handlungskontext, der über Wochen und Monate im Wesentlichen gleich bleibt. Solche Formate als Inhalt und Rahmen der Therapie, als Transporter der Therapieziele, versuchen wir gemeinsam mit dem Kind zu finden und weiter zu entwickeln. Dabei gehen wir von den Interessen und Erfahrungen des Kindes aus. Wenn wir ein für das Kind motivierendes Format gefunden haben, hat dies viele Vorteile. In erster Linie ist es ein situativer Kontext, der das Kind zum Mittun motiviert und somit eine positive Gestimmtheit auch für grammatisches Lernen liefert. Der immer gleiche Rahmen gibt dem Kind verstehens- und handlungsmäßige Sicherheit. Er benötigt zunehmend weniger Aufmerksamkeit und gibt die vorhandene Kapazität für das frei, was sich im Spiel verändert – das Sprachmaterial. Formate erleichtern den Therapeuten die Vorbereitung der Handlungsabfolgen und des spezifischen Sprachmaterials je nach den sich verändernden grammatischen Fähigkeiten des Kindes.

Nicht das ständige Planen und Anbieten von neuen Spielideen ist das Ziel. Dies erweist sich als therapeutisch kontraproduktiv im Sinne eines *situativen Ablenkers*, da viel Aufmerksamkeit des Kindes für die neue Situation und die damit verbundenen neuen Handlungsanforderungen oder Regeln verloren geht.

Formate können Spiele mit Tierfiguren sein (Bauernhof, Zoo, Zirkus), das Einrichten von Puppenhäusern, Einkauf- und Kochspiele, Spiele mit Fahrzeugen u. a. Mit dem kooperativen Schaffen motivierender Formate – unter Rückgriff auf die Interessen des Kindes – nutzen wir seine Fähigkeit, sich für bestimmte Spielformen und Inhalte zu begeistern. Im Kontext dieser Formate zeigt uns das Kind durch seine sprachlichen Reaktionen, ob die Optimierung der Elemente „Situation“, „Sprachmaterial“ und „Sprechweise“ bereits ausreichend ist, um es bei der Entdeckung der grammatischen Regel zu unterstützen. Wenn eine Veränderung seines Sprachsystems nicht oder nicht rasch erfolgt, fordert es uns dazu auf, ihm zusätzliche Hilfen zu bieten. Hilfen, die auch kombinierbar sind, können Gespräche, wahrnehmbare Strukturen und Schrift sein. Alle diese Angebote zielen darauf hin, den Fokus der kindlichen Aufmerksamkeit auf die zu entdeckende grammatische Regel zu lenken und das Kind bei der Annäherung an die Übernahme der Regel in die eigene Sprachproduktion zu unterstützen. Dabei nutzen wir kognitive, sensorische, metasprachliche und schriftsprachliche Ressourcen des Kindes.

Gespräche. Eingebettet in die therapeutische oder unterrichtliche Arbeit, wird Sprache zum Gegenstand der Reflexion gemacht – wir sprechen über Sprache. Damit bauen wir metasprachliches Wissen auf oder nutzen bereits vorhandene metasprachliche Fähigkeiten. Dabei bietet sich ein kurzes Gespräch über die Zielstruktur an, in dem wir einen Vergleich zwischen den verschiedenen Realisationsformen – der des Kindes und unserer eigenen – anstellen. Dieser Vergleich kann bereits mit einem bleibenden wahrnehmbaren Strukturangebot begleitet werden.

Beispiel:
Überwindung der Artikelauslassung bei Kasusmarkierung.
Therapeut (nach Ratespiel): „Mir ist aufgefallen, dass du gesagt hast ‚auf Stuhl' (legt für jedes Wort einen grünen Holzklotz. Und ich habe gesagt, auf (grüner Klotz) den (roter Klotz) Stuhl (grüner Klotz)'. Fällt dir etwas auf?"

Als Abschluss einer solchen kurzen, fokussierenden Gesprächssequenz kann es gelingen, dem Kind ein erstes Erfolgserlebnis zu vermitteln, indem man es zur Nachahmung auffordert.
Therapeut: „Kannst du das auch sagen, auf *deeennn* Stuhl? Mensch ist ja toll. Siehst du? Du kannst das auch, genau wie ich. Du kannst sagen auf Stuhl aber auch auf *deennn* Stuhl".

Die visuell wahrnehmbare Struktur bleibt in der nächsten Spielrunde erhalten. Immer wenn der Therapeut rät, bezieht er sich explizit auf die Struktur und tippt bei jedem Wort auf den entsprechenden Klotz.

Wahrnehmbare Strukturen. Diese drei verschiedenfarbigen Klötze sind bereits ein Beispiel für die *Visualisierung von Sprachstrukturen* – hier mit dem Ziel der Überwindung der Artikelauslassung im Kasuskontext.

Abbildung 16 zeigt den Anfang der Einkaufsliste eines Kindes, mit dem am Therapieziel „Verbzweitstellungsregel im Hauptsatz" und „Subjekt-Verb-Kongruenz" gearbeitet wurde. Das Kind kauft für zwei Personen – sich selbst und den Clown (Handpuppe) – ein, so dass die Subjektbenennung zwingend wird. Die Visualisierung des Verbs verhindert die bisherige Verbauslassung und macht dem Kind die Position des Verbs deutlich.

Gesten. Manche Kinder erleben sprachbegleitende Gesten als Hilfe. Manchmal entwickeln sie diese Gesten selbst, indem sie bspw. bei einer Zielstruktur wie „ich nehme ..." die Hand auf die Brust legen (ich), dann mit der rechten Hand die Geste des Nehmens machen (nehme), bevor sie aus den auswählbaren Kaufobjekten (Bilder) eines wählen und auf ihre Einkaufsliste kleben.

Bei morphologischen Zielen kann das Etablieren eines finalen Lautes gelegentlich durch ein Handzeichen (Lautgesten) unterstützt werden. Dabei entwickeln Kind und Therapeut manchmal eigene Handzeichen, wie bspw. die flache Handfläche vor den Mund als Handzeichen für das (m) oder sie greifen auf das Phonembestimmte Manualsystem (PMS) von Schulte et al. (1980) zurück, das in der Gehörlosenpädagogik entwickelt wurde. Dieses System versucht die Lautbildung zu unterstützen, indem für jedes Phonem ein Zeichen verwendet wird, welches in seiner Form die Stellung der Artikulationsorgane (Lippenstellung, Mundöffnung, Zungenstellung etc.) nachzubilden versucht. Dadurch informiert es über Sprechbewegungen, die zur Erzeugung eines Lautes erforderlich sind.

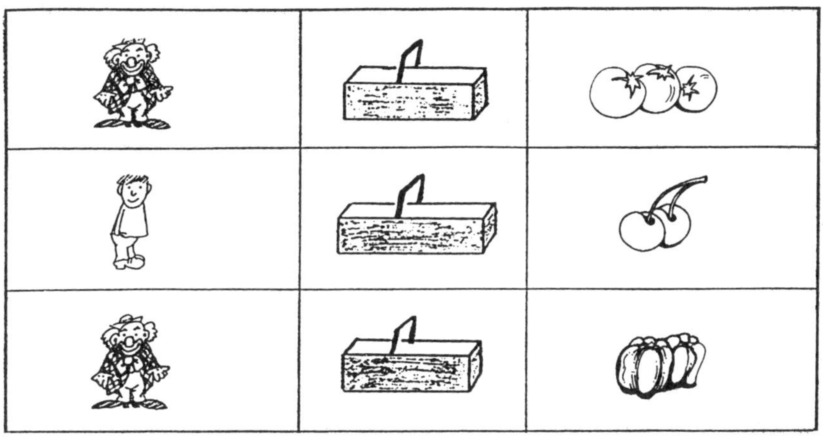

Abb. 16: Einkaufsliste

Auditive Impulse. In der Phase, in der das Kind bereits die Fähigkeit hat, seine abweichende Produktion bei erhöhter Aufmerksamkeit selbst zu korrigieren, können hörbare Impulse eingesetzt werden, die das Kind zur Selbstkontrolle auffordern.

> Zum Beispiel pfeift ein Vogel (Handpuppe) immer kurz, wenn ein Kind in einem Spiel mit Dativkontexten anstatt dem bereits etablierten „dem“ die frühere Akkusativübergeneralisierung „den“ verwendet; daraufhin kann das Kind seine Fähigkeit zur Nachbesserung einsetzen.

Schrift. Bei Schulkindern, die über schriftsprachliche Kompetenzen verfügen, können wir auch diese nutzen. Schrift hat im Gegensatz zum flüchtigen Schalleindruck der Lautsprache den Vorteil, dass sie bleibend ist. Schrift dient uns dabei zur visuellen Fokussierung der kritischen Merkmale der Zielstruktur, zur schriftlichen Fixierung des entdeckten „Geheimnisses“

(Plakat) oder zur schriftsprachlichen Anwendung der Regel (Arbeitsblätter, zerschnittene Satzstreifen u. a.).

Beispiele:
Ein Kind, mit dem wir an der Kontrastierung Akkusativ-Dativmarkierung arbeiteten, blieb hartnäckig bei der Übergeneralisierung des Akkusativs „den“ im Dativkontext. An den Orten im Spielgeschehen, an denen die Dativkontexte geplant waren, brachten wir daraufhin Aufkleber mit folgender Erinnerungshilfe an:

de**m** (m mit roter Farbe)

Schrift erlaubt das kritische Merkmal der Zielstruktur (hier das /m/) überdeutlich herauszuheben (Farbe und Größe) und somit ins Bewusstsein des Kindes zu rücken. Mit Schrift können aber nicht nur die morphologischen Markierungen deutlich gemacht werden, sondern auch Wort-Positionen und Positionswechsel:

Ich **spiele** Gitarre.

..., weil ich Gitarre [ ].

Die obere Zeile zeigt sofort, welches Wort (spiele) aktiv wird und seine Position verlässt, wenn sich die Konjunktion „weil“ nähert. Gleichzeitig ist zu erkennen, wohin das Wort gehen wird (Rahmen).

Mit Schrift kann also in kleinster Form gearbeitet werden: als Erinnerungshilfe (Aufkleber, Button), aber auch als Darstellung eines Vorganges auf einem Plakat (das als Planungshilfe oder als Selbstkontrolle nach der Produktion dienlich ist) oder auf Arbeitsblättern und Folien. Es ist wichtig, dass die erwähnten Strukturangebote und die schriftsprachlichen Hilfen mit wachsenden Fähigkeiten schrittweise, aber möglichst rasch abgebaut werden. Für den Einsatz der Hilfen gilt das Prinzip: so viel wie nötig, aber so wenig wie möglich.

Modalitätenwechsel

Der Modalitätenwechsel ist das dritte Merkmal der *Kontextoptimierung*. Wir bemühen uns in einer Therapieeinheit – oder auch in einer kontextoptimierten Phase des Unterrichts – um einen kurzrhythmischen Modalitätenwechsel, d. h. um einen Wechsel weniger sprachbewusster und verstärkt sprachbewusster Spiel- und Arbeitsformen (Abb. 17).

Dieser Wechsel der rezeptiven, reflexiven und produktiven Modalität deutet die hin- und herschwappende Welle an. Die Wellenbewegung versucht die ansonsten weitgehend nicht bewusste Sprachaneignung, je nach Kind, zu intensivieren, zu beschleunigen oder an bestimmten Stagnationspunkten wieder anzustoßen. So entsteht ein Wechsel zwischen Verstehen und Produzieren, Erarbeiten und Anwenden / Erproben, Fokussieren und Einbetten, Üben und Spielen, Sprechen und Reflektieren.

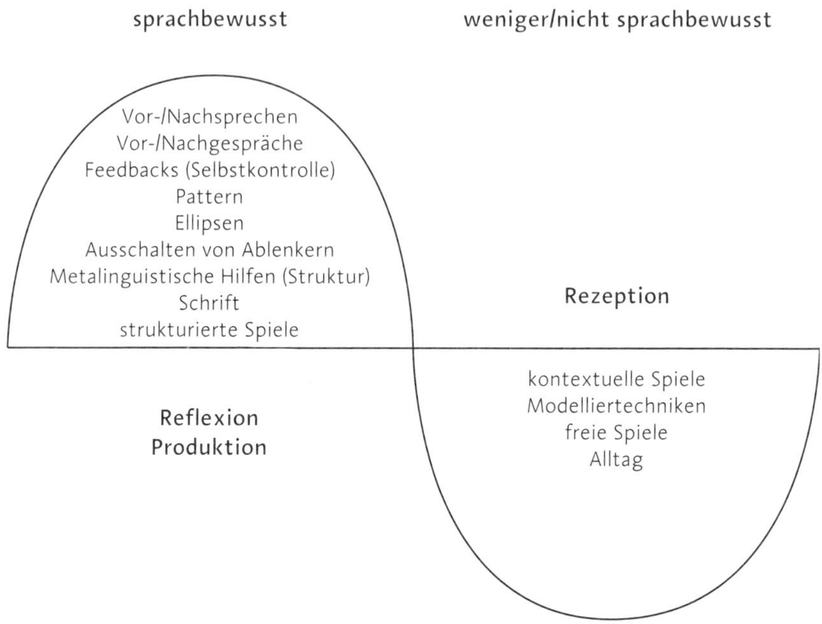

Abb. 17: Der Modalitätenwechsel

Beliebtes Setting hierfür ist für uns das *Rollenspiel*, das Themen des Kindes aufgreift. Das therapeutische Rollenspiel beinhaltet bereits zwangsläufig wichtige Elemente des Modalitätenwechsels. In den Gesprächen der Planungs- und Auswertungsphase können – wenn nötig – kurze, die Zielstruktur fokussierende Gesprächselemente einbezogen oder Strukturierungshilfen eingeführt werden. Im eigentlichen Spiel bietet der Rollentausch die Möglichkeit zum Wechsel der rezeptiven mit der produktiven Rolle für das Kind.

Kruse (2000) bewertet speziell Rollenspiele als besonders geeignetes Medium für die Therapie grammatischer Störungen. Rollenspiele erfordern und fördern durch den Rollentausch den nötigen gedanklichen und sprachlichen „Perspektivenwechsel", der für grammatisches Lernen nötig ist. Spielerisch und lustbetont unterstützen wir dadurch selbst bei Vorschulkindern die Fokussierung der Zielstruktur; diese begleiten wir im Hinüberschwappen der Modalitätenwelle von professionell geplanten, teils hoch strukturierten und sprachbewussten kurzen Phasen wieder in immer freiere Spiele, bis in die Spontansprache des Alltags hinein.

Eine kontextoptimierte Therapieeinheit hat idealtypisch somit *mehrere Phasen*. Neben den kurzen sprachbewussten Phasen, in denen hochfrequent das verwirrer- und ablenkerfreie kürzestmögliche Sprachmaterial in dialogischen Patterns „ausgetauscht" wird, gibt es weniger kontrollierte, freiere Phasen, in denen auch in der Therapeutensprache gelegentliche Ablenker und Verwirrer auftauchen dürfen – diese hört das Kind ohnehin den Rest des Tages. Dieses Wissen ist auch für die Therapeuten entlastend, da eine permanente Selbstkontrolle der eigenen Sprachproduktion auf Kosten der Natürlichkeit des kommunikativen Austausches gehen würde. Unverzichtbar bleibt aber die Forderung, dass es immer wieder zu den im Alltag nicht auftauchenden Situationen „reiner Triggerkonzentrate" kommt.

Ein Problem anderer Therapieansätze bestand in der (zu) langen Phase, bis sich Effekte des grammatischen Lernens auch in der Sprachproduktion des Kindes zeigten. Auch in unserem Arbeiten kommt es immer wieder zu Situationen, in denen Kinder den geplanten produktiven Anforderungen lieber ausweichen würden. Um dies zu verhindern, sind zwei weitere Planungshilfen nützlich.

Zwingende Kontexte schaffen. Wir bemühen uns immer um zwingende sprachliche Kontexte, in der die Realisierung der Zielstruktur für den Spiel- oder Handlungsfortgang unverzichtbar oder doch zumindest kommunikativ sinnvoll ist.

Wenn Kinder in einer Situation, in der von uns eine Satzstruktur erwartet wird, sprachlich elliptisch agieren, sagen sie uns damit, dass eine elaboriertere Äußerung entweder nicht kommunikativ nötig ist, oder dass der Kontext nicht zwingend genug ist. Das wird im nachfolgenden Beispiel deutlich.

Beispiel: Subjektauslassungen.
Beim Erstellen einer Einkaufsliste wird vom Kind erwartet, dass es immer wieder „ich kaufe…" sagen soll. Es realisiert aber lediglich „Eis. Pommes. Spaghetti." Dies ist völlig korrekt, da in diesem Kontext die immer gleiche Kommentierung „ich kaufe" kommunikativ redundant und somit überflüssig ist. Weil das Kind hier eine wichtige Sprachfähigkeit zeigt, nämlich den ökonomischen und effektiven Gebrauch der Sprache, werden wir nicht auf die traditionell in vielen Sprachheilinstitutionen verankerte Aufforderung „Sag es im ganzen Satz!" zurückgreifen. Folglich müssen wir den Kontext optimieren. Dies kann dadurch geschehen, dass das Kind nicht nur für sich eine Einkaufsliste erstellt, sondern noch für eine andere Person. Damit wird die Subjektbenennung zwingend, da ansonsten nicht deutlich wird, wer jetzt was kaufen wird.

Auslassungen eines Satzelementes sind immer dann zu erwarten, wenn das Element immer gleich bleibt. Bereits durch die Verwendung von jeweils zwei Elementen muss das Kind eine bewusste Auswahl treffen und diese auch versprachlichen. Was wir im obigen Beispiel am Subjekt deutlich gemacht haben, gilt in gleicher Weise für Verben und Objekte.

Beispiel: Verbauslassung.
Da es im Subjektauslassungsbeispiel immer nur um „kaufen" geht, könnte dem Kind auch die Sprachform „Ich Eis. Er Pommes." genügen. Ist uns die Verbverwendung ein Anliegen, müssen wir eine Alternative zu „kaufen" einführen, z. B. „kaufen" oder „bestellen". Da die Möglichkeit der Verdoppelung aller „auslassungsgefährdeten" Satzelemente nicht immer möglich oder sinnvoll ist, ohne den Spielverlauf und auch die Sprachplanung zu komplex werden zu lassen, kann hier auch auf Strukturhilfen zurückgegriffen werden.

Kontrolle der eigenen Redebeiträge. Elliptische Antworten werden oftmals auch durch die sprachlichen Eröffnungen des Therapeuten evoziert. Wenn der Therapeut im Einkaufsspiel das Kind, das mit zwei Einkaufslisten (seiner eigenen und der des Clowns) vor dem Sortiment steht, fragt: „Was kaufst du?", wird das Kind sagen: „Eis". Es reduziert nach dieser Eröffnung seine Äußerung korrekterweise auf die Objektbenennung. Sagt der Therapeut aber nur „Ja bitte?" oder „Was darf es sein?", ist es für das Kind zwingender zu sagen, wer was kauft. Die Wahrscheinlichkeit erhöht sich, dass es etwa sagt: „Ich kaufe Eis. Der Clown kauft Bonbons."

Kommentierungen zwingend machen. Eine von jeher problematische Anordnung ist es, wenn Kinder Dinge und Vorgänge versprachlichen sollen, die der anwesende Therapeut ohnehin sieht. Dies versuchen wir dahingehend zu verändern, dass das Kind etwas kommentiert, was der Therapeut *nicht* sieht.

Beispiel: Kasusmarkierung.
Das Kind richtet ein Puppenhaus ein. Der Therapeut richtet an einer Stelle, an der er das Kind nicht sehen kann, ein zweites Puppenhaus ein. Ziel ist, dass dieses Haus am Ende gleich eingerichtet sein soll wie das Haus des Kindes. Dazu gibt ihm das Kind fortlaufend Kommentare, wo es was hinstellt. Wird dieses Spiel zuerst mit vertauschten Rollen gespielt (Therapeut kommentiert), bietet es wieder eine gute Gelegenheit für den Wechsel der rezeptiven zur produktiven Modalität. Ein ähnlicher Effekt lässt sich auch dadurch erreichen, dass das Kind mit seiner sehschwachen Oma in den Zirkus geht, in dem Tiere Kunststücke machen. Immer wenn die Leute nach einem Kunststück klatschen, fragt die Oma nach, was passiert ist („Wohin ist der Tiger gesprungen?").

Macht der Worte. Besonders motivierend ist für Kinder die Erfahrung, dass sie mit ihren Worten, in denen sich neu erworbene grammatische Fähigkeiten manifestieren, besondere Effekte auslösen können.

Beispiele dafür sind:

- sprachgesteuerte Roboter, die sich nur durch exakt formulierte Befehle steuern lassen,
- Zaubersprüche, die nur wirken, wenn sie genau gesprochen werden,
- Quartettspiele, bei denen das Kind die erfragte Karte nur erhält, wenn die dabei verwendete Kasusmarkierung stimmt („Hast du die Katze auf de*m* Stuhl?").

✔ Kontextoptimierungs – Check

❒ Kick-off (Startschuss-Aktivität)

Ursachenorientierung
- ❒ Sensibilisierung auf Morphemmarkierungen
- ❒ Sprechweise
- ❒ Kürzeste Zielstruktur
- ❒ Ausschalten sprachlicher Ablenker
- ❒ Ausschalten von Verwirrern

Ressourcenorientierung
- ❒ Format des Kindes (situativer Kontext)
- ❒ Fokussierende Gespräche
- ❒ Wahrnehmbare Strukturangebote
  - ❒ Visuell ❒ Gesten ❒ Auditive Impulse
- ❒ Schrift

Modalitätenwechsel
- ❒ Rezeption
- ❒ Produktion
  - ❒ Zwingender Kontext
  - ❒ Kontrolle der eigenen Redebeiträge
  - ❒ Kommentierung zwingend
  - ❒ Macht der Worte
- ❒ Reflexion

❒ Planung nach Aufbaukriterien

Abb. 18: Der Kontextoptimierungs-Check

6.2.4 Checkliste der Kontextoptimierung

Die Prinzipien der Kontextoptimierung bilden die Grundlage sowohl für die Planung als auch für die nachträgliche Evaluation von Therapieeinheiten und kontextoptimierten Phasen des Unterrichts. Vergleichbar einer Checkliste kann überprüft werden, welche Punkte berücksichtigt werden müssen, welche bereits berücksichtigt wurden oder bei welchen Punkten weitere Optimierungen möglich sind.

In den nachfolgenden Kapiteln zu den wichtigsten vier Therapiezielen werden wir uns immer auf die *KO-Checkliste* beziehen und deutlich machen, was die Prinzipien und therapiedidaktischen Unterpunkte für die Arbeit am jeweiligen Therapieziel bedeuten.

6.3 Therapieziele

6.3.1 Verbzweitstellungsregel im Hauptsatz

Erwerbsaspekte und Bedeutung des Ziels

Ab dem dritten Lebensjahr erkennen viele Kinder zwei wichtige grammatische Zusammenhänge:

- dass das Subjekt das finite Verb kontrolliert (control-agreement-principle), d. h., dass die morphologische Markierung des Verbs durch das Subjekt definiert wird (Subjekt-Verb-Kontroll-Regel),
- dass das finite Verb im regelhaften Hauptsatz immer die zweite Position einnimmt (Verbzweitstellungsregel).

Gut 50 % aller Kinder haben diese beiden grammatischen Regeln zu Beginn des fünften Lebensjahres erworben (Motsch / Rietz 2016), was ihnen bereits die korrekte Bildung kurzer Hauptsätze erlaubt. Ohne diese sprachlichen Regeln bleibt die Stellung aller Satzglieder diffus und undefiniert, und auch der Nebensatz kann nicht erworben werden. Damit wird deutlich, dass die grammatische Therapie hier ansetzen muss, weil diese beiden Regeln für Kinder bereits eine basale Sprachkompetenz bedeuten.

Die Erwerbsschritte dieser Fähigkeiten wurden im Kapitel 2.3 ausgeführt. Wir dürfen davon ausgehen, dass wir Kinder mit grammatischen Störungen antreffen,

- die lediglich eine der beiden Regeln noch nicht erworben haben, aber auch Kinder,
- die beide Regeln noch nicht erworben haben (Motsch / Schmidt 2009).

Im ersten Fall stellt die noch nicht erworbene Regel das Therapieziel dar. Im zweiten Fall werden wir zeitgleich am Erwerb beider Regeln arbeiten, da wir nicht im Vorfeld entscheiden können, für welche Regel das Kind mit grammatischen Störungen die größere Lernbereitschaft (Sensibilität) zeigt. Zeitgleich arbeiten heißt aber nicht, dass wir in jeder Therapiephase oder jeder Therapieeinheit am Erwerb beider Regeln arbeiten werden.

Dies haben wir mehrere Jahre getan und dabei festgestellt, dass die permanente therapeutische „Doppelgleisigkeit“ nicht nur die Therapieplanung erschwert, sondern gelegentlich geradezu kontraproduktiv ist.

Beispiel:
Für einige Kinder ohne Subjekt-Verb-Kongruenz stellt es eine besondere Schwierigkeit dar, das finite Verb in XVS-Sätzen zu markieren, da sie bei der Verbposition das hinter dem Verb stehende Subjekt noch nicht wahrgenommen haben. Das Antizipieren des nachfolgenden Subjekts ist aber für die Sprachplanung des finiten Verbs unverzichtbar. Ein SVX-Satz ist für diesen Lernschritt geeigneter, da das Subjekt die am nachfolgenden Verb zu realisierende Markierung quasi auslösen kann.

Aus den genannten Gründen separieren wir in unseren Ausführungen die beiden Therapieziele – wohlwissend, dass manche der Therapie- und Unterrichtsbeispiele beide Ziele wieder zusammenbringen werden. Dass wir mit der Verbzweitstellungsregel beginnen heißt nicht, dass dieser Priorität vor der Subjekt-Verb-Kontroll-Regel einzuräumen wäre.

Vor den therapeutischen Überlegungen soll präzisiert werden, woran wir die Anwendung der Verbzweitstellungsregel erkennen können.

Den Erwerb der Verbzweitstellungsregel erkennen wir daran, dass das Kind Sätze verstehen und produzieren kann, in denen die erste Position – das Vorfeld – nicht durch ein Subjekt besetzt ist. Das Vorfeld kann z. B. durch W-Fragepronomen (warum, wozu, wohin, was), topikalisierte Objekte und temporale oder lokale Adverbien besetzt sein. Das Kind zeigt bei diesen Satz-Typen – X (offene Klasse), V (finites Verb), S (Subjekt) –, dass es erkannt hat, dass das finite Verb an der zweiten Position bleibt und das im Vorfeld verdrängte Subjekt dann eine Position hinter dem Verb einnimmt (Subjekt-Verb-Inversion). Zusätzlich muss das Kind auch entdecken, dass der infinite Teil der Verbalphrase (Partizip, Vollverb, Präfix oder prädikatives Adjektiv) immer am Ende des Hauptsatzes steht und mit dem finiten Verb an der zweiten Position die Verbklammer bildet.

Der Erwerb der Verbzweitstellungsregel erfolgt stufenweise, so dass es von diagnostischem Interesse ist, auf welchem Niveau sich der kindliche Erwerbsstand befindet.

Diagnostische Erfassung des Fähigkeitenstandes

Der Subtest 1 der ESGRAF 4–8 (Motsch/Rietz 2016) evoziert 36 XVS-Sätze mit drei unterschiedlichen Erstplatzbesetzungen (W-Fragen, Objekttopikalisierung, Temporaladverb). Zudem wird in neun Items die Fähigkeit des Kindes zur Verbtrennung bei der zweigliedrigen Verbalphrase (Auxiliar und Partizip, Stammverb und Präfix) überprüft. Die erreichten Rohwertpunkte bilden den Fähigkeitenstand des Kindes ab, in XVS-Sätzen die Verbzweitstellungsregel mit Verbtrennung anzuwenden.

Die Rohwertpunkte werden in Prozentränge (PR) umgewandelt. Kinder mit einem Wert unter PR 16 haben beim Erwerb der Verbzweitstellungsregel nicht die altersentsprechende Korrektheit erreicht und gelten als grammatisch gestört. Folgende prozentuale Korrektheit müssen Kinder erreicht haben, um noch zum unteren Bereich der Normalität zu gehören:

- 4;0–4;11 Jahre: über 62 %
- 5;0–5;11 Jahre: über 84 %
- ab 6;0 Jahren: über 91 %

Essentials der Therapie

Bevor wir zu konkreten Beispielen aus der therapeutischen und unterrichtlichen Praxis kommen, gilt es zuvor, die Prinzipien der Kontextoptimierung für das Therapieziel „Verbzweitstellungsregel" zu überdenken. Für jedes Therapieziel gibt es Einstiegs-, Aufbau- und Vermeidungshinweise. In der therapeutischen Unterstützung des Kindes beim Erwerb der Verbzweitstellungsregel geht es nicht darum, starre Satzmuster – z. B. Subjekt-Verb-Prädikat-Sätze – zu vermitteln, sondern zur Erkenntnis zu verhelfen, dass es flexible Satzmuster gibt, deren einzige Konstante das finite Verb in der Zweitposition ist. Dies soll dem Kind durch den Kick-off bereits in der ersten Therapieeinheit deutlich werden.

Kick-off. „Das faule Wort"

In der ersten Therapieeinheit mit diesem Therapieziel soll das Kind das „Geheimnis" entdecken, dass sich nur ein bestimmtes Wort im Spiel auf den bequemen Stuhl setzen darf, während sich die Positionen der anderen Satzglieder um dieses „faule Wort" als Dreh- und Angelpunkt bewegen. Dadurch versuchen wir, dem Kind die Entdeckung der Verbzweitstellungsregel ressourcenorientiert, handlungsmäßig erfahrbar, visuell wahrnehmbar und – wenn möglich – von Schrift und fokussierenden Gesprächen unterstützt, zu erleichtern.

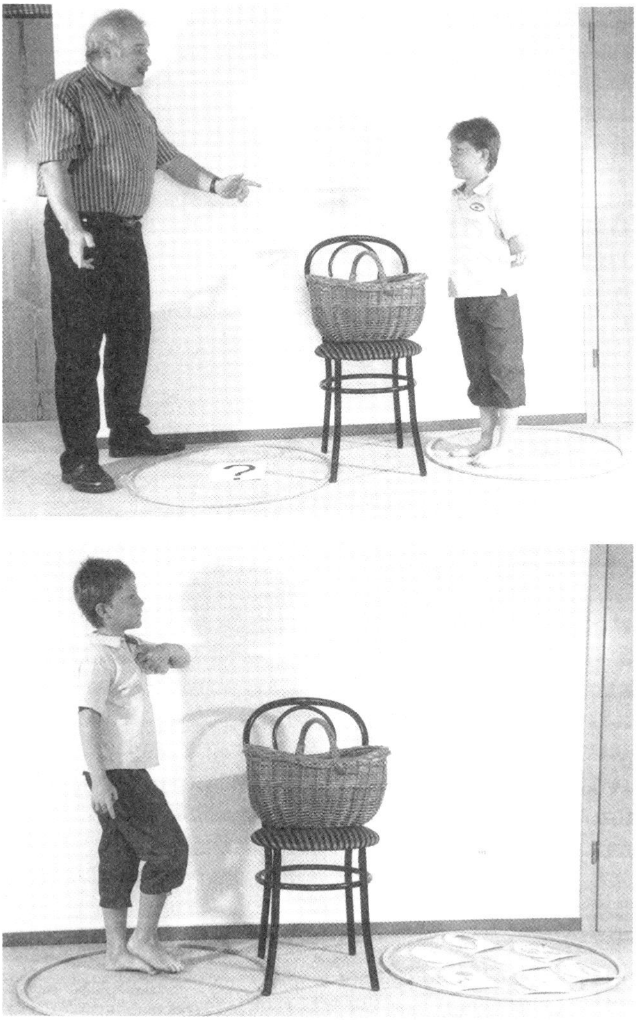

Abb. 19: Das faule Wort

Beispiele:
In der *Einzeltherapie* wird das faule Wort „kaufen" bspw. auf einem Stuhl durch einen Einkaufskorb symbolisiert oder durch eine Symbolkarte markiert. Die erste Position (Vorfeld) und die dritte Position sind vor und nach dem Stuhl als leere Reifen markiert (reflexive Phase). Das Kind soll herausfinden, wer sich alles auf den bequemen Stuhl setzen darf.

Der Therapeut geht selbst in die erste Position und sagt „Ich“. Dann stellt er den Korb auf den Stuhl und sagt „kaufe“. Danach legt er in die dritte Position das Bild einer Schokolade, und sagt dann: „Schokolade“. Nach diesem ersten Durchgang nimmt der Therapeut den Korb und das Bild der Schokolade wieder weg und geht aus der Reifen-Stuhl-Anordnung raus. Dann legt er in die erste Position Eis, auf den Stuhl wieder den Korb und nimmt selbst die dritte Position ein und sagt „Eis kaufe ich“. Dann legt er ein großes Fragezeichen (?) in den ersten Reifen, den Korb wieder auf den Stuhl, während das Kind die dritte Position einnimmt. Er fragt: „Was kaufst du?“ (rezeptive Phase). Dann darf das Kind in gleicher Weise zwei Dinge kaufen, indem es sowohl die erste als auch die dritte Position einnimmt und dann die Frage an den Therapeuten weitergibt (produktive Phase).

So entstehen zwei Einkaufslisten. Dabei kommt es zu einer hochfrequenten Kontrastierung des SVX-Satzes mit zwei Typen von XVS-Sätzen (Objekttopikalisierung und W-Fragesatz). Im anschließenden Gespräch stellen das Kind und der Therapeut fest, dass sie beide immer stehen mussten, entweder vor oder nach dem Stuhl. Auf dem bequemen Stuhl durfte aber auch nicht das Eis oder die Schokolade, auch nicht das Fragezeichen, sitzen. In der Regel hat das Kind bereits schon längst erkannt, dass immer der Korb (für das Verb kaufen) auf dem Stuhl stehen durfte. Wenn es diesen „Verdacht“ äußert, darf es nun selbst das „kaufen“ sein und in mehreren Satz-Durchgängen erfahren, dass es nun als „faules Wort“ immer sitzen bleiben kann, während sich der Therapeut, die Objekte oder auch das Fragewort immer auf der ersten oder dritten Position befinden und stehen müssen.

Bei der Arbeit mit *Kindergruppen* oder *Klassen* können alle Positionen durch Kinder eingenommen werden, die sich merken müssen, welche Positionen sie einnehmen durften. In den Zwischenbesprechungen (reflexive Phase) kommt bald heraus, dass alle mit nur einer Ausnahme die Position vor und die Position nach dem Stuhl hatten. Nur das Kind mit dem „kauft“ durfte sich *immer* setzen.

Das „faule Wort“ kann natürlich mit vielen anderen Verben auch gespielt werden (z.B. brauchen, malen, spielen, trinken). Die dabei gemachten Erfahrungen können mit Schriftmaterial als Satzlegeaufgaben mit unterschiedlichen Fragestellungen vertieft werden. Sie können als kleines Plakat zur Erinnerung und Selbstkontrolle für weitere, weniger strukturierte Spiele aufbereitet werden, die den nächsten Schritt der Therapie darstellen (Wellenbewegung).

Diese Erfahrung kann auch durch das Herstellen und Verwenden eines Verbzweitstellungs-Modells (V2-Modell) vertieft werden (Motsch/Schmidt 2009). Das längliche Holz mit den drei Positionen (mittlere: rot) ist mit einer Schraube mit einem Holzsockel verbunden. Eine dazwischenliegende Scheibe erlaubt das Drehen des Langholzes (siehe Abb. 20).

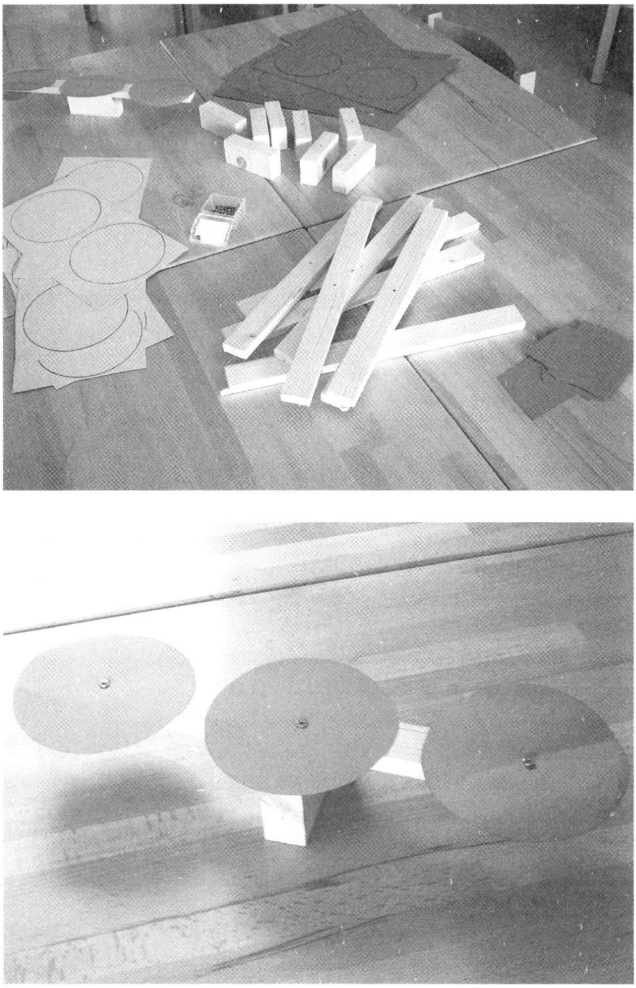

Abb. 20: Das V2-Modell

Beispiel:
In der Therapie beschäftigen sich Kind und Therapeut mit der Frage, was ihre Lieblingstiere gern spielen. Das „faule Wort" /spielt/ ist zuerst auf die mittlere Scheibe geklebt worden. Dadurch wird wieder handlungsmäßig erfahren, dass sich dieses Wort immer in der Mitte befindet – es ist Dreh- und Angelpunkt der nachfolgend entstehenden Sätze. Dann wird auf den ersten Kreis der Bär gelegt und auf den letzten ein Ball: „Der Bär spielt Ball." Danach dreht sich das Modell, bis der Ball an erster Stelle ist: „Ball spielt der Bär".

Ursachenorientierung

Sprechweise. Solange das Kind das finite Verb in der Endstellung produziert, soll das finite Verb in der professionell veränderten Sprechweise des Therapeuten besonders hervorgehoben werden. Das Kind sagt z. B. „Der Bär Ball spielt." Der Therapeut modelliert, indem er vor und nach / spielt / eine kurze Pause macht (fraktioniert) und / spielt / besonders betont: „Der Bär … *spielt* … Ball."

Kürzeste Zielstruktur und Planung des Sprachmaterials. Das Sprachmaterial muss also immer aus mindestens drei Satzelementen bestehen (S-V-X), die durch die Kontrastierung von SVX- und XVS-Strukturen die Entdeckung dieser Regel ermöglichen. Wir kontrastieren also den SVX-Satz mit unterschiedlichen XVS-Sätzen. Dies ist die kürzeste Zielstruktur zum Entdecken der Regel. Sie sollte zu Beginn nicht durch sprachliche Ablenker erweitert werden.

Mit diesem Einstieg wenden wir uns eindeutig gegen zwei Positionen, die im entwicklungsproximalen Ansatz empfohlen werden: Wir beginnen nie mit der zweigliedrigen Verbalphrase. Dannenbauer (2002) schlägt vor, die Zweitposition im Satz mit finiten Modalverben zu belegen, was dazu führt, dass der Satz eine zweigliedrige Verbalphrase erhält, bei der das Vollverb im Infinitiv in der Endposition bleibt (z. B. „Der Bär will Ball spielen"). Diese Anordnung widerspricht mehreren Prinzipien der Kontextoptimierung:

- Die Satzkonstruktion (zweigliedrige Verbalphrase) ist nicht die kürzeste Zielstruktur.
- Die Doppelverwendung von zwei Verbkategorien (Modalverb, Vollverb) stellt nach unseren Erfahrungen beim Einstieg in die therapeutische Arbeit einen sprachlichen Ablenker dar.
- Die Verwendung des unflektierten Vollverbs in der Endstellung entspricht dem Bildungsmuster von Kindern mit grammatischen Störungen, welche die Verbzweitstellungsregel noch nicht erworben haben.
- Damit stellt die Struktur für das Kind auch einen sprachlichen Verwirrer dar, den es auszuschalten gilt.

Ausschalten sprachlicher Ablenker. In Kapitel 6.2.3 wurde bereits am Beispiel des Satztyps „Ich hole einen Elefanten aus dem Korb." (Kruse 2000, 172) deutlich gemacht, dass sowohl Akkusativ wie Dativ für ein Kind, das die Kasusregeln noch nicht erworben hat, als vom eigentlichen Fokus (Verbstellung) ablenkend wirken können. Aber selbst im Sprachmaterial kurzer SVX-Sätze treten oft unvermeidbar Akkusativkontexte auf. In diesen Fällen bieten sich drei Möglichkeiten an, die nicht zur ablenkenden Akkusativmarkierung führen:

- Verwendung von Sammelwörtern, die ohne Artikel verwendet werden (z. B. ich kaufe Kaffee, Milch, Zucker, Brot, Butter ...),
- Verwendung von weiblichen und sächlichen Wörtern, bei denen es keine Akkusativform gibt (z. B. ich sehe die Giraffe, das Känguru, die Antilope, das Nilpferd ...),
- Verwendung von Pluralwörtern (ich kaufe Bananen, Birnen, Äpfel ...).

Ob eine Sprachform als Ablenker wirkt, kann nur vom einzelnen Kind aus entschieden werden. Für Kinder mit Genusunsicherheiten können auch die weiblichen oder sächlichen Wörter vom eigentlichen Fokus ablenken. Das Gleiche gilt für Kinder mit Pluralunsicherheiten bei Pluralformen.

Ausschalten von Verwirrern. Sowohl Dannenbauer (et al. 1990; 2002) als auch Haffner (1995) benutzen entweder bewusst oder unreflektiert in ihren transkribierten Therapiebeispielen kontrastierend immer wieder direkte Fragesätze (Entscheidungsfragen) mit Verbspitzenstellung. Dies führt dazu, dass das Kind das Vollverb in der ersten Position, gelegentlich in der zweiten und häufig in der letzten Position (Infinitiv) hört. Es steht damit vor der nahezu unlösbaren Aufgabe zu erkennen, was es an diesem Sprachmaterial lernen soll.

Ebenso verwirrend muss die gleichzeitige Verwendung von Haupt- und Nebensätzen wirken (Siegmüller / Kauschke 2013).

Ressourcenorientierung

Fokussierende Gespräche. Beispiel für fokussierende Gespräche lieferte bereits der Kick-off. Zu jedem späteren Zeitpunkt in der Therapie kann auf diese Erfahrung zurückgegriffen werden und bspw. mit dem V2-Modell oder dem „Faule-Wort-Spiel" ein vom Kind falsch gebildeter Satz in den Mittelpunkt eines strukturvergleichenden kurzen Gespräches gerückt werden.

Wahrnehmbare Strukturangebote. Das V2-Modell (Abb. 20) stellt ein Beispiel eines visuell wahrnehmbaren Strukturangebotes dar. Das Experimentieren mit diesem Modell regt die Sprachkreativität des Kindes an. Es flexibilisiert die starre Verwendung von SVX-Strukturen, die für die Phase 3 nach Clahsen typisch sind, indem immer wieder erlebt wird, dass aus der SVX-Struktur durch Drehen am Modell eine XVS-Struktur wird.

Planung nach Aufbaukriterien. Erst wenn in der kürzesten Zielstruktur die Fähigkeit zur Anwendung der Verbzweitstellungsregel etabliert ist, empfiehlt sich eine Erweiterung auf zweigliedrige Verbalphrasen:

- Aufspaltung von Präfixverben
- Erzählform des Perfekt mit Auxiliar und Partizip
- Modalverben mit infinitem Vollverb

Diese Weiterführung ist häufig nicht mehr nötig, da sich die erworbene Fähigkeit bei manchen Kindern selbst auf die erweiterte Verbalphrase überträgt.

Therapeutische und unterrichtliche Kontexte beschreiben wir im Anschluss an die Essentials des nächsten Kapitels, um deutlich zu machen, dass bei Kindern, die beide Regeln noch nicht erworben haben, zeitgleich an beiden Therapiezielen gearbeitet werden kann.

6.3.2 Subjekt-Verb-Kontroll-Regel

Erwerbsaspekte und Bedeutung des Ziels

Der Erwerb dieser ersten morphologischen Regel ermöglicht dem Kind die korrekte Bildung des finiten Verbs in Abhängigkeit zum Subjekt. Den Erwerb der damit erreichten *Subjekt-Verb-Kongruenz* erkennen wir eindeutig am Auftauchen der / -st / Markierung für die 2. Person Singular. In der Regel wird diese unike morphologische Markierung von deutschsprachigen Kindern als letzte erworben und von Beginn an richtig verwendet; sie signalisiert die Entdeckung des Subjekt-Verb-Kontroll-Paradigmas. Einzelne Fehlmarkierungen anderer Personen bilden sich danach zurück. Damit stellt der Erwerb der Subjekt-Verb-Kontroll-Regel einen Ausnahmefall grammatischen Lernens dar.

Dieser empirisch gut gesicherte Zusammenhang trifft nicht immer auch auf mehrsprachige Kinder zu. Diese entdecken teilweise die / -st / -Markierung zeitgleich mit anderen Verbmarkierungen des Deutschen und verwenden sie z. T. auch falsch (z. B. „Jan holst Auto. Ich holst auch Auto.“). Das Auftauchen der / -st / -Markierung signalisiert bei diesen Kindern also nicht den Erwerb der Regel und damit das Ende der Therapie. Vielmehr muss hier der Prozentwert korrekter Verbmarkierungen als Kriterium für Therapiefortschritt und -erfolg gewertet werden.

Diagnostische Erfassung des Fähigkeitenstandes

In den 36 Sätzen des Subtests 1 der ESGRAF 4–8 (Motsch / Rietz 2016) wird zwölf Mal die / -st / -Markierung der 2. Person Singular evoziert. Wenn diese nicht evozierbar ist, gilt die Subjekt-Verb-Kontroll-Regel als nicht erworben. Zusätzlich wird die korrekte Verwendung der Stammform und der / -e / -Markierung getestet sowie in sechs Items die Korrektheit des Partizips, das etwa zeitgleich mit der / -st / -Markierung auftritt (Clahsen 1988).

Die Rohwertpunkte bilden den Fähigkeitenstand des Kindes ab, das finite Verb kongruent mit dem „kontrollierenden" Subjekt zu markieren. Erst durch die Vervollständigung des Verbflexionsparadigmas durch die Verwendung der / -st / -Markierung und mit einem Korrektheitswert finiter Verben oberhalb der 90 % kann die Subjekt-Verb-Kontroll-Regel als erworben gelten. Die Rohwertpunkte werden als Prozentwert berechnet und in Prozentränge (PR) umgewandelt. Kinder mit einem Wert unter PR 16 haben beim Erwerb der Subjekt-Verb-Kontrollregel nicht die altersentsprechende Korrektheit erreicht und gelten als grammatisch gestört. Folgende prozentuale Korrektheit müssen Kinder erreicht haben, um noch zum unteren Bereich der Normalität zu gehören:

- 4;0 – 4;11 Jahre: über 66 %
- 5;0 – 5;11 Jahre: über 85 %
- ab 6;0 Jahren: über 92 %

Essentials der Therapie

Kick-off. „Die unendliche Liebe"

In der ersten Therapieeinheit mit diesem Therapieziel soll das Kind das „Geheimnis" entdecken, dass sich das -st in das / „Du" / verliebt hat. Wenn zwei sich gern haben, wollen sie gern zusammen sein. Wenn das „Du" von der einer Seite zu einem „faulen Wort" (finites Verb) kommt, kommt von der anderen Seite auch sofort das / -st / zu dem faulen Wort. Diese Spielidee kann bei *lesefähigen Kindern* (ab Ende erster Klasse) durch Schrift mit „Klappverben" unterstützt werden (reflexive Phase).

Ein konkretes Beispiel befindet sich in den unterrichtlichen Kontexten dieses Kapitels. Dadurch versuchen wir, dem Kind die Entdeckung der Regel ressourcenorientiert, handlungsmäßig erfahrbar, visuell wahrnehmbar und – wenn möglich – von Schrift und fokussierenden Gesprächen unterstützt, zu erleichtern. So könnte z. B. ein kleines Plakat aus dieser Erfahrung heraus entwickelt werden:

Ich gehe

Du geh**st**

Er geht

In der Arbeit mit 4- bis 6-jährigen luxemburgischen Vorschulkindern hat Schmidt (2009) den Kick-off so umgesetzt, dass er den Kindern eine Geschichte von zwei Kindern erzählte, einem lebhaften Kind namens „Ich" und einem schüchternen Kind namens „Du". Das schüchterne Du bekam eines Tages eine Schlange („ssss") geschenkt. (In Luxemburgisch ist das /-s/ die Markierung der 2. Person Singular: z.B. „Du leefs." [„Du läufst."]) Mit dieser neuen Freundin (Plüschschlange um den Hals) war das Du gar nicht mehr ängstlich, sondern hat ganz viele Dinge unternommen – und die Schlange war immer dabei. Auch mit diesen Vorschulkindern hat Schmidt erfolgreich ein Poster entwickelt, das die „Geheimnisse" bleibend visualisiert.

In Abbildung 21 sehen wir oben, wie Ich und Du symbolisiert wurden. Darunter sind drei erlebte Handlungen (laufen, springen, liegen). Nur bei dem Du hat die Figur die Schlange („ssss") um den Hals. Für die Kinder, die bereits das [s] als Buchstaben kennen, ist dies hier zusätzlich eingefügt. Die 3. Person Singular rechts ist mit mehreren Symbolen gefüllt (Tier, Bär, Wurm, Kind, Mutter). Der Finger mit dem Pfeil (rechts oben) symbolisiert die Fingergeste für den Plosiv /t/ als Markierung der 3. Person Singular (läuf-t, spring-t, lieg-t). Auf diese visuellen Hilfen kann in den kommenden Therapieeinheiten immer wieder Bezug genommen werden.

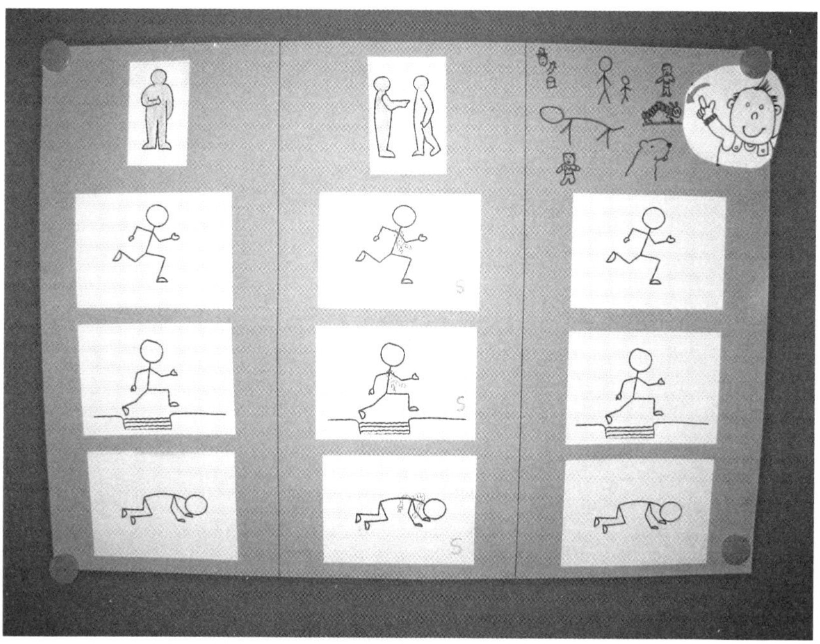

Abb. 21: Das Subjekt-Verb-Kongruenz-Poster

Mit deutschen Vorschulkindern ist die Schlange auch einsetzbar. Es ist allerdings eine besondere Schlange, weil sie nicht nur zischt, sondern am Ende auch immer noch kurz „spuckt" („sssssssssss*thh*"). Während also das lebhafte Ich niemand dabei hat, wenn es etwas unternimmt („ich geh, ich steh, ich spiel..."), unternimmt das Du alles zusammen mit seiner neuen Freundin, der Schlange („du geh-ssssth, du steh-ssssth, du spiel-ssssth...").

Ursachenorientierung

Sensibilisierung auf Morphemmarkierungen. Mit einem derartigen Kickoff wird der Fokus der kindlichen Wahrnehmung auf die Verbendungen gelenkt, die sich unter dem Einfluss des vor dem Verb stehenden Subjekts verändern. Bei Kindern, die nach wenigen Therapieeinheiten dennoch den sich verändernden Morphemmarkierungen keine Bedeutung zumessen und sie produktiv nicht realisieren, kann eine kurze Übungsphase der phonologischen Bewusstheit hilfreich sein. Ziel ist es dabei, den Fokus der Aufmerksamkeit auf das Wortende zu lenken und zwei unterschiedliche Wortenden rasch identifizieren und unterscheiden zu lernen. Wie bereits zuvor aufgeführt, muss dies nicht nur an morphologischen Verbmarkierungen erfolgen. Dazu eignen sich Nomen und andere Wortkategorien gelegentlich sogar besser.

Beispiele:
Das Kind fährt mit einem Zug von Bahnstation zu Bahnstation und lädt Dinge für die Schlange „sssssth" auf. Die Schlange mag nur Dinge, die sich am Ende wie sie selbst anhören, z. B. Wurst, Mast, Bast. Andere Dinge an den Stationen, die entweder mit / -t / oder mit / -e / enden, dürfen nicht aufgeladen werden (Fett, Bett, Hut, Rute u. a.).
Auch das Anbieten von Wortpaaren, bei denen das Kind entscheiden muss, ob sie gleich oder nicht gleich sind, verbessert die Fähigkeit, immer schneller wahrzunehmen, ob das Wortende / -t /, / -st / oder auch / -e / ist (z. B. Fett – Fest, fast – fast, Mast – matt, Ratte – Rast, Mist – Mist).

Sprechweise. Es ist hocheffektiv, die bisher vom Kind nicht bewusst wahrgenommenen Verbendungen durch eine veränderte Sprechweise in seine Wahrnehmung zu zoomen. So wird z. B. das / -e / bei / kauf^{eeeee} / besonders betont, verlängert und die Stimme geht erwartungsunüblich nach oben. Hinter den Verbmarkierungen soll immer wieder fraktioniert werden, d. h., eine kurze Pause gemacht werden, damit sie nicht mit den nachfolgenden Lauten koartikuliert werden. Dies ist besonders bei dem Trigger / -st / unverzichtbar. Die für die Entdeckung der Subjekt-Verb-Kongruenz wichtige / -st / -Endung am finiten Verb taucht in der Umgangssprache häufig in Fragen auf. („Hasduhunger?", Waswillsdutrinken?", „Wohingehsdu?"). Das finale stimmlose / -t / des Verbs wird durch das stimmhafte / d / in „du" koartikulatorisch eliminiert, so dass es geradezu unmöglich ist, zu erkennen, dass die Verbmarkierung der 2. Person Singular nicht / -s / sondern / -st / ist. Bei der Unterstützung des Erwerbs der Subjekt-Verb-Kongruenz ist es folglich hilfreich, die Verbendung dadurch prägnant von dem nachfolgenden Sprachmaterial abzugrenzen, dass nach der Verbmarkierung eine kurze Pause (Fraktionierung) gemacht wird, also „Hast (…) duhunger?“, „Waswillst (…) dutrinken?“.

Kürzeste Zielstruktur und Planung des Sprachmaterials. Die kürzeste Zielstruktur zur Entdeckung der Regel ist der S-V-Satz (zwei Wörter). Vor allem in den ersten Therapieeinheiten sollte versucht werden, kurze Phasen mit dieser kürzesten Zielstruktur zu planen, da jede Form von Verlängerung als *Ablenker* wirken kann.

Bei der Auswahl des Sprachmaterials sollten Verben gewählt werden, deren morphologische Markierungen regelgeleitet in der 1. Person Singular mit (-e) und in der 3. Person Singular mit (-t) gebildet werden. Bei der Etablierung der Regel arbeiten wir ausschließlich mit den Singularformen, da nur diese untereinander kontrastiv und unik sind, während in dieser Phase Pluralformen aufgrund ihrer Homophonie verwirren (wir *gehen* = sie *gehen* = *gehen*, ihr geh*t* = er / sie / es geh*t*).

Ausnahmeverben (z. B. ich kann, er kann, ich will, er will) sind wenig hilfreich für die Entdeckung, da sich unter dem Einfluss des wechselnden Subjekts das Verb verändert. Dies trifft auf alle Modalverben zu. Noch größere *Verwirrer* sind Verben, die mit / -st / enden, ohne dass es sich dabei um die Markierung der 2. Person Singular handelt (z. B. er heißt, sie beißt, es ist, Papa reist, der Hund frisst). Es wäre ein therapeutischer Kunstfehler, derartige Verben ins geplante Sprachmaterial aufzunehmen.

Verben, die neben der wechselnden Endmarkierung auch eine Umlautveränderung erfahren (z. B. ich nehme, du nimmst, ich gebe, du gibst), sind hingegen für viele Kinder zu Beginn sehr geeignet, weil sie noch deutlicher die Verbveränderung nach unterschiedlichen Personen signalisieren.

Therapeuten stellt sich auch die Frage, wie viele Verben sie in die ersten Spielsituationen einbeziehen sollten. Unsere Erfahrungen zeigen, dass der Einstieg mit nur einem Verb vorteilhaft ist (Verbkonstanthaltung). Der Fokus der kindlichen Aufmerksamkeit wird dadurch nicht durch das inhaltliche Dekodieren wechselnden Verbmaterials abgelenkt, sondern kann auf das ausgerichtet werden, was sich verändert, nämlich die Wortform des immer gleichen Verbs unter dem Einfluss wechselnder Subjekte. Erst wenn an diesem Verb die ersten Verbmarkierungen verlässlich etabliert sind, wird diese neu erworbene Fähigkeit auf weitere Verben übertragen.

Ressourcenorientierung

Das erste *fokussierende Gespräch* ergibt sich bereits im Kick-off, der zu einem bleibenden *visuell wahrnehmbaren Strukturangebot* führt, das bei Vorschulkindern Symbole und bei Kindern mit Lesefähigkeit *Schrift* enthält. *Lautgesten* für die morphologischen Verbmarkierungen sind ebenso möglich und in Gruppentherapie oder im Unterricht geradezu notwendig.

Modalitätenwechsel

Macht der Worte. Das „machtvolle“ Einsetzen der neu entdeckten / -st / -Markierung kann das nachfolgende Therapiebeispiel verdeutlichen.

> **Beispiel: Roboterspiel**
> Der Therapeut ist ein Roboter, der durch Befehle des Kindes gesteuert werden kann. Der Roboter setzt sich aber nur in Bewegung, wenn der Befehl mit „Du“ anfängt. Das Kind sagt „Du gehst!“ und der Roboter geht. Sagt das Kind „Du gehen!“ oder „Du geh!“, bewegt sich der Roboter nicht.

Planung nach Aufbaukriterien. Der Königsweg zum Erreichen der Subjekt-Verb-Kongruenz ist die therapeutische Verwendung der uniken / -st / -Markierung der 2. Person Singular – kontrastierend zur 1. oder 3. Person Singular. Manche Kinder mit Spracherwerbsstörungen sind aber zum Zeitpunkt der Therapie, aufgrund gleichzeitig vorhandener phonetisch-phonologischer Störungen, nicht in der Lage, produktiv diese finale / -st / -Markierung zu bilden. Entweder können sie die dabei entstehenden Mehrfachkonsonanzen (z. B. spie*lst*, da*rfst*, kau*fst*) nicht aussprechen oder das phonetisch schwierige Frikativ / s / nicht bilden. In diesen Fällen beschränken wir die kindliche Produktion auf die Kontrastierung der 1. und 3. Person Singular, bieten aber dem Kind in der Sprache des Therapeuten (Input) gleichzeitig die Markierung / -st / rezeptiv an. So bleibt der Trigger im sprachlichen Kontext erhalten, ohne dass die homophone Aussprache des Kindes (z. B. „er spielt, du spielt“) im Selbsthören zum Verwirrer wird.

Bei diesen Kindern kann durch Korrektheitsurteile überprüft werden, ob sie das deklarative Sprachwissen bezüglich der Subjekt-Verb-Kongruenz erworben haben.

> **Beispiel:**
> Das Krokodil (Therapeut) will sprechen lernen und kann schon vieles richtig sprechen. Kasperle (Kind) gibt ihm jedes Mal, wenn es etwas richtig gesprochen hat, ein Bonbon.
>
> Krokodil: „Du siehst schön aus.“ (Bonbon)

Krokodil: „Du habe blauen Pulli an." (keine Reaktion)
Krokodil: „Du ziehst heute eine schwarze Hose an." (Bonbon)
Krokodil: „Was trinkt du heute Mittag?" (keine Reaktion)

Bei diesem Grad metalinguistischer Bewusstheit des Kindes ist anzunehmen, dass die Subjekt-Verb-Kontroll-Regel erworben wurde. Das Kind wird dann die Verben mit großer Wahrscheinlichkeit korrekt markieren, sobald es die dazu nötigen Aussprachefähigkeiten erworben hat.

Das Ziel der Subjekt-Verb-Kongruenz taucht in publizierten Therapieverläufen und -beispielen mit entwicklungsproximaler Therapie häufig auf. So finden sich Spielideen bei Dannenbauer (2002), Dannenbauer / Kotten-Sederqvist (1990), Haffner (1995), Füssenich (1992), Hartmann (1995) und Hansen (1996). Die dort nachlesbaren Spielideen sind geeignete Therapieformate. Das dabei in den Transkripten ersichtliche Sprachmaterial ist hingegen voller Ablenker und Verwirrer und stellt selten die kürzeste Zielstruktur dar. Optimiert man die Kontexte mit den bekannten Kriterien, können diese Spielformate sinnvoll verwendet werden. Im nächsten Abschnitt werden beispielhaft Formate in therapeutischen Kontexten dargestellt.

Therapeutische Kontexte

Ballspiele. Sandra (6;8 Jahre) besucht die Vorschulklasse der Schule für Sprachbehinderte. Bei der Abklärung zeigte sich, dass Sandra noch keine grammatische Regel entdeckt hatte. In ihren Mehrwortäußerungen waren keine grammatischen Fähigkeiten zu erkennen. Viel gravierender war jedoch die Feststellung, dass das einzig evozierbare Verb in der Untersuchungssituation das Passepartout-Wort „machen" war. Somit stand als ein wichtiges Therapieziel die Erweiterung des semantischen Lexikons im Bereich der Alltagsverben im Vordergrund. Das erste Transkript zeigt uns eine kurze Sequenz aus dem Fördergeschehen. Therapeutin (T) und Kind (K) betrachten am Boden Fotos von handelnden Personen (Fotodidac 1988), imitieren diese und sprechen darüber.

T: Genau. Und der? Was macht der?
K: Malen
T: Malen, genau. Und die Frau?
K: Essen
T: Haja, genau. Oh, und was macht der alte Mann? Kuck mal, was hat denn der in der Hand?
K: Buch ankucken.
T: Ein Buch schaut der an, genau. Und die Frau?

K: Die schneid.
T: Die schneidet (tut so, als ob sie schneidet). Genau, die schneidet. Und der?
K: Schlafen
T: Schlafen, genau. Und der?
K: Telefon
T: Telefonieren, genau (tut so, als ob sie telefoniert). Und das kleine Baby, was macht das?
K: Laufen (krabbelt)
T: Ah nicht so ganz. Das heißt nicht laufen. Krabbeln, kuck so (krabbelt). So krabbeln. Dein kleiner Bruder macht das auch, oder?
K: Mein Bruder auch so mache und so (zeigt auf zwei Bildkarten).
T: Krabbeln, gell? Auf dem Boden mit den Händen und mit den Beinen.
K: Mein Bruder auch so macht und so (zeigt erneut auf die beiden Bildkarten).

T: Hm, dein Bruder kann auch krabbeln, gell?
K: Mein Bruder auch noch so mache (zeigt auf das Bild „laufen").
T: Ja, laufen kann er auch? Super.

Die kleinen Sätze von Sandra sind ausschließlich mit Verbendstellung („Mein Bruder auch so mache"). Verben tauchen in der Stammform („schneid"), im unflektierten Infinitiv – teils mit dialektal getilgtem finalen (-n) – und mit der /-t/-Markierung auf. Die Verbmarkierungen zeigen deutlich das Rateverhalten, auf das Kinder ohne Regelwissen angewiesen sind („Bruder mache. Bruder macht").

Sandra war ein Mädchen, das weder zu Hause noch in der Kindergruppe übliche Kinderspiele, insbesondere keine Rollenspiele spielte. Ihre Lieblingsbeschäftigungen waren sportliche Aktivitäten, wobei Spiele mit Bällen besonders beliebt waren. Nachdem die für Ballspiele möglichen Verben (rollen, schießen, werfen) erarbeitet waren, entwickelte sich ein Spielritual, das über mehrere Wochen die Therapieeinheit beendete.

Handlung: Kind (K) und Therapeutin (T) rollen/schießen/werfen sich einen Ball zu. Dabei steht der Ballfänger zuerst mit dem Rücken zum anderen und fragt „Was machst Du?". Er darf sich erst umdrehen, um den Ball zu fangen, wenn der andere mitgeteilt hat, z. B. „Ich werfe".

K: Was machst du? (mit dem Rücken zur Therapeutin)
T: Achtung, ich werfe. Schnell.
K: (dreht sich um)
T: Was machst du? (mit dem Rücken zum Kind)
K: *Werfe*
T: (Hand ans Ohr)
K: Ich werfe.
T: (dreht sich um) Boah, so hoch? Umdrehen.
K: Was machst du? (mit dem Rücken zur Therapeutin)

T: Ich schieße.
K: (dreht sich um)
T: Was machst du? (mit dem Rücken zum Kind)
K: Ich schieße.
T: (dreht sich um) Klasse Schuss. Rumdrehen.
K: Was machst du? (mit dem Rücken zur Therapeutin)
T: Ich rolle.
K: (dreht sich um)
T: Schnell. Gut gefangen. Was machst du? (mit dem Rücken zum Kind)
K: *Werfe*

T: (Hand ans Ohr)
K: Ich werf.
T: (dreht sich um) Ich werfe.
K: Was machst du? (mit dem Rücken zur Therapeutin)
T: Achtung, ich werfe auch.
K: (dreht sich um)
T: Schnell fangen, gut. Was machst du? (mit dem Rücken zum Kind)
K: *Werfe*
T: (Hand ans Ohr)
K: Ich werfe.
T: (dreht sich um) Das war ein super Wurf. (…)

Kommentar. An diesem Format lässt sich bereits viel verdeutlichen. Die kurzen SV-Sätze (ich rolle, ich werfe, ich schieße) sind die kürzeste Zielstruktur zum Erkennen der Verbmarkierung. Sie werden hier kontrastiert mit dem / -st / Trigger in der Frage „Was machst Du?". Sinnvoll wäre sicher gewesen, gelegentlich die Ankündigung des Kindes „Ich werfe." als Umformung zurück zu geben („Aha. Du wirfst."). Dadurch hätte Sandra die *Verbveränderung am gleichen Verb* wahrnehmen können.

Neben der Subjekt-Verb-Kongruenz realisiert Sandra in diesem Ritual aber auch die für den Erwerb der Verbzweitstellungsregel wertvolle XVS-Struktur („Was machst du?"). Da die Kontrastierung des XVS-Satzes mit dem SV-Satz nicht optimal ist, könnte zumindest die Therapeutin in einer Phase, in der die Verbzweitstellung stärker in den Fokus gerückt werden soll, ihre Ankündigungen adverbial ergänzen (z. B. „Ich schieße fest.", „Ich werfe hoch.", „Ich rolle schnell."). Das problematische Verb schießen (er schießt = Verwirrer) taucht in diesem Kontext nur in der 1. Person Singular auf.

In dem Format beobachten wir neben der kürzesten Zielstruktur, bei Ausschaltung sprachlicher Ablenker und Verwirrer, auch die Aspekte „zwingender Kontext" und „Macht der Worte". Wenn das Kind auf die Frage der Therapeutin „Was machst Du?" mit Subjektauslassung und Verb-Stammform („werf") oder Infinitiv („schieße[n"]) antwortet, geht das Spiel

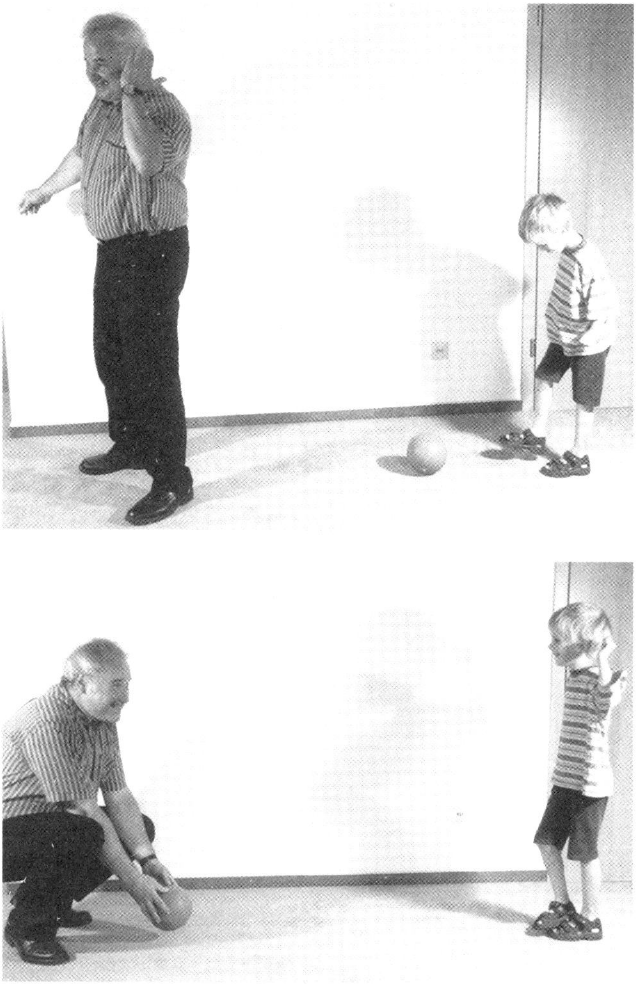

Abb. 22: Ballspiel

nicht weiter, es geschieht nichts – außer, dass sich die Therapeutin fragend die Hand hinter das Ohr hält. Erst nach der Selbstkorrektur des Mädchens („ich schieße"), geschieht Dramatisches: Die Therapeutin springt herum, um den heranfliegenden oder heranrollenden Ball zu fangen.

Zugegebenermaßen handelt es sich hier um eine hoch strukturierte Situation, auch wenn sie vom Kind selbst immer wieder eingefordert wurde. Das vom Kind gewollte Spiel führt dazu, dass die gleichbleibenden Pattern nicht künstlich oder mechanisch, sondern kommunikativ, spontan und funktional erlebt werden. Auch Dannenbauer (2002) gesteht diesem kurzrhythmischen Hin- und Herwechseln dialogischer Pattern eine hohe Effizienz bei der Übertragung deklarativen Wissens in die Sprachproduktion zu. Spannend bleibt also die Frage, ob sich die darin beobachtbare Fähigkeit auch auf die funktionale Spontansprache des Kindes überträgt. Am gleichen Tag, an dem dieses Ballspiel stattfand, haben wir eine Spontan-Sprachsequenz im Therapieteil der lexikalischen Förderung transkribiert.

Transkript 3:
T: Was trinkst du? Kaffee?
K: (nickt)
T: Wo trinkst du Kaffee?
K: Ich zu Hause Kaffee.
T: Zu Hause trinkst du Kaffee?
K: *Mein Mami immer sag* [...]
T: Deine Mami trinkt Kaffee, oder?
K: Ja, *un mein Mami hat gesagt: du trinkst Kaffee, sag mein Mami.*
T: Zu dir?
K: (nickt) Ja, un mein Bruder.
T: Und dein Bruder auch. Dann ist es vielleicht Kinderkaffee, gell?
K: Ja. Aber ich mag nich.

Kommentar. Neben einer „alten" Satzstruktur mit Verbendstellung und der default-Form des Verbs („Mein Mami immer sag.") tauchen weiterentwickelte Satzformen auf. Drei Sätze sind mit korrekter Verbzweitstellung. Davon ist ein Satz mit zweigliedriger Verbalphrase und Partizip („Mein Mami hat gesagt."). Geht man davon aus, dass die wörtliche Rede der Mutter („Du trinkst Kaffee.") das Vorfeld für die Satzfortführung darstellt, zeigt Sandra die erste XVS-Struktur mit korrekter Subjekt-Verb-Inversion. Morphologisch tauchen spontan die / -st / -Markierung und mehrere korrekte / -t / -Markierungen auf.

Dieser große Fortschritt bei Sandra dokumentiert uns stellvertretend für die Arbeit mit vielen Kindern etwas Grundsätzliches: Es zeigt sich immer wieder, dass es nicht nötig ist, alle grammatischen Fähigkeiten der Kinder therapeutisch zu erarbeiten. Wenn durch kontextoptimiertes Arbeiten beim Kind die funktionale Wahrnehmung der Sprache und der funktionale Sprachgebrauch deblockiert werden, zeitigt dies Wirkung in Alltagskontexten. Die Kinder werden fähiger, eigenständig im Sprachangebot der Familie, der Peers, der Erzieher und Lehrer neue grammatische Entdeckungen zu machen. So erklärt es sich, dass – wie bei Sandra – plötzlich Fähigkeiten auftauchen (zweigliedrige Verbalphrase, Partizip), die explizit therapeutisch nicht gefördert wurden. Grammatisches Lernen wurde deblockiert.

Transportspiele. Jan (5;8 Jahre) besuchte seit einem Jahr den Sprachheilkindergarten. Seine Spracherwerbsstörung zeigte sich auf allen Strukturebenen der Sprache. So konnte Jan auch die sich bei der 2. Person Singular am Verbende ergebende Mehrfachkonsonanz nicht realisieren. Zu Beginn der Therapie sprach er stark dialektal in Ein- bis Dreiwortäußerungen: „Feuerwehrauto“, „Pferd reiten“, „ich Auto haben“, „kaputt machen“, „Klo gehen“, „ich Auto fahren“.

Dies entspricht im grammatischen Bereich dem Übergang von Zweitwort- zu Mehrwortäußerungen, also einem Alter von ca. zwei bis zweieinhalb Jahren. Die getestete Sprachverständniskompetenz lag bei 3;6 Jahren, also mehr als einem Jahr über den produktiven Fähigkeiten. Auf diesem Hintergrund wurde als Therapieziel die Erweiterung der Äußerungslänge verbunden mit der Förderung der Verbzweitstellung und Subjekt-Verb-Kongruenz festgelegt.

Jan kann nicht lange am Platz bleiben. Er spielt gern mit kleinen Fahrzeugen und einer Clown-Handpuppe, die er „Tim“ nennt. Dieser Hintergrund führte zum Therapieformat „Transportieren“. Für die Handlungen nötigen Gegenstände (z. B. Zutaten für einen Obstsalat, Gegenstände für ein Konstruktionsspiel) wurden immer wieder entweder von Tim oder Jan irgendwo abgeholt oder irgendwohin gebracht.

Die kontextoptimierte Phase bestand jeweils in dem Transportgeschehen. Jan, dessen Äußerungen voller Auslassungen des Subjekts und des Verbs waren, benötigte einen zwingenden Kontext für die Verwendung dieser obligatorischen Satzelemente. Aus diesem Grund verwendeten wir eine Struktur, die alle Positionen dupliziert und zusätzlich visualisiert.

Als Erstes musste Jan entscheiden, ob er selbst oder Tim transportieren wird. Wenn er sich dafür entschieden hatte, selbst aktiv zu werden, musste er wählen, ob er fahren oder laufen wollte. Zum Fahren standen ihm drei Fahrzeuge zur Auswahl (Rad, Bus, Auto). Entschied er sich dafür zu laufen, musste er zwischen langsam (Schnecke) und schnell (Pferd) wählen. So entstanden mit dieser Strukturhilfe Dialoge wie:

T: Wer holt Bananen?
K: Ich
T: Wie machst du das?
K: Ich fahre.
T: Wie fährst Du?
K: Ich fahre Auto.

Bereits in der ersten Therapieeinheit zeigte sich, dass Jan mit dieser Strukturhilfe alle Satzelemente versprachlichen konnte. Die dafür erforderliche hohe Konzentration führte aber auch dazu, dass die morphologische Markierung der Verben nicht berücksichtigt wurde. Jan verwendete immer die

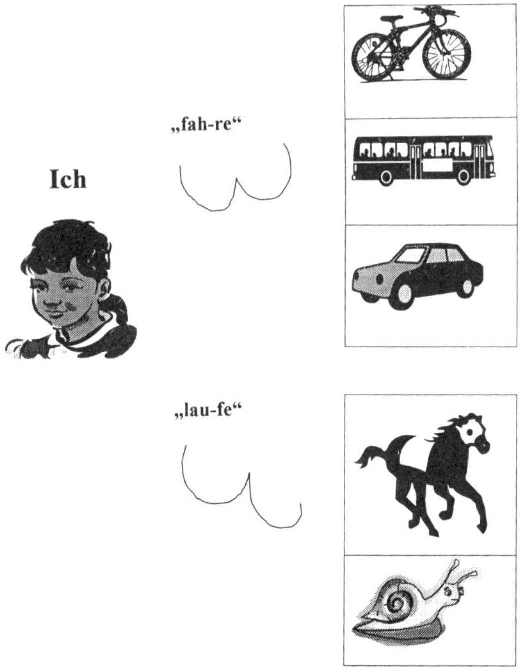

Abb. 23: Transportentscheidung

default-Form der Verben („Ich fahr Auto.“, „Tim fahr Bus.“). Damit forderte er eine weitere Hilfe zur Beachtung des sich verändernden Verbs. Die Therapeutin entschloss sich zu einem visuell unterstützten Handzeichen: zwei Schwungbögen für „fah-re“ und für „fährt“ ein Schwungbogen mit einem abschließenden Punkt, der als Handzeichen – wie ein nach unten gehender Trommelschlag – ausgeführt wurde und das finale / -t / unterstützte.

Dieses Spielformat lässt uns erkennen, dass die Duplizierung von Subjekt, Verb, Objekt oder Adverb einen zwingenden Kontext für die Produktion eines dreigliedrigen Satzes erzeugt. Kontrastiert wurde dieser SVX-Satz mit den XVS-Fragen der Therapeutin. Die von Jan realisierbaren Markierungen der 1. und 3. Person Singular wurden in den Fragen der Therapeutin rezeptiv kontrastiert mit der 2. Person Singular. Als visuell wahrnehmbare Strukturangebote wurden die Transportentscheidungsblätter verwendet sowie die Handgeste zur Begleitung der Verben.

In den darauf folgenden Therapieeinheiten wurden diese starken Strukturhilfen schrittweise abgebaut. Nachträglich gesehen wäre es sinnvoll gewesen, in einer späteren Therapieeinheit die Transportentscheidung mit dem – damals noch nicht existierenden – V2-Modell (siehe Kap. 6.3.1) zu

Objekt- resp. Adverbtopikalisierungen zu verändern, also „Schnell läuft Tim. Bus fahre ich“. Nach acht Therapieeinheiten verschrifteten wir eine kleine Spontansprachprobe von Jan:

> Mir brauche desdo.
> Mir hab ganz viel hom.
> Ich mag meine Krane spiele.
> Der Janic do alles but macht.
> Mir ware im Keller.
> Ich mag mein Flugzeug baue.
> Mir do gegesse habt.
> Mir mol in Ruhe esse gewollt.

In allen fünf Sätzen mit finitem Verb steht dieses in der korrekten Verbzweitstellung. Fünf der acht Sätze sind bereits mit zweigliedrigen Verbalphrasen geplant. In den Sätzen mit dem Modalverb „mögen“ zeigt Jan, dass er auch die Verbtrennung beherrscht („Ich mag mein Flugzeug baue“), indem er den infiniten Teil der Verbalphrase ans Satzende stellt. Beim Versuch, Vergangenes zu erzählen, zeigt sich die beginnende Partizipbildung (habt, gewollt, macht) mit der erwerbsnormalen gelegentlichen Auslassung des Präfixes (ge-). Seine für ihn schwierigen, langen Sätze im Perfekt („Wir [haben] mal in Ruhe essen gewollt. Der Janic [hat] da alles kaputt gemacht.“) führen noch zur Auslassung des Auxiliars „haben“.

Zusammenfassend ist Jan dennoch einen Riesenschritt in Richtung längerer Äußerungen mit korrekter Verbzweitstellung in ein- und zweigliedrigen Verbalphrasen vorangekommen.

Einkaufsspiele. Auch Martin (6;4 Jahre) besuchte den Sprachheilkindergarten. Er sprach wie Sandra und Jan in Ein- bis Vierwortäußerungen. Auffällig war, dass die Verben entweder ausgelassen wurden oder unflektiert (Infinitiv oder Stammform) am Ende der Äußerung standen (Verbendstellung).

In der Therapie spielten zwei Bärenfiguren (Zottel und Bruno) eine wichtige Rolle als Mitspieler. Seit einiger Zeit spielte Martin sehr gerne mit dem Einkaufsladen.

Martin hatte zum Zeitpunkt der Therapie – wie Jan – noch schwere Aussprachestörungen. Die Realisierung des Verbs „kaufen“ wäre bei Martin derart erfolgt: „i daud, du daud, er daud.“ Wenn wir mit stark aussprachegestörten Kindern an grammatischen Zielen arbeiten, versuchen wir, aus dem vorhandenen Phoninventar und unter Berücksichtigung existierender phonologischer Vereinfachungsprozesse Wörter zu wählen, die für das Kind anstrengungslos realisierbar sind. Bei Martin fiel im Rahmen der Einkaufsituation die Wahl auf das Wort „nehmen“, das von ihm in der 1. und 3. Person Singular gebildet werden konnte (ich nehme, er nimmt). Aufgrund des fehlenden (s) im Phoninventar war die Form „du nimmst“ nicht möglich gewesen.

In einer der ersten Therapieeinheiten wollte die Therapeutin erreichen, dass Martin für sich einen Einkaufszettel erstellen sollte, während sie für den Bären Zottel das Gleiche tat. Die möglichen Einkaufsgegenstände lagen als kleine Bilder auf der Mitte des Tisches.

T: Zottel nimmt Honig (klebt Honig auf Zottels Liste).
K: Ei (klebt sich Eis auf seine Liste)

Martin zeigt in dieser Situation, dass es für ihn nicht zwingend ist, „ich nehme Eis“ zu sagen. In der nächsten Therapieeinheit griff die Therapeutin die Möglichkeit der Subjektduplizierung auf: Martin sollte nun gleichzeitig eine Liste für sich und Bruno erstellen, während die Therapeutin eine Liste für Zottel und sich erstellte.

T: Zottel nimmt Honig. Ich nehme Schokolade.
K: I[ch] Bonbon. Bruno Apfel.

Durch die Duplizierung des Subjekts wurden die Subjektauslassungen überwunden, nicht jedoch die Verbauslassung. Da die Duplizierung des Verbs, aufgrund der Aussprachestörung von Martin, große Probleme mit sich gebracht hätte und auch dem Mittel der Verbkonstanthaltung in der ersten Phase der Arbeit an der Subjekt-Verb-Kongruenz entgegenstehen würde, entschloss sich die Therapeutin für eine Strukturhilfe.

In der nächsten Stunde lagen auf dem Boden drei Reifen. Der erste Reifen war durch ein Band halbiert. In der einen Hälfte lag das „M“ für Martin, in der anderen Hälfte ein Bärenbild. Im zweiten Reifen symbolisierte eine Hand das Verb „nehmen“. Im dritten Reifen lagen die Bilder der einkaufbaren Gegenstände. Zur Ausschaltung sprachlicher Ablenker (Akkusativmarkierung) und zum Erreichen der kürzesten Zielstruktur (Weglassen des Artikels) wurden nur Mengenbegriffe verwendet, die nicht artikelfordernd sind (Salat, Schokolade, Honig, Butter, Marmelade) oder Pluralbegriffe (Bananen, Birnen).

Dialog:
T: Was nimmst du?
K: (tritt in das Feld mit M) Ich (tritt in den Reifen mit der Hand) nehme (tritt in den 3. Reifen, bückt sich) Ei[s] (hebt das Bild auf und klebt es auf seine Einkaufsliste).
T: Was nimmt Bruno?
K: (nimmt Bär, tritt in das Bärenfeld) Bruno (2. Reifen) nimmt (3. Reifen) Honig.

Nachdem die Einkaufslisten derart erstellt waren, ging Martin mit zwei Einkaufskörben und den zwei Listen für sich und Zottel zum Einkaufsladen.

T: Ja bitte?
K: Ich Ei[s]. Bruno Honig.

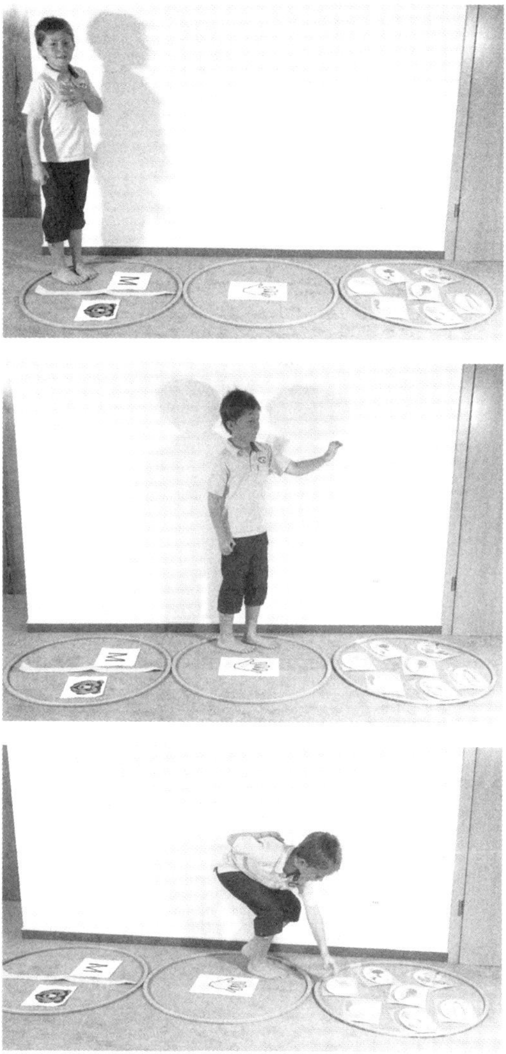

Abb. 24: Erstellen der Einkaufsliste

Die wieder auftauchende Verbauslassung zeigt, dass Martin in dieser neuen Situation eine stärkere Hilfe als die Einkaufsliste benötigt. In der nächsten Therapieeinheit gestaltete die Therapeutin die Einkaufsliste wie folgt:

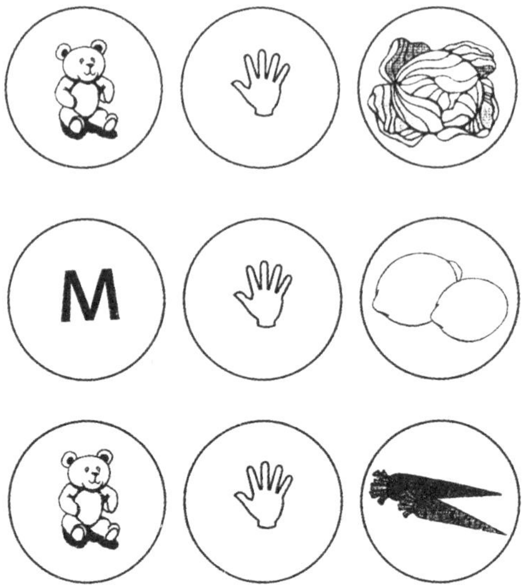

Abb. 25: Einkaufsliste (Anfang)

Die Liste gibt nun die handlungs- und wahrnehmungsmäßige Erfahrung des Kindes wieder. Als weitere Hilfe diente eine Wäscheklammer, die links Zeile um Zeile nach unten verschoben wurde. Sie signalisierte dem Vorschulkind, wo es sich beim Bestellen befand und wo seine Äußerung beginnen sollte. Mit dieser starken Strukturhilfe gelang Martin der Einkauf problemlos. In den weiteren Stunden wurden die Strukturhilfen wieder abgebaut (keine Kreise, keine Hand), bis nur noch die einkaufbaren Gegenstände auf der Liste waren.

Martin war ein Kind aus der Anfangsphase der Entwicklung der Kontextoptimierung. Nachträglich gesehen wäre es auch bei ihm sinnvoll gewesen, häufiger mit Objekttopikalisierungen einzukaufen. Dies wäre leicht erreichbar gewesen, indem schon beim Erstellen der Einkaufsliste gelegentlich die Füllung des ersten und dritten Reifens getauscht worden wäre („Salat nehme ich.“, „Zitronen nimmt Bruno.“).

Transferunterstützung. Nun geht aber ein Vorschulkind selten einkaufen und noch seltener in Läden, in denen es mit einer Verkäuferin kommuniziert. Hier kam uns der Zufall zu Hilfe. Wir beobachteten in der Kindergartengruppe, dass sich beim gemeinsamen Frühstücken jedes Kind an den frei zugänglichen Produkten bediente, ohne dabei sprachlich agieren zu müssen. Diese Beobachtung führte uns zum Rollenspiel „Frühstücken". Die gewohnten Frühstücksutensilien (z. B. Brot, Butter, Wurst, Honig, Milch) befanden sich in einer Kiste und wurden von der Therapeutin nur auf Verlangen ausgegeben („Macht der Worte").

Spontan schlug Martin vor, zu diesem Frühstück seine beiden Freunde aus der Gruppe zu holen. In dieser Situation konnte Martin die neu erworbene Fähigkeit, seine Bedürfnisse sprachlich umzusetzen („ich nehme Milch, ich nehme Nutella …") erfolgreich einbringen. Er war sichtlich stolz darüber.

Dies ist spätestens der Punkt, an dem man im Gespräch mit Eltern – oder hier mit den Erziehern der Gruppe – abklären sollte, ob derartige täglich wiederkehrende Routinesituationen nicht so gestaltet werden könnten, dass die Kinder dabei sprachlich aktiv werden müssen, um ihre Bedürfnisse erfüllt zu bekommen.

Zurückblickend auf die drei Formate von Sandra, Jan und Martin stellt sich für Therapeuten, die mit kontextoptimiertem Arbeiten noch keine Erfahrungen haben, verständlicherweise die Frage, ob die notwendige kindliche Spielfreude in derart stark geplanten Situationen erhalten bleibt. Diese Spielfreude ist immer dann gewährleistet, wenn mit dem situativen Kontext wirklich ein Format des Kindes realisiert wird. Kinder spielen auch ähnliche Wiederholungen lieber, länger und häufiger als die Therapeuten selbst.

Je klarer die Situation ist, je überschaubarer das dabei zum Einsatz kommende Sprachmaterial, umso leichter fällt dem Therapeuten die Planung und kontextoptimierte Durchführung. Dadurch wird aber auch dem Kind die Fokussierung auf die spezifischen Merkmale der Zielstruktur erleichtert. Das Vorhersehbare und Verlässliche des Formats gibt vielen Kindern Sicherheit. Als Ergebnis unserer Therapieforschung lässt sich empfehlen, lieber kurze, konsequent kontextoptimierte Phasen anzubieten und dann von diesen wieder in freiere, weniger stark strukturierte Spiele überzugehen (Wellenbewegung). Dieses Vorgehen ist besser, als durchgängig wenig optimale Situationen zu realisieren – mit uneindeutigem Sprachmaterial und vielen Ablenkern und Verwirrern, die lediglich einen höheren Spaßfaktor haben.

In der Praxis stellt sich auch die Frage, ob man gleichzeitig an mehreren therapeutischen Zielen und auf unterschiedlichen Strukturebenen der Sprache arbeiten kann. Möglich ist sicher ein zyklischer Wechsel des Schwerpunktes, wie es Dannenbauer und Kotten-Sederqvist (1986) für die phonologische und grammatische Ebene vorschlagen. Unsere Erfahrung zeigt, dass aber auch das gleichzeitige Arbeiten an Aussprache und Grammatikalität möglich ist, so dass z. B. in einer ersten Phase der Therapieeinheit an der Verbesserung der Aussprache und in der zweiten Therapiehälfte an einem grammatischen Ziel gearbeitet werden kann.

Dieser Wechsel der Inhalte und Formate erwies sich selten als störend. Gerade bei Vorschulkindern kommt er der häufig kurzen Aufmerksamkeitsspanne und dem Interesse an Abwechslung entgegen.

Weitere Spielformate. Von den drei ausführlicher dargestellten Spielformaten ist sicherlich das Einkaufspiel – mit seiner Vorbereitung (Einkaufsliste), der Verknüpfungsmöglichkeit mit einer Transportphase und mit seiner möglichen Weiterführung in das Planen und Durchführen einfacher Gerichte (z. B. Orangensaft, Obstsalat) – ein klassisches Format für die beiden grammatischen Therapieziele.

Auf der CD finden Sie weitere Therapieeinheiten für die Arbeit mit Vorschulkindern an den frühen grammatischen Regeln, z. B. mit den Formaten „Plüschtiere ertasten“, „Tweety spielt mit seinen Freunden“, „Ritterburg“ und „Sich Verkleiden“ (aus Schmidt 2009).

Wie uns das Ballspiel zeigt, können nahezu alle Spielsituationen so geplant und strukturiert werden, dass das darin verwendete Sprachmaterial funktional erlebt wird und die Entdeckung der neuen grammatischen Regeln unterstützt. Aktivitäten wie Befehlen, Raten und Planen deuten die Palette möglicher Spielformate an, aus denen nachfolgend noch einige skizziert werden:

Würfelspiele mit Ereigniskarten. Mögliche Dialoge: „Was muss ich tun?“, „Du gehst vor.“, „Raus fliegst du!“, „Jetzt ziehst du.“

Gedächtnisübungen. Die Therapeutin gibt den Kindern (dem Kind), beginnend mit einer Aufforderung, zunehmend mehrere kurze Aufforderungen: „Du gehst zur Tür. Du klatschst zweimal. Du springst hoch. Du pfeifst laut. Was sollst du tun?“ Das Kind wiederholt vor der Ausführung zuerst die behaltenen Befehle: „Zuerst gehe ich zur Tür und klatsche zweimal. Dann springe ich hoch und pfeife laut.“ Danach kommt es zum Rollentausch. Damit bei den Aufforderungen die kürzesten Strukturen verwendet werden und den Kindern genügend Ideen zur Verfügung stehen, können unterstützend auch Bild- oder Schriftkarten mit den Aufforderungen verwendet werden. Gewonnen hat, wer die meisten Befehle behalten, sagen und ausführen kann.

Will man dieses Spiel nicht als Gedächtnisspiel spielen, kann es auch als Geschicklichkeitsparcours im Rhythmik-, Mehrzweckraum oder in der Turnhalle gespielt werden. Bei diesem Spiel werden an bestimmten Stationen Karten gezogen: „Du kletterst hoch. Du springst über die Bank. Du gehst über die Matte.“ Um die möglichen Aktivitäten nicht zu sehr zu beschränken, lassen sich gelegentlich Präpositionalphrasen nicht vermeiden. Dabei kann der sprachliche Ablenker (Akkusativmarkierung) durch die Verwendung weiblicher und sächlicher Nomen (die Bank, die Matte) verringert werden, da bei diesen keine Akkusativmarkierung erforderlich ist (Nominativ = Akkusativ).

Zauberer-Spiele. Spiele mit Zauberern begeistern viele Kinder (Hartmann 1995; Haffner 1995). In diesen Spielformaten kommt es

- zum gegenseitigen Verwandeln in Tiere oder Gegenstände: „Du wirst ein Schwein.“, „Du sollst eine Ziege sein.“, „Was werde ich?“, „Grunzen musst du!“ „Meckern sollst du!“
- zum Brauen von Zaubertränken: „Zuerst wirfst du Erde hinein. Dann tust du Essig dazu. Was brauchst du noch?“ „Krähenfüße brauche ich. Katzenschwänze brauche ich.“
- zum Prahlen über die eigenen Zauberkräfte: „Was kannst du heute?“ „Heute fliege ich.“, „Was kannst du morgen?“ „Morgen zaubere ich Gold.“

Ratespiele. Für jedes richtige Raten erhält man drei Punkte. Wenn man falsch rät, muss man einen Punkt abgeben. Geraten werden Handlungen, die man bei geschlossenen Augen hören muss: „Was mache ich jetzt?“ „Du stehst still.“ „Ich stehe nicht still.“ „Du gehst leise.“ „Jetzt gehe ich nicht leise.“ „Du legst dich hin.“ Bei diesen Spielen muss sichergestellt werden, dass Behauptungen und nicht direkte Fragen („Stehst du still?“) verwendet werden, da die dabei auftauchende Verbspitzenstellung in dieser Phase ein sprachlicher Verwirrer wäre. Ebenso sollten zumindest durch die Therapeutin immer wieder Sätze verwendet werden, die nicht mit dem Subjekt beginnen (z. B. „Jetzt gehe ich nicht leise.“).

Unterrichtliche Kontexte

Auch im unterrichtlichen Kontext sollte der Einstieg in diese Arbeit unterstützt werden durch die eingangs erwähnten Spiele („Das faule Wort“, „Die unendliche Liebe“, s. Kap. 6.3.1 und 6.3.2). Dies richtet den Fokus der kindlichen Wahrnehmung – mit struktureller Unterstützung – auf die kritischen Merkmale des Sprachmaterials (reflexive Phase). Schriftsprachliche Fähigkeiten der Schüler erweitern die Möglichkeiten der Hilfsangebote.

Der Vorteil der Klassensituation besteht darin, dass mehrere Schüler bereits diese grammatischen Fähigkeiten erworben haben, so dass sie als positive Sprachmodelle für ihre Mitschüler mit grammatischen Störungen wirksam werden können. Unverzichtbare Voraussetzung dafür ist aber der Kick-off, in dem die kritischen Merkmale der Zielstrukturen in den Fokus der Aufmerksamkeit gerückt werden. Dadurch verändert sich etwas Grundsätzliches: Die Schüler mit grammatischen Störungen beginnen offensichtlich erst jetzt, das Sprachmaterial in regelbildender Weise wahrzunehmen und zu verarbeiten. Diese Fokussierung kann prinzipiell in allen Schulfächern geschehen. Dennoch hält sich an Schulen mit dem Förderschwerpunkt Sprache hartnäckig das unbegründete und geradezu schädliche Vorurteil, dass lediglich der Deutschunterricht für die Unterstützung sprachlicher Fähigkeiten geeignet sei. In den Interventionen im Schulunterricht im Rahmen unseres Forschungsprojektes hat es sich als besonders effektiv erwiesen, wenn mindestens an vier Schultagen der Woche jeweils eine kontextoptimierte Phase (ca. 15–20 Minuten) in den Unterricht integriert wurde. Von diesem Vorgehen wurde lediglich in der Intervention im Sekundarbereich abgewichen. In dieser erfolgreichen Intervention mit Schülern der 7. Klassenstufe wurde „nur" an einem Tag in der Woche im Rahmen einer Doppelstunde des Biologie-Unterrichts kontextoptimiert gearbeitet (Motsch / Seiffert 2008).

Nachfolgend werden drei kontextoptimierte Phasen in drei Schulfächern beispielhaft die Möglichkeiten verdeutlichen, wie diese Therapieziele auch in unterrichtlichen Situationen unterstützt werden können. Einige Grammatikprojekte zum Erwerb dieser Regeln im Unterricht finden sich in Fachzeitschriften (Biederbeck et al. 2016; Telkmann 2013; Berg / Hessenauer 2012). Viele weitere Beispiele befinden sich auf der CD.

Mathematikunterricht (1. Klasse): Vorgänger-Nachfolger im Zahlenraum 1–10 („Vor-Nach"). Rahmenthema der Unterrichtsstunde: „Bahnhof"
1. kontextoptimierte Phase (rezeptiv und produktiv)
Über das Anstehen am Fahrkartenschalter sollen die Begriffe „vor" / „nach" veranschaulicht werden. Jeder Schüler erhält eine Nummer und stellt sich in die Reihe am Fahrkartenschalter an. Die Lehrerin kommt zur Reihe und fragt: „Wer bist (kleine Pause, dann zeigt sie auf einen Schüler) du?" Die Endung / -st / wird besonders betont und durch die Fraktionierung von dem nachfolgenden „du" getrennt. Der Schüler sagt: „Ich bin die 2." Danach die Lehrerin: „Wo stehst (kleine Pause) du?" Schüler: „Ich stehe hinter der 1 und vor der 3." Danach darf die 2 einem anderen Schüler in der Reihe die beiden Fragen „Wer bist du? Wo stehst du?" stellen.

2. kontextoptimierte Phase (reflexiv)
Nach weiteren Aktivitäten zu Erfahrungen in der Reihe und in der Begegnung mit räumlichen Relationen kommen die Schüler im Stuhlkreis zusammen. Die Lehrerin sagt: „Ich habe festgestellt, dass sich das Wort ‚stehen' in der Frage ganz anders anhört als in der Antwort. Habt ihr das auch gehört? Du stehst – ich stehe." Die Schüler dürfen den Unterschied selbst ausprobieren und überlegen, was und warum sich das anders anhört. Dann sagt die Lehrerin: „Ich verrate euch ein Geheimnis. Das ‚Du' und das / st / mögen sich sehr. Das / st / kommt immer ganz schnell angerannt, wenn es das ‚Du' bei einem Wort sieht. Dann schleicht es sich ans Ende des Wortes und verjagt das -en. Schaut mal:" (Sie nimmt das vorbereitete Klappwort „stehen", gibt einem Schüler das Du-Schild und lässt ihn vor das Klappwort gehen. Dann klappt sie blitzartig die Klappe um.)

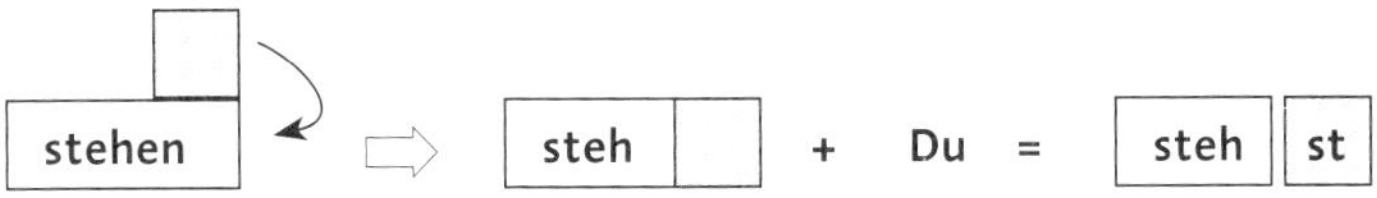

Zur Festigung wird dieser Vorgang noch mit den Verben (Klappwörtern) „schleichen“, „gehen“ und „rennen“ nachgespielt. Die Lehrerin achtet darauf, dass die Schüler, die die Subjekt-Verb-Kongruenz noch nicht erworben haben, besonders aktiv mit einbezogen werden. Sie dürfen die Klappwörter bedienen und die Erfahrung machen, dass am Verbende das / st / auftaucht, sobald das „Du“ vor oder auch nach dem Wort steht.

Als Abschluss werden die Klappwörter auf ein Plakat geklebt: In der ersten Zeile steht ein Verb im Infinitiv ohne „Du“. Darunter drei Zeilen mit dem „Du“ und dem umgeklappten roten / st /. Eine Zeile davon enthält die Frage: „Wo stehst du?“ Dadurch wird deutlich, dass das „Du“ vor und nach dem Tunwort auftauchen kann; gleichzeitig wird damit der Erwerb der Verbzweitstellungsregel unterstützt.

Heimat- und Sachkundeunterricht (4. Klasse). Stundenthema: „Römer“
Der Unterricht beginnt im Stuhlkreis. In der Mitte des Kreises liegen sieben Puzzleteile, auf denen ein Bild der Comicserie „Asterix und Obelix“ abgebildet ist. Hierdurch sollen die Schüler auf das Stundenthema hingeführt werden. In einem gemeinsamen Gespräch soll den Schülern dann Gelegenheit gegeben werden, ihr Vorwissen über die Römer zu äußern.

Kontextoptimierte Phase: Der Lehrer erzählt den Schülern, dass eine Spielanleitung zu einem römischen Spiel auf Tontafeln geritzt war, die leider zerbrochen sind. Die Schüler erhalten folgende Aufgabe: Die Spielanleitung soll rekonstruiert und gelesen werden, damit das Spiel anschließend ausprobiert werden kann. Die Spielanleitung erhalten die Schüler verschlüsselt als zerbrochene Tongefäßstücke (siehe Abb. 26).

Die Tontafeln, auf der die Spielanleitung stand, ist leider zerbrochen. Setze die Tonteile in der richtigen Reihenfolge wieder zusammen, so dass du die Spielanleitung erhältst. Schreibe sie in das gelbe Feld. Manchmal fehlen auch Buchstaben (schwarzer Strich), die verloren gegangen sind. Ergänze sie!

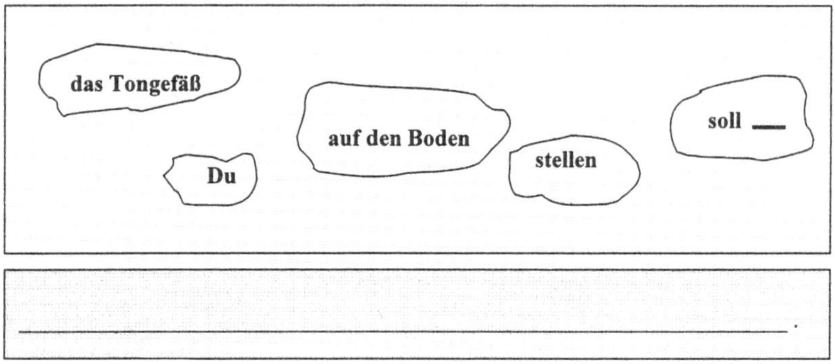

Abb. 26: Tonscherben

Denkbar wäre, das „du" klein zu lassen, dafür auf der anderen Scherbe „Das Tongefäß" zu schreiben. Durch diese geringfügige Veränderung der Scherbenbeschriftung würde ein XVS-Satz mit Objekttopikalisierung evoziert. Nachdem die Schüler die Spielanleitung rekonstruiert haben, darf gespielt werden, wobei ein Schüler die Anleitung schrittweise vorliest.

Deutschunterricht (2. Klasse). Stundenthema: Wortfeld „gehen" („gehen II")
Die Schüler sollen drei verschiedene Arten der Fortbewegung (gehen, schleichen, rennen) auditiv wahrnehmen und ihre Höreindrücke verbalisieren. Es werden passende Bezeichnungen für diese Fortbewegungsformen gesucht.

1. kontextoptimierte Phase (rezeptiv und produktiv). In einer pantomimischen Darstellung bekommt immer ein Schüler einen Begriff und macht ihn vor. Er fragt die anderen: „Was mache ich?". Die anderen Kinder dürfen dreimal raten, was das Kind darstellt. Dabei sollen sie weder Fragen („gehst du") noch einfach den Infinitiv (gehen) in die Klasse hereinrufen, sondern Behauptungen aufstellen: „du hüpfst", „du springst", „du hinkst". Das darstellende Kind darf nur antworten, wenn es in der korrekten Form angesprochen wird („Macht der Worte"): „Nein, ich stolpere nicht.", „Ja, ich schleiche."

2. *kontextoptimierte Phase* (reflexiv). Die Schüler bekommen ein Arbeitsblatt, auf dem die Grundform sowie die 1. und 2. Person Singular der Verben in unterschiedlicher Reihenfolge aufgelistet sind. Dabei fehlen einige Endungen, die die Schüler eintragen sollen. Wenn sie Schwierigkeiten haben, können sie nach vorne kommen und auf einem (verdeckten) Plakat die richtigen Endungen nachschauen.

hüpfen ______	du hüpf ______	ich hüpfe
ich hink ______	hink ______	du hinkst
du spring ______	ich spring ______	springen
ich schleich ______	du schleich ______	schleich

Noch vor zehn Jahren war die Frage berechtigt, ob diese kurzen kontextoptimierten Phasen im Unterricht ausreichen, um grammatische Fähigkeiten aufzubauen, wenn die Schüler bereits in den nicht optimierten Phasen dieser Stunde sowie in allen anderen Unterrichtsstunden der Woche, in den Pausengesprächen und im familiären, außerschulischen Alltag mit nicht optimiertem Sprachmaterial konfrontiert werden. Werden in dieser langen Zeit nicht die Effekte der wenigen Minuten zunichte gemacht? Diese Frage stellte sich in gleicher Weise für die verbleibende Wochenzeit bei der Einzel- oder Kleingruppentherapie außerhalb des Therapieraumes.

Ohne die Ergebnisse der empirischen Überprüfung wäre auch bei uns diese berechtigte Skepsis geblieben, die wir durch die Erfolge in den Interventionsstudien verloren haben.

6.3.3 Komplexe Syntax

Von Margit Berg

Erwerbsaspekte und Bedeutung des Ziels

Die Förderung der komplexen Syntax ist ein in der Sprachtherapie oft vernachlässigter Aspekt. Entsprechend häufig ist zu beobachten, dass Probleme mit komplexeren Ausdrucksformen in vielen Fällen langfristig weiter bestehen. Zum Teil werden die damit einhergehende einfache, unflexible Sprachproduktion und das beschränkte sprachlich-kommunikative Repertoire spracherwerbsgestörter Kinder geradezu als ein Kennzeichen der „postdysgrammatischen Phase“ (Dannenbauer 2002) oder als Merkmal des „kompensierten Dysgrammatismus“ (Siegmüller 2013) beschrieben. Daraus einen Verzicht auf die Förderung des Nebensatzerwerbs abzuleiten, wäre jedoch geradezu paradox und ist nicht verantwortbar.

Mit zunehmendem Alter und der zugleich wachsenden Fähigkeit, komplexe Zusammenhänge kognitiv zu erfassen, brauchen Kinder auch die entsprechenden sprachlichen Ausdrucksmittel. Die sprachliche Struktur, die vorzugsweise geeignet ist, unterschiedliche Zusammenhänge – etwa kausaler oder temporaler Art – darzustellen, sind subordinierte Nebensätze. Sie erweitern die produktiven Möglichkeiten der Kinder, indem sie flexiblere, differenziertere Ausdrucksmöglichkeiten eröffnen. So stellen sie geeignete Mittel dar, um z. B.

- über Bedingungen („Ich spiele nur mit, wenn ich anfangen darf!"),
- über Gründe („Ich darf anfangen, weil ich eine 6 gewürfelt habe!") oder
- über zeitliche Aspekte („Du musst würfeln, bevor Du eine Karte ziehst!")

zu sprechen. Rückwirkend wird wiederum das Verständnis für derartige Sachzusammenhänge durch die Bereitstellung entsprechender sprachlicher Mittel vertieft. Eingeschränkte Kompetenzen im Bereich der komplexen Syntax wirken sich aufgrund der damit eingeschränkten sprachlichen Flexibilität in vielfältiger Weise auch auf den Lernerfolg aus:

- Aufsätze werden entsprechend variationsarm geschrieben,
- durchaus erkannte logische Zusammenhänge können nicht versprachlicht und diskutiert werden,
- die eingeschränkte Fähigkeit, Nebensätze zu verstehen, wirkt auf das Aufgabenverständnis und die Informationsentnahme aus Lehrbuchtexten und Lehrersprache zurück. Dass die möglichen Folgeprobleme in der Aufnahme und Verarbeitung neuer Informationen weit über das Fach Deutsch hinausgehen, wird bei einem Blick in die Schulbücher rasch deutlich, so z. B.
  a) im Fach Mathematik: „Du erhältst 543, wenn du von meiner Zahl zuerst 212 und dann 232 subtrahierst." (Nussknacker Schülerbuch 3 2010, 57)
  b) in der Verkehrserziehung: „Du gehst rechtzeitig los, weil du weißt, dass dir unterwegs viele Dinge passieren, die dich ablenken können." (Partner auf der Straße, Basisheft 3 2008, 2).

Ein zu früher Abbruch der Sprachtherapie und eine damit verbundene Reduktion auf die grundlegenden Zielstrukturen auf der Hauptsatzebene können sich verhängnisvoll auf die weitere sprachliche und schulische Entwicklung auswirken. So weisen Untersuchungen, die die andauernden schulischen und sprachlichen Probleme von ehemaligen Schülern der Schule für Sprachbehinderte darstellen (Romonath 2000), nicht nur auf eine in vielen Fällen weiterhin auffällige Sprache mit grammatikalischen Problemen hin, sondern auch auf die damit verbundenen Lernerschwernisse und Missverständnisse im Unterricht.

Damit stellt auch die Förderung der komplexen Satzstrukturen einen bedeutenden Schwerpunkt in der Therapie grammatischer Störungen dar.

Kennzeichnend für diese Sätze sind zwei Merkmale: zum einen die Einleitung durch ein spezifisches Einleitewort (subordinierende Konjunktion, Relativ- oder Interrogativpronomen), zum anderen die Endstellung des finiten Verbs. Die ersten Nebensätze tauchen im ungestörten Spracherwerb meist im Alter von 2;6 bis 3;6 Jahren auf. Dabei gibt es große interindividuelle Schwankungen. Als unabdingbare Voraussetzung für den Erwerb der syntaktischen Besonderheiten subordinierter Nebensätze ist jedoch der vorangegangene Erwerb der Verbzweitstellung im Hauptsatz anzusehen (Berg 2007). Zudem nehmen die nebensatzerwerbenden Kinder zuvor bereits erste koordinierende Verknüpfungen von Sätzen (z. B. durch „und") vor. Der besondere Wert der neu hinzukommenden Nebensätze liegt nun darin, dass diese es ermöglichen, Zusammenhänge, Abhängigkeiten und Beziehungen sprachlich auszudrücken und zu präzisieren. Sie werden also zu einem wichtigen Ausdrucksmittel, wenn Kinder ihre Umgebung zunehmend differenziert wahrnehmen und verstärkt auf solche Zusammenhänge – etwa räumlicher, zeitlicher oder kausaler Art – aufmerksam werden. Der Erwerb von Nebensätzen erfordert die Entwicklung von Fähigkeiten in drei unterschiedlichen Bereichen:

1. kognitive Ebene: Die Beziehungen und Zusammenhänge, die in Nebensätzen ausgedrückt werden, müssen kognitiv erfasst werden;
2. syntaktische Ebene: Die Kinder müssen erkennen, dass das finite Verb im subordinierten Nebensatz am Satzende steht;
3. lexikalische Ebene: Konjunktionen müssen nach und nach gelernt und in ihrer Bedeutung präzisiert werden.

Trotz großer interindividueller Unterschiede lassen sich eine Reihe typischer Entwicklungsschritte im Nebensatzerwerb feststellen:

Vor- und Übergangsformen. Vor der Verwendung vollständiger Nebensätze werden unvollständige Sätze ohne spezielle Einleitewörter gebildet; diese Nebensätze sind aufgrund des Zusammenhangs und der Intonation jedoch schon eindeutig als solche zu verstehen: „Guck, ich macht hab!" (Guck mal, was ich gemacht habe!). Daneben treten unspezifische Laute (z. B. „äh") an der Stelle und als Ersatz für spezifische Einleiter („Der Benny darf nicht mit, äh der so klein ist!") sowie die übergeneralisierende Verwendung eines oder weniger Pronomen (z. B. „wo") auf („Ich hab ein Auto, wo hupen kann!").

Verbendstellung. Die Annahme, dass die Endstellung des finiten Verbs im typischen Spracherwerb keine Probleme bereite (Rothweiler 1993; Szagun 2013), muss relativiert werden: Viele Kinder entdecken zwar die Verbstellungsregel des Nebensatzes bereits im vierten Lebensjahr. Der Erwerb ist dann jedoch keinesfalls bei allen Kindern abgeschlossen, sondern zieht sich über einen längeren Zeitraum hin, so dass in der Normierungsgruppe der ESGRAF 4–8 (Motsch / Rietz 2016) selbst bei Schulanfängern noch nahezu ein Viertel der Kinder einen Korrektheitsgrad von unter 90 % in der Produktion von Nebensätzen zeigte.

Frühe Nebensatz-Typen. Eine generalisierte Erwerbsreihenfolge lässt sich nicht feststellen; allerdings stellen die in Tab. 7 zusammengestellten Formen gemeinsam eine kleine Gruppe früh erworbener und von Kindern häufig genutzter Nebensatztypen und Einleitewörter dar.

Dabei treten „wenn“ und „weil“ nicht nur am häufigsten auf (Rothweiler 1993), sondern sind in Bezug auf die semantische Bedeutung der Konjunktion auch am wenigsten fehleranfällig (Ramge 1993). Übergeneralisierungen der Konjunktionen – wie etwa der Ersatz von „damit“ durch „wenn“ – sind häufige, entwicklungsnormale Erscheinungen im Nebensatzerwerb. Bei den früh auftretenden Kausalsätzen ist häufig der anfängliche Ersatz des einleitenden „weil“ durch „warum“ oder „wegen“ zu beobachten: „Ich will nicht ins Bett, warum ich gar nicht müde bin!“ bzw. „Ich spiel nicht mehr mit, wegen der Benny immer schummelt!“ Das Repertoire an Konjunktionen nimmt nur langsam zu. Dies ist jedoch in den normalen Erwerbsprozess der lexikalischen Erweiterung im Bereich der Funktionswörter einzuordnen und stellt kein Hindernis für die Entdeckung und Anwendung der syntaktischen Besonderheiten subordinierter Nebensätze dar. Viele Konjunktionen werden mit zunächst noch eingeschränkter Bedeutung bereits aktiv vom Kind benutzt, bevor – zum Teil erst im Grundschulalter (Nippold 1988) – ein volles Verständnis vorhanden ist.

Tab. 7: Früh erworbene Nebensatztypen

Nebensatz	Einleiter
Kausalsatz	weil
Finalsatz	damit, dass
Temporalsatz	wenn, bis, als
Konditionalsatz	wenn
Indirekter Fragesatz	ob, Fragepronomen
Inhaltssatz	dass
Relativsätze	Relativpronomen, was, wo, modales wie

Besonderheiten bei „weil“-Sätzen“. Obwohl die „weil“-Sätze zu den frühesten Nebensatztypen gehören, ist die Fehlerhäufigkeit gegenüber anderen Nebensätzen deutlich erhöht (Born 2015). Als Hauptfehlerquelle lässt sich dabei die Verbzweitstellung identifizieren: Die Kinder benutzen also das „weil“, führen dann aber den Satz in der Hauptsatzstruktur weiter. Allerdings tritt auch diese häufigste Art der Verbstellungsfehler nur bei etwa einem Viertel der Kinder auf, und daneben existieren auch bei ihnen Kausalsätze mit der korrekten Verbendstellung des Nebensatzes. Häufig wird angenommen, dass sich in den „weil“-Sätzen ein Sprachwandel vollzogen habe, der nun die Verbzweitstellung im Kausalsatz als korrekt gelten lässt und den Kausalsatz mit Verbendstellung ablöst. Ein genauerer Blick auf die „weil“-Sätze zeigt jedoch ein anderes Bild:

- Die Verbzweitstellung zeigt sich nahezu ausschließlich in der gesprochenen (und fast nie in der geschriebenen) Sprache;
- sie kommt nur bei nachgestellten „weil“-Sätzen vor, nicht aber bei vorangestellten;
- sie kann auftreten, wenn „weil“ im Sinne von „denn“ gebraucht wird oder aber als sogenannter Diskursmarker die pragmatische Funktion erfüllt, die Übernahme oder Fortsetzung eines Gesprächsbeitrags anzukündigen; in diesem Fall wird nach dem „weil“ zumeist eine kurze Pause gesetzt.

Zusammenfassend zeigt sich also, dass nicht etwa die Verbstellung des Nebensatzes eine Veränderung erfahren hat. Vielmehr wird das „weil“ nicht mehr nur als subordinierende Konjunktion genutzt, um einen Kausalsatz einzuleiten, sondern kann daneben auch einen Hauptsatz einleiten (Born 2015). In der Funktion der nebensatzeinleitenden Konjunktion fordert das „weil“ nach wie vor die Verbendstellung, so dass Kausalsätze weiterhin ein bedeutsames Therapieziel darstellen, zumal sie zu den häufigsten Nebensatzarten zählen.

Besonderheiten bei Relativsätzen. Das Verständnis und die Produktion von Relativsätzen fallen leichter, wenn sich der Relativsatz auf das Subjekt bezieht: „Der Hund, der die Katze jagt, bellt laut.“ (Subjektsatz). Demgegenüber bereiten sowohl das Verständnis als auch die Produktion von Objektsätzen mehr Probleme: „Der Hund, den die Katze jagt, bellt laut.“ wird häufig missverstanden, indem das Relativpronomen als Subjekt fehlinterpretiert wird. In der Produktion stellt die erforderliche Kasusmarkierung eine erhebliche Schwierigkeit dar. Dies führt dazu, dass die Kinder derartige kasusfordernde Sätze zunächst vermeiden oder aber das Pronomen durch ein unmarkiertes „wo“ ersetzen.

Position des Nebensatzes. Generell lässt sich feststellen, dass eingebettete Nebensätze schwieriger sind als voran- oder nachgestellte Nebensätze. Für Temporalsätze gilt darüber hinaus, dass sie von vielen Kindern bis ins Grundschulalter hinein (Schöler 1975) in der Reihenfolge verstanden werden, in der die Handlungen genannt werden. Die Kinder wenden damit also eine Strategie an, mit der diejenigen Sätze leichter verständlich sind, deren zeitlicher Ablauf auch dem Benennen der Handlungen entspricht: „Räume deinen Tisch auf, bevor du in die Pause gehst.“ wird früher und häufiger korrekt interpretiert als der umgestellte Satz „Bevor du in die Pause gehst, räume deinen Tisch auf.“

Abhängigkeit des Nebensatzes vom Hauptsatz. In der kindlichen Sprachverwendung dominieren eindeutig Nebensätze ersten Grades. Diese sind dadurch definiert, dass sie sich direkt auf den Hauptsatz beziehen: „Am Telefon ist der Mann, der gestern schon einmal angerufen hat.“

Seltener und schwieriger sind Nebensätze zweiten Grades, die sich ihrerseits auf ein Element des Nebensatzes beziehen: „Am Telefon ist der Mann, der gestern angerufen hat, als du in der Stadt warst.“

Nebensätze höheren Grades kommen im Grundschulalter nur sehr vereinzelt vor und spielen im frühen Erwerb praktisch keine Rolle. Als Konsequenz für die Förderung lassen sich zusammenfassend unter dem Gesichtspunkt der Orientierung am normalen Spracherwerb folgende Regeln ableiten:

Beginne mit den frühen Nebensatztypen!
Benutze Nebensätze ersten Grades!
Benutze zunächst voran- und nachgestellte Nebensätze!
Vermeide zunächst kasusfordernde Satzanschlüsse!

Diagnostische Erfassung des Fähigkeitenstandes

Die Sprache älterer Kinder mit Spracherwerbsstörungen wirkt – oberflächlich betrachtet – häufig nahezu unauffällig, da die Kinder und Jugendlichen sich in ihrer Sprachproduktion auf wenige einfache Satzstrukturen beschränken. Komplexere Strukturen wie subordinierte Nebensätze werden in der Regel vermieden und fallen daher nur selten als fehlerhaft auf. Damit besteht für diesen Bereich der Grammatik in besonderem Maße die Notwendigkeit evozierter Sprachproben, um ein differenziertes Bild der syntaktischen Fähigkeiten zu erhalten. Freie Spontansprachproben erweisen sich hier hingegen als ungeeignet (Schöler 1999), da spracherwerbsgestörte Kinder in der Regel Nebensätze weitgehend vermeiden und durch einfachere Satzstrukturen ersetzen.

ESGRAF 4–8 (Motsch / Rietz 2016) erfasst in einem spielerischen Kontext zeitökonomisch eine große Zahl von Nebensätzen sowohl in der Rekonstruktion als auch im Kodieren. Im inhaltlichen Rahmen eines „Zauberspiels“ werden Gesprächssituationen geschaffen, in denen der Einsatz von Temporal-, Final-, Kausal- und Relativsätzen kommunikativ sinnvoll und nahezu zwingend erforderlich ist; ein Ausbleiben der Nebensätze und Ausweichen auf einfachere Satzstrukturen gibt somit einen Hinweis auf Vermeidungsstrategien des Kindes.

Insgesamt erhält man mit diesem Vorgehen einen Korpus von 20 Nebensätzen, die eine differenzierte Analyse des Fähigkeitenstandes erlauben. Dabei werden die Kausalsätze gesondert ausgewiesen. Sollten die Kinder das „weil“ also nicht als subordinierende Konjunktion, sondern als Diskursmarker verwenden, wird durch diese gesonderte Auswertung vermieden, dass fälschlich eine Auffälligkeit im Erwerb der Verbendstellungsregel angenommen wird. Die erreichten Rohwertpunkte bilden den Fähigkeitenstand des Kindes ab, die Verbendstellungsregel in subordinierten Nebensätzen anzuwenden. Die Rohwertpunkte werden in Prozentränge (PR) umgerechnet. Kinder mit einem Wert unter PR 16 haben beim Erwerb der überprüften Fähigkeit nicht die altersentsprechende Korrektheit erreicht und gelten als grammatisch gestört. Folgende prozentuale Korrektheit müssen Kinder erreicht haben, um noch zum unteren Bereich der Normalität zu gehören (Motsch / Rietz 2016):

- 4;0–4;5 Jahre: 55 %
- 4;6–4;11 Jahre: 70 %
- 5;0–5;11 Jahre: 80 %
- ab 6;0 Jahre: 85 %

Essentials der Therapie

Zu Beginn der Therapie finden sich bei Kindern mit einem Förderbedarf im Bereich der komplexen Syntax eine oder mehrere der folgenden Auffälligkeiten:

- Nebensätze werden überhaupt noch nicht gebildet,
- die Satzstellung des Hauptsatzes wird beibehalten und eine Konjunktion vorangestellt („wenn ich bin groß“),
- das finite Verb steht direkt nach der Konjunktion an zweiter Stelle im Satz („wenn bin ich groß“),
- Vor- und Übergangsformen werden beibehalten („wegen ich groß bin!“) oder die Konjunktion wird ausgelassen („ich groß bin!“),
- der Satzbau zerfällt, und obligatorische Elemente, die dem Kind in einfachen Sätzen keinerlei Probleme mehr bereiten, werden in der höheren Anforderung im Nebensatz ausgelassen. Davon ist häufig das finite Verb betroffen („wenn ich auch so groß wie der Tim“).

Für die Therapieplanung sind die Grundsätze der Entwicklungs-, Ursachen- und Ressourcenorientierung nun auf das Förderziel „Erwerb der komplexen Syntax“ zu beziehen und zu konkretisieren.

Kick-off. „Das Fluchtspiel“

Den Einstieg in den Therapieschwerpunkt „Nebensatzerwerb“ stellt wiederum die Entdeckung eines „Geheimnisses“ dar. Konkret gilt es hier zu entdecken, dass das finite Verb seinen üblichen Platz im Satz – die Zweitposition – verlässt und die Position am Satzende einnimmt, wenn bestimmte Wörter (Konjunktionen, Relativpronomen) vorangestellt werden. Die Anstoßfunktion für die Förderung der komplexen Syntax erfolgt daher mit dem „Fluchtspiel“, bei dem die beschriebene Positionsänderung des finiten Verbs deutlich veranschaulicht wird.

Beispiele. In der Therapiegruppe wird das Fluchtspiel mit einer Geschichte eingeführt, in der eine erste Konjunktion auftaucht, die das Verb immer dazu bringt, ganz an das Ende des Satzes zu flüchten. Dazu bietet sich besonders das üblicherweise sehr früh erworbene „weil“ oder „wenn“ an. Das Wortmaterial für die Verben ist beliebig austauschbar und sollte dem Interesse der Kinder oder der konkreten Situation entnommen sein. Das folgende Beispiel für die Einführung des Fluchtspiels ist der ersten Therapieeinheit zum Nebensatzerwerb in einer Kleingruppe entnommen und wurde an einem verschneiten Wintertag durchgeführt:

„Es war einmal ein rotes Wort. Das Wort hieß BAUEN.“

An dieser Stelle wird das auf rotem Karton geschriebene Verb aus einer roten Schachtel entnommen und herumgezeigt. „Das rote Wort war nicht gern allein. Es spielte gern mit anderen Wörtern. Am liebsten spielten sie, sich in einer Reihe aufzustellen.“

Ungeordnet werden die neutral geschriebenen (schwarze Schrift auf weißem Karton) Wörter EINEN SCHNEEMANN und WIR auf den Tisch gelegt; die Kinder ordnen die Wortkarten zum Satz: WIR BAUEN EINEN SCHNEEMANN.

„Und wisst ihr, warum das BAUEN rot ist? Das hat etwas mit unserem Geheimnis zu tun! BAUEN ist rot, weil es Angst hat! Es ist ein Angstwort. Aber wir wissen ja noch gar nicht, wovor es Angst hat. Was macht man denn, wenn man Angst hat? Genau – man rennt weg. Und jetzt verrate ich euch, wovor das Angstwort Angst hat: vor grünen Monsterwörtern! Und eines Tages passierte es: Plötzlich kam ein grünes Monsterwort!“ (Die grüne Wortkarte WENN wird auf den Tisch gelegt.) „Das rote Wort war ganz erschrocken und sagte: „Da ist ja ein grünes Monsterwort! Ich hab Angst! Ich will weg hier!“ Und ganz schnell rannte es nach hinten – ganz weit weg von dem grünen Wort.“

Während des Erzählens wird die Flucht des Verbs mit den Wortkarten mitgespielt, so dass am Ende der Nebensatz auf dem Tisch liegt:

WENN WIR EINEN SCHNEEMANN BAUEN.

Dieser neue Satz wird nun gelesen, und die Kinder beschreiben, was geschehen ist. Anschließend erhalten sie selber große farbige Wortkarten des Beispielsatzes und stellen sich damit zunächst zum Hauptsatz auf. Das Kind, das das grüne Wort WENN erhalten hat, schleicht sich bedrohlich an den Satz an. Daraufhin läuft das Kind mit der roten Karte nach hinten (Abb. 27–29).

Dieses Spiel wird anschließend mehrfach mit unterschiedlichen Verben und neuen Sätzen durchgespielt: „Wir schauen mal, ob nur dieses eine rote Wort so ängstlich ist oder ob auch die anderen weglaufen!"

Im Fluchtspiel wird beachtet, dass jedes Kind einmal ein rotes Wort und einmal ein grünes Wort erhält, um das syntaktische Prinzip durch die eigene Bewegung ganz deutlich am eigenen Körper zu erfahren. Es erlebt sich so einmal in der Rolle der Konjunktion, die das Verb in die Flucht jagt, und einmal in der Rolle des flüchtenden Verbs. Die Erfahrung zeigt, dass die Therapiekinder sich problemlos und mit viel Spaß auf dieses Spiel einlassen, in dem die Wörter gewissermaßen personifiziert werden. Der spielerische Charakter und die Bewegungsmöglichkeit motivieren nicht nur jüngere Kinder, sondern auch noch Schüler der 3. und 4. Klasse, ja sogar noch Schüler der Sekundarstufe I zur Auseinandersetzung mit der Verbstellung. Dieser handelnde und motorische Zugang ist für die Kinder erheblich besser nachvollziehbar und prägnanter als eine rein verbale Erklärung. Deshalb wird auch in den nächsten Einheiten immer wieder auf das handelnde Nachvollziehen der Positionsveränderung zurückgegriffen. So wird das entdeckte „Geheimnis", dass das „Angstwort" vor dem „Monsterwort" an das Satzende flüchtet, mit konkreten und einprägsamen eigenen Erfahrungen verknüpft.

In der beschriebenen Form eignet sich das „Fluchtspiel" besonders gut für den Einsatz in Gruppen oder ganzen Klassen.

Auf die Situation der *Einzeltherapie* ist es in zwei Varianten jedoch ebenfalls gut übertragbar: Zum einen ist es möglich, die Wortkarten auf Notenständer zu stellen und nur die Karte mit dem finiten Verb an das Kind auszugeben, das zunächst in der Hauptsatzposition seinen Platz zwischen den beiden Notenständern, also in der zweiten Position, einnimmt. Nun lassen sich auf diese Weise das Anschleichen des „Monsterwortes" und das Flüchten des ängstlichen Wortes gut spielen und handelnd erfahren. Zum anderen können auch Puppen in das Spiel einbezogen werden und die Rolle der anderen Mitspieler übernehmen. Besonders eindrücklich ist es für die Kinder, wenn diese Szenen auf Fotos festgehalten werden, auf denen sie dann den eigenen, mit dem Verb vollzogenen Platzwechsel nachvollziehen können.

Schon in dieser ersten Einheit können die in der Therapie eingesetzten farbigen Kennzeichnungen eingeführt werden: Die Einleiter werden grün gekennzeichnet (grüner Untergrund oder grüne Schrift), die finiten Verben rot. Für Kinder, die noch nicht lesen können, kann ein grüner Punkt die Konjunktion symbolisieren, während das finite Verb durch ein passendes Bild auf rotem Untergrund dargestellt wird. Damit wird sofort eine Strukturierungshilfe angeboten. Zugleich kann damit auf die Verwendung der für einige Kinder noch unbekannten Bezeichnung „Verb“ oder „Konjunktion“ verzichtet werden, indem zunächst von den roten und den grünen Wörtern gesprochen wird. Nach dem Spiel ist auch die Bezeichnung des Verbs als „Fluchtwort“ oder „Angstwort“ für die Kinder nachvollziehbar und sinngefüllt. Für die Konjunktion dagegen haben die Kinder spontan die Bezeichnung „Monsterwort“ aufgegriffen, um so treffend auszudrücken, dass dieses Wort das „Angstwort“ veranlasst, an das Satzende zu fliehen. Es bietet sich an, während der gesamten Therapiephase bei dieser Begrifflichkeit zu bleiben und nicht vom „Verb“ zu sprechen. Andernfalls würden die Kinder bei Sätzen mit zweiteiliger Verbalphrase (z. B. Modalverb + Infinitiv) unnötigerweise vor dem Problem stehen, eine Entscheidung treffen zu müssen, welches der Verben an das Satzende rücken muss.

Ein sprachbewusster Zugang zur komplexen Syntax mit dem Fluchtspiel ist auch für Kinder im *Vorschulalter* möglich. Das im Schulalter sinnvollerweise eingesetzte geschriebene Wort wird dabei durch Bilder ersetzt. Einen altersangemessenen thematischen Rahmen bietet beispielsweise das Bilderbuch „Ungeheuerlich“ (Baumgart 1997). Hier wird in Bild und Text von Annas Erlebnissen am Frühstückstisch erzählt, die damit beginnen, dass ein kleiner Drache aus der Cornflakesschachtel springt und nun eine große Unordnung auf dem Tisch anrichtet, indem er das Frühstücksei auf der Nase balanciert, in den Kakao fällt und durch die Butter stapft. Nach dem Anschauen der Bilder und dem Erzählen der Geschichte wird eine der Aktionen des Drachens ausgewählt und in drei Einzelbildern aufgemalt. „Der Drache stapft durch die Butter.“ wird also dargestellt durch

- Bild 1: Drache
- Bild 2: Füße (als Symbol für das Stapfen)
- Bild 3: Butter

Nun spielen die Kinder das Fluchtspiel mit diesen Bildkarten und stellen dar, warum der Tisch schmutzig wird: Weil ein Drache durch die Butter stapft. Die Therapeutin setzt sich dazu eine grüne Mütze – ihre „Monstermütze“ – auf, schleicht sich an die Kinder heran und spricht dabei bedrohlich immer wieder „weil …, weil …“. Sobald sie die Kinder erreicht hat, rennt das Kind mit der Abbildung des Verbs ganz nach hinten. So kann die Therapeutin nun den Satz „vorlesen“: „Weil der Drache durch die Butter stapft.“ Da die Wörter in diesem Fall durch Bilder ersetzt werden, können auch Vorschulkinder diesen Satz und weitere Sätze zum Inhalt des Buches

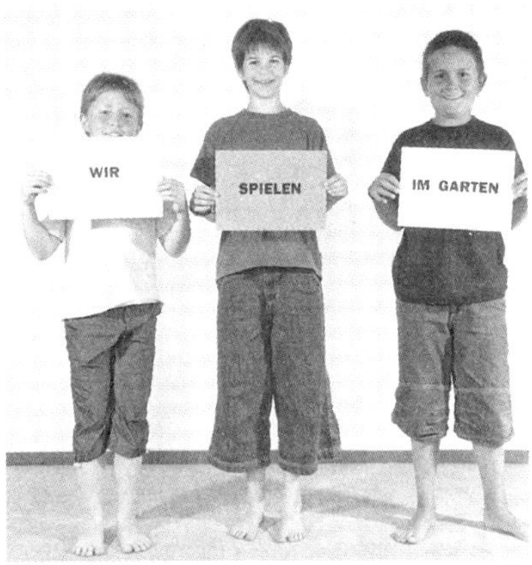

Abb. 27: Fluchtspiel 1: Ausgangssituation

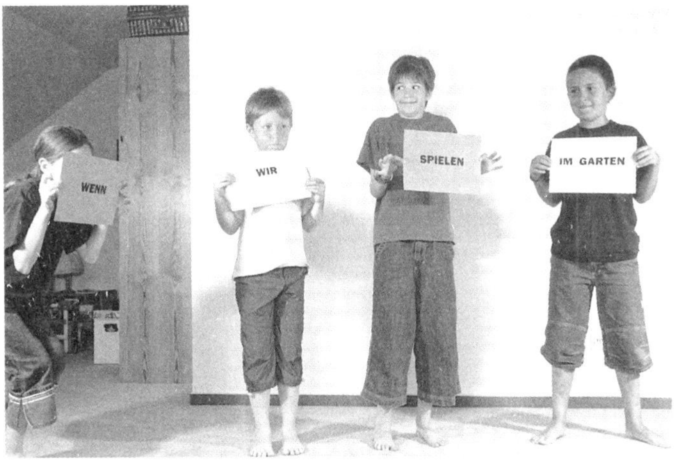

Abb. 28: Fluchtspiel 2: Aktion

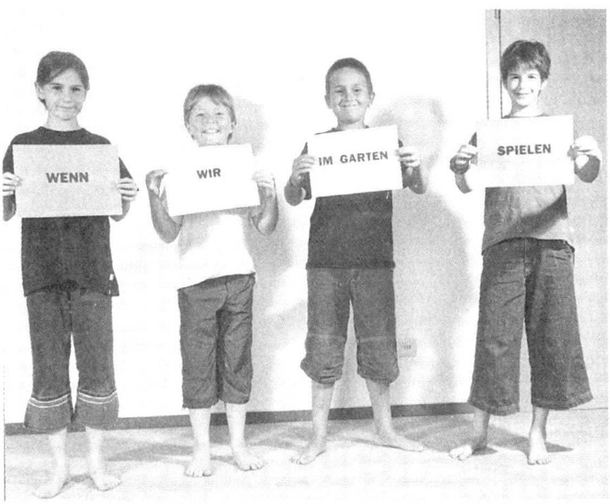

Abb. 29: Fluchtspiel 3: Nebensatzanordnung

rasch selbständig „lesen“ und sich dabei mit der sprachlichen Form auseinandersetzen.

Neben der mehrfachen Wiederholung des Fluchtspiels mit unterschiedlichem Wortmaterial ist dieser handelnd-motorische Zugang zum Beispiel möglich, indem Wort- oder Bildkarten in der Setzleiste zunächst zum Hauptsatz angeordnet und dann zum Nebensatz umgestellt werden. Noch handgreiflicher wird die Erfahrung, wenn aus einem kompletten Satzstreifen das rot markierte Verb beim Auftauchen einer grünen Konjunktion mit der Schere herausgeschnitten und an das Satzende gehängt oder geklebt wird.

Als Erinnerungshilfe wird einer der im Fluchtspiel erarbeiteten Beispielsätze auf einem Plakat (Abb. 30) festgehalten und verbleibt während der Arbeit an diesem Therapieschwerpunkt im Therapie- bzw. Klassenraum. Auf diese Weise kann bei Bedarf immer wieder darauf hingewiesen werden, und den Kindern steht damit eine visuelle Merk- und Strukturierungshilfe zur Verfügung. Für Kinder, die noch nicht über schriftsprachliche Kompetenzen verfügen, kann das entsprechende Plakat vollständig mit Bildern gestaltet werden.

Auf einem zweiten Plakat werden die jeweils schon eingeführten Konjunktionen notiert, um bei Bedarf darauf verweisen zu können. Hier ist es sinnvoll, von vornherein Platzhalter für neu hinzukommende Konjunktionen einzutragen, um bereits darauf aufmerksam zu machen, dass nicht nur das „*weil*“ oder „*wenn*“ ein „Monsterwort“ darstellen, sondern eine ganze Gruppe von Wörtern dazu führt, dass das Verb an das Satzende rückt. Damit werden die schriftsprachlichen Ressourcen zur Unterstützung des syntaktischen Lernens genutzt.

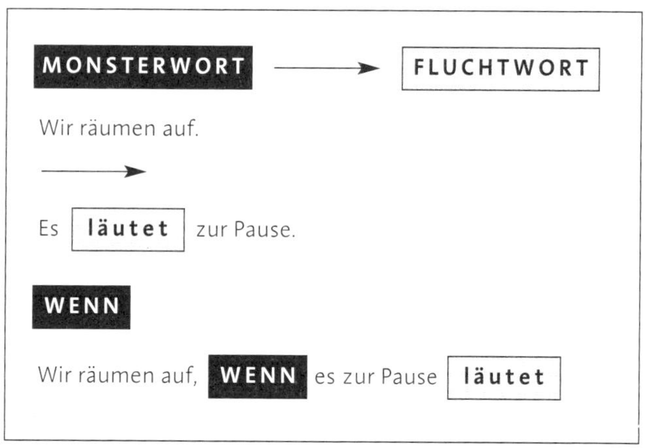

Abb. 30: Nebensatz-Plakat

Ursachenorientierung

Das Prinzip der Sensibilisierung auf Morphemmarkierungen spielt bei der Entdeckung der – rein syntaktischen – Verbstellungsregel des Nebensatzes keine Rolle. Große Bedeutung kommt jedoch den anderen Aspekten der Ursachenorientierung zu:

Sprechweise. In der professionellen Sprechweise kann die Verarbeitung der Zielstruktur durch eine klare Segmentierung der Sätze unterstützt werden. Sinnvoll gesetzte Pausen vor dem Nebensatz in Verbindung mit einer klaren, herausgehobenen Betonung der Konjunktion erweisen sich als hilfreich, um die Aufmerksamkeit auf den damit eingeleiteten Nebensatz zu lenken. Das zweite prosodisch stärker zu markierende Element im Sprachmodell ist das finite Verb.

Kürzeste Zielstruktur. In Bezug auf die Ursachenorientierung kommt beim Therapieziel „Nebensatzerwerb" der Reduktion der Äußerungslänge eine besondere Bedeutung zu: Gerade bei Satzgefügen ist es offensichtlich, dass die Äußerungslänge von Haupt- und Nebensatz das phonologische Arbeitsgedächtnis vieler Kinder mit Spracherwerbsstörungen deutlich überfordert. Für den Nebensatzerwerb bedeutet dies zunächst ganz grundlegend, dass auf die Produktion des Hauptsatzes zu verzichten ist, um die kürzestmögliche Zielstruktur zu erreichen. Für die Kommunikationssituation stellt dies kein Hindernis dar. Auch in Alltagsgesprächen ergeben sich häufig genug Sequenzen, in denen einer der Gesprächspartner nur einen Nebensatz produziert: „Warum kommst du so spät?" – „Weil ich den Bus verpasst habe." Damit stellen z. B. Gesprächssituationen mit Frage-Antwort-Struktur einen gut geeigneten Weg zum Evozieren von Nebensätzen dar. Die Art der Frage kann dabei ganz bestimmte Satztypen hervorrufen: So reagieren die Kinder etwa auf Warum-Fragen mit Kausal- bzw. Finalsätzen, auf Wann-Fragen dagegen wird mit Temporalsätzen geantwortet. Eine zweite Möglichkeit, die produktive Anforderung auf den Nebensatz zu reduzieren, besteht darin, den Hauptsatz bereits vorzugeben. Dies ist sowohl beim Einsatz von Schriftsprache als auch in spielerischen Kontexten – so z. B. beim Einsatz der später beschriebenen „Syntaxuhr" – möglich.

Ein zweiter Aspekt der Reduzierung der Äußerungslänge auf die kürzestmögliche Form betrifft den Nebensatz selbst. Die wichtigste Entdeckung, die die Kinder in Bezug auf die syntaktischen Regeln des Nebensatzes machen müssen, besteht darin, dass das Verb eine andere Position einnimmt als im Aussagesatz: Es muss von der Zweitposition an die Endposition des Satzes gelangen.

Dieser Positionswechsel ist bei einem Satz mit nur zwei Konstituenten noch nicht abzuleiten: Sowohl im Aussagesatz „Der Bus hält." als auch im

Nebensatz „wenn der Bus hält" befindet sich das Verb gleichermaßen direkt nach dem Subjekt am Satzende. Folglich muss der Satz um ein weiteres Element verlängert werden; dies kann z. B. ein Objekt oder ein Adverb sein: „Der Bus hält wieder." verändert sich dann zu „wenn der Bus wieder hält". Als kürzestmögliche Form, auf die die Produktion dann auch in der Therapie zunächst beschränkt sein sollte, hat sich damit also herausgestellt: Einleiter + Subjekt + ein weiteres Element + finites Verb. Der Einleiter kann dabei je nach fokussiertem Nebensatztyp eine Konjunktion, ein Relativpronomen oder ein Relativpartikel sein.

Ausschalten sprachlicher Ablenker. Sprachliche Ablenker betreffen vor allem die Relativsätze: Werden hier Sätze gewählt, bei denen der Satzanschluss eine kasusmarkierende Veränderung des Relativpronomens erfordert („*der* Text, *den* du dort liest"), so wird die Aufmerksamkeit der Kinder teilweise von der Nebensatzstruktur abgelenkt und notwendigerweise auf den Kasus gerichtet.

Ausschalten von Verwirrern. Zu beachten ist auch bei der Nebensatzförderung das Vermeiden sprachlicher Verwirrer. Als verwirrend ist der Einbezug koordinierender Konjunktionen anzusehen, die einen Hauptsatz einleiten und (im Gegensatz zu subordinierenden Konjunktionen) folglich die Verbzweitstellung erfordern. So wird in dem Satzgefüge „Zigaretten sind schädlich, weil sie Nikotin enthalten." die zentrale Verbstellungsregel des Nebensatzes angewandt, in der Satzverbindung mit „denn" hingegen die Regel des Hauptsatzes: „Zigaretten sind schädlich, denn sie enthalten Nikotin." Unnötig erschwert wird die Entdeckung der syntaktischen Regel des Nebensatzes auch durch die Verwendung mehrteiliger Verbalphrasen am Anfang der Therapie, da die Kinder dann zu entscheiden haben, welches der Verben nun an das Satzende gestellt werden muss („*weil* ich zaubern kann" oder „*weil* ich kann zaubern"?).

Ressourcenorientierung

Da die Förderung der komplexen Syntax sinnvollerweise erst erfolgt, wenn die Hauptsatzstruktur gefestigt ist, sind viele Kinder bei diesem Therapieschwerpunkt bereits im Grundschulalter oder besuchen sogar bereits die Sekundarstufe, so dass hier noch häufiger als bei den anderen Förderschwerpunkten von schriftsprachlichen Kompetenzen ausgegangen werden kann. Zudem steigen die Fähigkeiten der Kinder, im Zusammenhang mit dem schulischen Lernen und dem Schriftspracherwerb über Sprache bewusst nachzudenken, deutlich an, so dass auch in diesem Bereich auf gewachsene Ressourcen zurückgegriffen werden kann.

Fokussierende Gespräche. Fokussierende Gespräche finden schon bei der Einführung des Fluchtspiels am Anfang der Therapieeinheit statt. Diese eindrückliche handelnde Erfahrung kann im Verlauf der weiteren Therapie- oder Unterrichtsstunden immer wieder aufgegriffen werden. Dies wird unterstützt durch die Möglichkeit, auf das Nebensatzplakat zu verweisen. Da das Spiel in vielen Variationen durchgeführt werden kann, ist auch ein wiederholtes Aufgreifen möglich, das dann als Anlass zu erneuten kurzen Gesprächen genutzt werden kann.

Wir räumen auf.

Es **läutet** zur Pause.

Wir **frühstücken** jetzt.

Der Schulbus **kommt** gleich.

Wir **suchen** ein Heft.

Wir räumen auf,

wenn ____________ [_ _ _ _ _ _].

weil ____________ [_ _ _ _ _ _].

weil ____________ [_ _ _ _ _ _].

weil ____________ [_ _ _ _ _ _].

Abb. 31: Arbeitsblatt mit Strukturierungshilfen

Wahrnehmbare Strukturangebote und Schrift. Als Gliederungshilfe im Zusammenhang mit Schrift ist die farblich unterschiedliche Markierung der Konjunktion und des finiten Verbs sinnvoll. (In den nachfolgend beschriebenen Beispielen wurden die Konjunktionen jeweils grün, die finiten Verben rot gekennzeichnet.) Auch bei Kindern vor dem Schriftspracherwerb ist die Veranschaulichung der Satzstruktur möglich: Hier wird auf Schrift verzichtet und stattdessen auf den Einsatz entsprechender Farbplättchen zurückgegriffen.

Im Rahmen der Kontextoptimierung kommt es zu einem raschen, deutlichen Anstoß des Nebensatzerwerbs. In den Interventionen im Rahmen der Therapieeffektivitätsstudien kam es bei allen Kindern in strukturierten und sprachbewussten Phasen bereits in der ersten Therapiesitzung zur Bildung von Nebensätzen. Während der ersten Einheiten wurden Hilfen in höherem Maße eingesetzt. Diese Hilfen wurden im Zusammenhang mit den produktiven Fortschritten der Kinder reduziert. Zum einen geschah das durch einen Wechsel von Arbeitsformen für die gesamte Gruppe, zum anderen durch individuelle Unterstützung der einzelnen Kinder – je nach dem erreichten Stand. Am Beispiel des Einsatzes von Schrift lässt sich diese Entwicklung gut nachvollziehen: In der Anfangsphase wurden auf Arbeitsblättern, auf denen die Kinder Nebensätze bilden sollten,

- die Konjunktion am Satzanfang vorgegeben und grün gekennzeichnet,
- das Verb im vorgegebenen Hauptsatz rot markiert und
- der Platz für das Verb im Nebensatz durch ein rotes Feld oder eine rote Linie angezeigt (Abb. 31).

In einem Zwischenschritt (Abb. 34) war die Konjunktion dann schon von den Kindern an einem gekennzeichneten Platz einzutragen. Das Verb wurde nicht vorgegeben, sondern musste selbst gefunden und an den gekennzeichneten Platz gesetzt werden. Die Anforderung lag darin, nun auch selber zu erkennen, welches der Wörter im Satz diese Endstellung einnimmt.

Auch innerhalb der einzelnen Arbeitsblätter wurden die Hilfen reduziert, so dass der eigene Anteil der Kinder bei der Satzbildung wuchs. Schließlich wurde auf alle Strukturierungshilfen verzichtet und nur noch bei Bedarf im Einzelfall eine Unterstützung angeboten.

Modalitätenwechsel

Rezeption. Die auditive Aufmerksamkeit der Kinder lässt sich gut auf die Nebensätze lenken, indem die Konjunktion durch die Betonung aus dem Sprachfluss herausgehoben und das Verb durch eine kurze Pause vom Satz abgehoben wird. Auch an dieser Stelle ist zudem eine stärkere Betonung hilfreich.

Beim Sprachangebot ist besonders darauf zu achten, dass die Nebensätze in der kürzestmöglichen Form präsentiert werden, um die meist eingeschränkte phonologische Speicherkapazität der spracherwerbsgestörten Kinder nicht zu überlasten.

Um zu Beginn der Therapie den Blick grundsätzlich auf die Nebensätze zu lenken, ist zum Beispiel das „Perlenspiel" geeignet: Die Kinder erhalten jeweils fünf Holzperlen und legen sie vor sich auf den Tisch. Dann beginnt die Suche nach Konjunktionen: Die Therapeutin erklärt zum Beispiel „*weil*" und „*wenn*" zu den gesuchten Wörtern und erzählt eine Geschichte, in der immer wieder Kausal- und Temporalsätze vorkommen. Sobald die Kinder eines dieser Suchwörter hören, dürfen sie eine Perle ablegen. Ziel ist es, möglichst schnell keine Perlen mehr zu haben. Dieses Spiel führt zu einem sehr bewussten Hinhören auf die Konjunktionen und lenkt die Aufmerksamkeit der Kinder damit gezielt auf die Nebensätze.

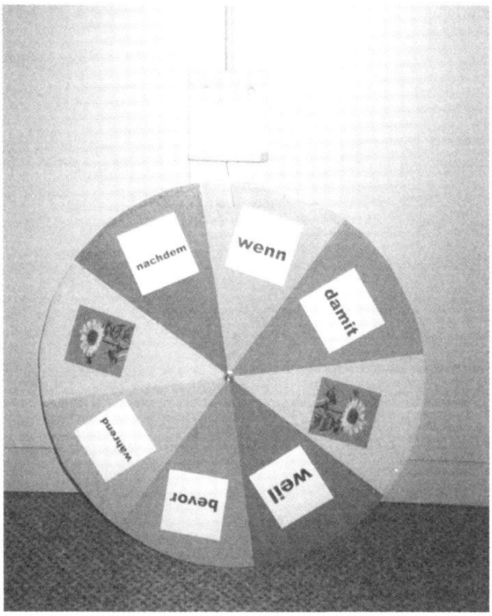

Abb. 32: Syntaxuhr

Produktion. Die eigene Produktion von Nebensätzen lässt sich themenbezogen immer wieder in Rollenspielen evozieren. Daneben gibt es aber auch Spielideen, die in ganz unterschiedlichen Rahmenhandlungen und Themenbereichen variabel einsetzbar sind. Ein sehr hoher Umsatz an Nebensätzen ist in kurzer Zeit mit der Syntaxuhr (Abb. 32) zu evozieren, die nach dem Modell eines Glücksrads aufgebaut ist.

Nach dem Drehen des Rades wird jeweils eine Konjunktion getroffen, mit der dann ein Satz zu beenden ist. So gibt die Therapeutin z. B. den Hauptsatz vor: „Wir ziehen Handschuhe an", und das Kind fügt je nach erdrehter Konjunktion an:

„*weil* es kalt ist“,
„*bevor* wir nach draußen gehen“,
„*wenn* wir kalte Hände haben“ usw.

Eine solche Syntaxuhr lässt sich so groß herstellen (Bauanleitung auf der CD), dass sie auch im Klassenunterricht einsetzbar ist. Dort bietet sie sich vor allem für den Einsatz im Rahmen der Ergebnissicherung am Stundenende an und ermöglicht das Versprachlichen zahlreicher erarbeiteter Zusammenhänge. So ergeben sich etwa zum Thema „Zahnpflege“ im Rahmen des Sachunterrichts Äußerungen wie: „Wir putzen unsere Zähne …“

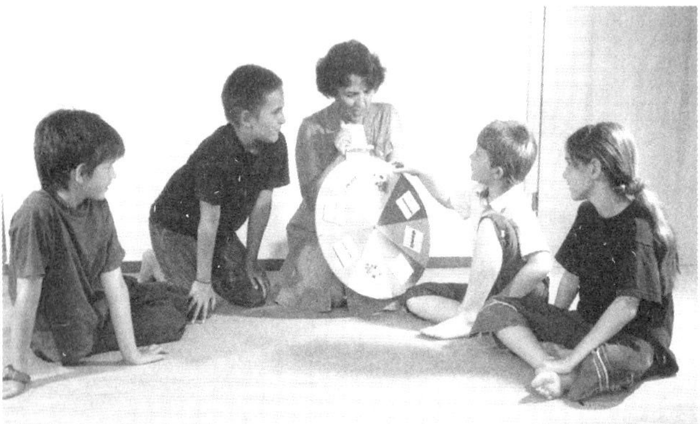

Abb. 33: Spiel mit der Syntaxuhr

„*bevor* wir ins Bett gehen“,
„*wenn* wir etwas gegessen haben“,
„*damit* sie gesund bleiben“.

Der spielerische Rahmen (Abb. 33) bewirkt eine hohe Motivation zur Versprachlichung komplexer Zusammenhänge und dient damit gleichermaßen der inhaltlichen Vertiefung und der sprachlichen Förderung.

Mit gleicher Funktion – durch das kleinere Format aber eher für die Einzel- und Kleingruppentherapie oder im Rahmen der Freiarbeit geeignet – ist das Spielgerät „Super-Acht“ nutzbar (Lehrmittelverlag Torsten Schmidt; www.schmidt-lehrmittel.de, 25.11.2016).

Auch innerhalb der vorgestellten Spielformate werden die Anforderungen an die wachsenden Fähigkeiten der Kinder angepasst. So werden beim Einsatz der Syntaxuhr anfangs vielleicht nur zwei oder drei Konjunktionen benutzt. Später werden weitere Konjunktionen hinzugenommen und zur

Einleitung der Nebensätze angeboten. Dies lässt sich leicht umsetzen, indem die Blanko-Karten der „Super-Acht" neu beschriftet oder die Konjunktionenkärtchen mit Klettband auf der Syntaxuhr angebracht und je nach Bedarf ausgetauscht werden. Die Anforderung an die Sprachproduktion der Kinder wird dabei allmählich gesteigert und entwickelte sich in den konkreten Interventionsgruppen zum Beispiel in folgenden Schritten:

- Zunächst wurde der Satzanfang von der Therapeutin vorgegeben („Der Pinguin springt ins Wasser") und von den Schülern nur der Nebensatz ergänzt („weil er schwimmen will").
- Nach einigen Sitzungen übernahmen Mitspieler die Funktion des Spielleiters und gaben die Satzanfänge vor.
- Nach vierwöchiger Therapie (12 bis 16 Termine) wurde ein Thema oder ein Bild vorgegeben, aber kein Satzanfang mehr angeboten. Die Schüler erdrehten sich eine Konjunktion und bildeten damit selbständig einen kompletten Satz zum ausgewählten Thema.

Da ein möglichst hoher Sprachumsatz erzielt werden soll, sind Variationen des Zufallsprinzips bei der Auswahl von Konjunktionen sinnvoll. So gibt es z. B. auch die Möglichkeit,

- Blanko-Würfel mit den eingeführten Konjunktionen zu beschriften und damit Satzanfänge zu erwürfeln oder
- kleine Wortkarten, auf denen ausgewählte Konjunktionen stehen, mit Büroklammern zu versehen; diese können so bei einem Angelspiel mit einem Magneten aus einem Karton geangelt werden.

Reflexion. Im Verlauf der Intervention tragen die oben beschriebenen Aspekte der Ressourcenorientierung in hohem Maße zu einem sprachbewussten Umgang mit den Nebensätzen und zur Anregung der Reflexion bei. Sie erweitern das metasprachliche Wissen der Kinder und Jugendlichen in diesem Bereich und nutzen zugleich bereits vorhandenes Wissen in ihrer Anstoßfunktion für Entwicklungsschritte in der Verarbeitung und produktiven Verwendung der Nebensätze.

Planung nach Aufbaukriterien. Die therapeutische Unterstützung des Nebensatzerwerbs bei Kindern mit Spracherwerbsstörungen kann erst dann zum Schwerpunkt der Intervention werden, wenn die Regel der Verbzweitstellung auf der Hauptsatzebene beherrscht wird. Ohne diese Voraussetzung ist es den Kindern nicht möglich, die Verbendstellung als das wesentliche Kennzeichen der subordinierten Nebensätze zu erkennen. Zudem würde das gehäufte Modell der Nebensätze mit der erforderlichen Verbfinalstellung bei Kindern, die die Verbzweitposition im Hauptsatz noch nicht entdeckt haben, zu einer Blockade des syntaktischen Lernens beitragen und sie in ihrer

Annahme bestärken, dass das Verb generell an das Satzende gehört. Für Kinder mit diesem niedrigen Sprachentwicklungsstand wäre eine gezielte Nebensatzförderung also nicht nur wenig Erfolg versprechend, sondern geradezu kontraindiziert.

Beim Einstieg in die Grammatiktherapie für den Schwerpunkt Nebensatzerwerb gilt der Grundsatz: Beginne mit den frühen Nebensätzen! Das betrifft:

- die Nebensatztypen: Temporal-, Kausal-, Final-, Konditional- und Inhaltssätze, indirekte Fragen und Relativsätze zählen zu den frühesten und damit geeigneten Nebensätzen;
- die Beziehung zum Hauptsatz: Die frühesten Nebensätze beziehen sich direkt auf den Hauptsatz (Nebensätze ersten Grades); diese behalten dauerhaft ihre vorrangige Bedeutung und sind somit auch für die Therapie zu wählen;
- die Position des Nebensatzes: Voran- und nachgestellte Nebensätze kommen früher vor als eingeschobene Nebensätze und sind leichter zu entschlüsseln und zu produzieren;
- bei Relativsätzen den Satzanschluss: Sätze, die keine Akkusativ- oder Dativmarkierung des Relativpronomens erforderlich machen, werden im Spracherwerb früher und bevorzugt gebildet. Daher sind zunächst Subjektsätze („Da kommt der Bus, der zum Bahnhof fährt.“) und Sätze mit unveränderlichen Einleitern („Steig dort aus, wo der Bus abbiegt!“) zu verwenden.

Ein Satz, der diesen Kriterien entspricht und daher ein geeignetes Sprachmaterial für die Förderung darstellt, ist: „Ich gehe jetzt los, damit ich pünktlich komme.“ (nachgestellter Finalsatz ersten Grades). Der folgende Satz verstößt dagegen gegen drei dieser Gesichtspunkte: „Wenn der Bus, den du brauchst, schon abgefahren ist, geh lieber zu Fuß.“ Der Relativsatz „den du brauchst“ ist ein eingeschobener Nebensatz, der sich seinerseits schon auf den Nebensatz „wenn der Bus schon abgefahren ist“ bezieht – also ein Nebensatz zweiten Grades – und erfordert zudem die Akkusativmarkierung am Relativpronomen („den“). Für den Einstieg in den Erwerb der komplexen Syntax ist ein solcher Satz damit gänzlich ungeeignet.

In der Therapie sind die Kinder nun zunächst auf einen gehäuften und prägnanten Input der Zielstruktur angewiesen. Da das am Anfang der Therapiesequenz durchgeführte „Fluchtspiel“ die Zielstruktur bereits in den Fokus der kindlichen Aufmerksamkeit gerückt hat, kann ein professionell dargebotenes Sprachmodell, das die Merkmale der Ursachenorientierung und Ressourcenorientierung beachtet, von den Kindern besser verarbeitet werden als in der alltäglichen Kommunikation. Der Übergang zur Produktion wird durch Formate mit Rekonstruktionsaufgaben vorbereitet (Seiffert 2008). Hier werden den Kindern beispielsweise mehrere Antwortmöglichkeiten angeboten, aus denen sie eine Auswahl treffen und diese rekonstruierend wiedergeben. Ein sinnvoller Weg führt dabei

- von der Möglichkeit einer unveränderten, wörtlichen Wiedergabe des Nebensatzes (Thema Spielanleitung: „Wer gewinnt bei diesem Spiel? Der Spieler, der zuerst ins Ziel kommt, oder der Spieler, der die meisten Karten hat?")
- über die Rekonstruktion mit Veränderungen der Zielstruktur (Thema Tagesablauf: „Wann machst du die Hausaufgaben? Bevor du zum Training gehst oder wenn du vom Training kommst?" – „Bevor ich zum Training gehe.")
- bis hin zum Kodieren, also zur eigenständigen Versprachlichung eines gedachten Inhalts unter Anwendung der Zielstruktur (Thema Zugvögel: „Warum fliegen die Störche in den Süden?").

Zu Beginn der Therapiesequenz sind die Kinder in stärkerem Maße auf Hilfen wie beispielsweise die farbige Markierung der Konjunktion und des finiten Verbs angewiesen. Diese Hilfen werden jedoch im Laufe der Therapie reduziert und schließlich ganz abgebaut, um den Transfer in die spontane Nebensatzproduktion vorzubereiten.

In der Planung der Intervention im Rahmen des Unterrichts sind dabei auch die jeweiligen Stärken der unterschiedlichen Sozialformen zu reflektieren, um diese variabel einzusetzen und optimal für den jeweiligen Therapiestand zu nutzen (Berg 2011). Stärker lehrerzentrierte und frontale Unterrichtsformen bieten dabei in hohem Maße Gelegenheit zur Präsentation der Zielstruktur im Sprachmodell und ermöglichen den Übergang zur Reproduktion. Steht dagegen bereits das Kodieren im Vordergrund, so erweisen sich stärker schülerzentrierte Sozialformen wie Partner- oder Gruppenarbeit als sinnvoll (Motsch / Seiffert 2008; Seiffert 2008), da diese viel Raum für die eigene Sprachproduktion der Schüler eröffnen.

Für die Förderung der komplexen Syntax steht eine große Zahl erprobter Therapieeinheiten zur Verfügung, die in Therapiegruppen sowie in kontextoptimierten Therapiephasen im Unterricht einsetzbar sind. Zur Arbeit mit Temporalsätzen bieten sich im Rahmen der Therapie zahlreiche Geschichten und Bücher an, in denen die Reihenfolge der Ereignisse klar hervorgehoben wird. Dies gilt für alle Reihengeschichten – wie etwa das bekannte Märchen vom dicken, fetten Pfannekuchen oder „Das Märchen von dem guten Kartoffelkönig" (W. Matthießen); ebenso trifft es für Geschichten mit einer klaren Handlungsabfolge zu – wie „Mach die Tür auf, Jonathan" (N. Butterworth) oder „Die kleine Raupe Nimmersatt" (E. Carle). Im Rahmen des Unterrichts sind entsprechende Kontexte leicht zu finden (etwa im Bereich des Sachunterrichts), sofern es um temporale Zusammenhänge geht, wie sie bei den Themen „Kreislauf des Wassers", „Vom Huhn zum Ei" oder „Vom Korn zum Brot" vorkommen. Besonders geeignet sind hier auch alle Themen mit historischem Bezug wie „Unser Ort verändert sich" oder „Leben auf einer Burg".

Kausalsätze lassen sich kommunikativ sinnvoll in alle Themen einbetten, in denen begründet, argumentiert und überzeugt werden soll. Großen

Spaß macht es den Kindern in der Therapie, mit viel Phantasie Ausreden zu erfinden und beispielsweise im Rollenspiel zu begründen, warum sie zu spät kommen oder warum sie keine Hausaufgaben machen konnten. Die Außenseiterposition der Titelfigur im Buch „Der Rabe, der anders war“ (Schreiber-Wicke / Holland) regt die Kinder zum Nachdenken und zum Sprechen über die Gründe an und bietet gute Gelegenheiten zum Einbringen von Kausalsätzen; inhaltlich einfacher und für jüngere Kinder besser geeignet wird eine ähnliche Thematik in „Der kleine Hase sucht einen Freund“ (Rettich) aufgegriffen. Auch im Schulalltag der Klasse spielt das Begründen und Argumentieren eine wichtige Rolle. Hier können Kausalsätze und Finalsätze eingebracht werden, wenn es um die Begründung gemeinsamer Entscheidungen geht (Ziel einer Klassenreise oder eines Ausflugs, Sitzordnung in der Klasse usw.), aber auch in der Darstellung inhaltlich relevanter Sachzusammenhänge (z. B. Anpassung von Tieren an ihren Lebensraum).

Ein besonders geeignetes Gebiet zur Arbeit mit Relativsätzen sind Situationen, die genaue Beschreibungen erfordern. In der Therapie kann dies in unterschiedlichen Rollenspielanordnungen erfolgen:

- ein Zirkusdirektor preist seine Tiere an: „Das Pferd, das am höchsten springt! Der Elefant, der am lautesten trompetet!“
- ein Spielwarenverkäufer beschreibt seine Waren: „Eine Puppe, die singen kann, ein Teddy, der brummen kann …“

Im Unterricht können Relativsätze beispielsweise in eine Suchliste zum Thema „Wald“ eingebracht werden: „Suche

- ein Stück Holz, das sich gabelt,
- etwas, das Menschen hinterlassen haben,
- etwas, das von einem Tier angeknabbert wurde.“

Therapeutische Kontexte

Die Durchführung einer kontextoptimierten Förderung des Nebensatzerwerbs soll im Folgenden an Ausschnitten aus einer Kleingruppentherapie mit 9- bis 10-jährigen sprachbehinderten Schülern veranschaulicht werden. Der Einstieg in die Arbeit am Therapieziel „Komplexe Syntax“ war zum Zeitpunkt der folgenden Therapiesequenzen bereits über das oben beschriebene Fluchtspiel erfolgt. Die Aufmerksamkeit der Kinder war dadurch schon auf die Besonderheit der Verbstellung im Nebensatz gelenkt worden, und als Erinnerungshilfe befand sich das „Nebensatz-Plakat“ im Therapieraum.

Förderung von Kausal- und Konditionalsätzen im Rahmenthema „Warum der Hase lange Ohren hat“. Als Grundlage dieser Einheit diente das Bilderbuch „Warum der Hase lange Ohren hat" (Auer / Wolfsgruber 1999). Dort werden viele Situationen dargestellt, in denen der Hasenvater dem Hasenkind die Ohren lang zieht. In der ersten Hälfte des Buches bestimmen viele Konditionalsätze den Text („Wenn das Hasenkind seine Karotten nicht aufisst, zieht ihm der Papa die Ohren lang."). In der zweiten Hälfte des Buches werden dagegen nur noch Bilder ohne Text geboten, die die Kinder stark motivieren, nun selber zu versprachlichen, was geschieht.

Als Einstieg wurde zunächst eine Hasenfigur auf den Tisch gestellt und gemeinsam überlegt, warum der Hase so lange Ohren hat. Um die Aufmerksamkeit auf den Kausalsatz zu lenken, wurde die grün geschriebene Wortkarte mit der Konjunktion **WEIL** daneben gelegt und bei Bedarf darauf verwiesen. So bildeten die Kinder bei ihren spontanen Vermutungen Kausalsätze („*weil* die so geboren werden"), wobei „*weil*" zum Teil auch noch im Sinne von „damit" benutzt wurde („*weil* die besser hören"). Durch die vorangegangene Frage war es den Kindern möglich, in der Antwort ausschließlich den Nebensatz zu produzieren, so dass eine – für das Therapieziel überflüssige und sogar hinderliche – Überforderung durch die Produktion des langen Satzgefüges aus Haupt- und Nebensatz vermieden wurde.

In der Überleitung zum Buch wurden gehäuft Konditionalsätze im Sprachmodell angeboten (Rezeption): „Manchmal bekommt der Hasenjunge Ärger: Immer, *wenn* er Dummheiten macht; immer, *wenn* er nicht gehorcht usw.". Im Sprachangebot wurde dabei jeweils die kürzestmögliche Form benutzt, um die auditive Speicherkapazität der Kinder nicht zu überfordern. Zudem wurden die Konjunktion und das Verb sprachlich hervorgehoben.

Im Anschluss wurden die einzelnen Bilder des Buches gemeinsam betrachtet und besprochen. Dabei kam es zu einem raschen Wechsel von Rezeption (in der Vorgabe durch den Buchtext und das Sprachmodell der Therapeutin) und Produktion – durch die Ideen der Kinder. Die gewünschten Kausal- und Konditionalsätze ließen sich durch entsprechende Fragen („Warum bzw. wann zieht der Hasenvater die Ohren lang?") leicht evozieren.

Um die metasprachlichen Ressourcen der Schüler gezielt zu nutzen, wurden im nächsten Schritt die Aktivitäten des Hasenkindes auf Satzstreifen präsentiert:

DER HASE **BESPRÜHT** DIE WAND

Dann wurde das grüne Wort **WENN** davor gelegt. Das führte bei den Kindern sofort zu der Reaktion, dass der Satz so nicht mehr stimmt:

WENN DER HASE **BESPRÜHT** DIE WAND.

Einer der Schüler holte daraufhin seine Schere und schnitt das rote Wort (das finite Verb) aus dem Streifen heraus, um es hinten anzulegen:

WENN DER HASE DIE WAND **BESPRÜHT**.

Dieses Vorgehen wurde aufgegriffen, und alle Hauptsätze wurden durch das Zufügen der Konjunktion und die Endstellung des Verbs in Nebensätze umgewandelt. Das Thema stellte einen hohen Sprechanreiz für die Kinder dar und motivierte sie, immer neue Streiche des Hasenjungen zu erfinden. Dieser Spaß an der Produktion wurde in zwei weiteren Schritten ausgenutzt:

Warum hat der Hase so lange Ohren?

Weil der Hasenpapa sie ihm immer **lang zieht**!

Der Hasenpapa zieht die Ohren lang,

Abb. 34: Schriftliche Produktion von Kausalsätzen

- die Kinder entwickelten neue Ideen und schrieben sie auf einem strukturierten Arbeitsblatt auf (Abb. 34). Der Ort für die Konjunktion und das finite Verb waren dabei farbig gekennzeichnet.
- im Rollenspiel (Abb. 35) wurde der Inhalt weiterentwickelt: Die Therapeutin überprüfte mit einem Maßband die Ohrenlänge der einzelnen Kinder und fragte nach: „Marc, warum hat dir dein Papa die Ohren so lang gezogen?“. Daraus entwickelte sich in der Folge ein von den Kindern immer wieder eingefordertes Ritual, das zu einem hohen und phantasievollen Sprachumsatz führte.

Förderung von Temporal-, Kausal- und Finalsätzen im Rahmenthema „Es klopft bei Wanja in der Nacht“. Für die Förderung von Temporalsätzen bieten sich alle Kontexte an, in denen Reihenfolgen zwingend eingehalten werden müssen – z. B. bei Bastelanleitungen – oder in denen die zeitliche Reihenfolge eine entscheidende Bedeutung für den Inhalt hat. Ein Beispiel für eine solche Geschichte, in der das Nacheinander der Ereignisse ausgeführt wird, ist das Bilderbuch „Es klopft bei Wanja in der Nacht“ (Michels/Michl 1989). Wanja lebt als Jäger in einem Haus am Waldrand. In

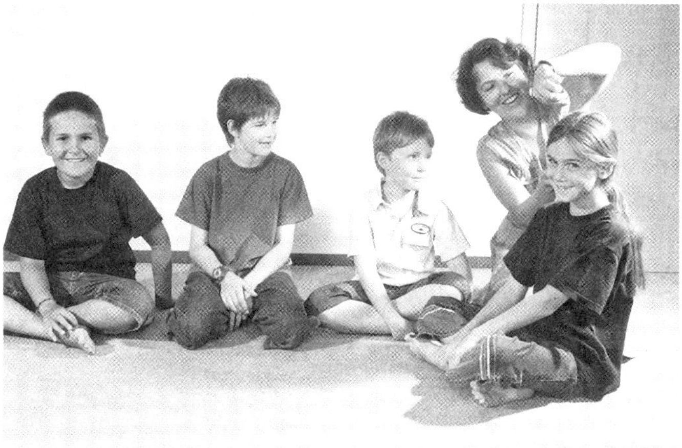

Abb. 35: Rollenspiel: Ausmessen der Ohren

einer stürmischen Winternacht erscheinen nacheinander der Hase, der Fuchs und der Bär bei ihm, um die Nacht im Haus zu verbringen, und verschwinden am nächsten Morgen leise wieder.

Zunächst wurden die Bilder des Buches gemeinsam betrachtet und die Geschichte vorgelesen. Bei der Beschäftigung mit den Bildern bot die Darstellung der Tiere zahlreiche Möglichkeiten, um Kausal- und Finalsätze zu evozieren, z.B. bei der Überlegung, warum der Hase mitten in der Nacht anklopft:

> „*damit* Wanja aufmacht",
> „*weil* es so schneit!",
> „*damit* er nicht erfriert".

Die Reihenfolge der Ereignisse – und damit verbunden die nun fokussierten Temporalsätze – wurde in die Aufmerksamkeit der Kinder gerückt, indem zunächst in schriftlicher Form richtige und falsche Aussagen eingegeben wurden. Die farbliche Markierung der nebensatztypischen Kennzeichen zielte dabei auf die Fähigkeit der Kinder, über Sprache zu reflektieren, und lenkte ihre Aufmerksamkeit auf die Verbendstellung. Zugleich wurde damit auch ein Sprachmodell gehäuft angeboten (Rezeption). (Tab. 8)

Die vielfältigen, in der Geschichte dargestellten Zusammenhänge führten zu einem sehr effektiven Einsatz der Syntaxuhr, der die Kinder zu eigenen Produktionen herausforderte: Als Konjunktionen wurden „*weil*", „*damit*", „*während*", „*bevor*" und „*nachdem*" eingesetzt. Dazu boten sich zahlreiche Satzanfänge, die mit allen aufgeführten Konjunktionen inhaltlich sinnvoll vervollständigt werden konnten. Nach wenigen Durchgängen – mit der Vorgabe von Satzanfängen durch die Therapeutin – konnten die Kinder sich bereits gegenseitig Aufgaben stellen und die passenden Nebensätze produzieren: Der Hase klopft an,

> *weil* es so kalt ist,
> *bevor* der Fuchs an die Tür trommelt,
> *während* Wanja im Bett liegt,
> *damit* Wanja die Tür öffnet,
> *nachdem* Wanja eingeschlafen ist.

Da bei diesem Spiel die Konjunktion jeweils im Blickfeld der Kinder war, erfolgte hier die Produktion noch mit einem hohen Grad an Sprachbewusstheit. Aber auch bei einem weniger bewussten Vorgehen gelang nun die Produktion korrekter Nebensätze: Eine größere Anzahl von Bildkärtchen mit den Tieren aus der Geschichte lag verdeckt auf dem Tisch und war auf der Rückseite mit Farbpunkten versehen. Die Kinder erwürfelten sich mit einem Farbwürfel jeweils zwei Kärtchen und versprachlichten dann einen Zusammenhang zwischen den beiden Tieren. So ergaben sich z.B. beim Erwürfeln von Fuchs und Hase die Äußerungen:

> „Der Fuchs kommt, *nachdem* der Hase eingeschlafen ist." und
> „Der Hase schleicht weg, *weil* er den Fuchs sieht."

Spontane Produktionen der Nebensätze erfolgten dann im Rollenspiel. Gespielt wurde dabei jeweils die Situation der Tiere, nachdem sie wieder bei ihren Tierfamilien waren und dort erzählten, was sie erlebt hatten. Ebenso wurde gespielt, dass Wanja seinen Freunden von den Tierbesuchen in der Nacht erzählte. Das Mitspielen der Therapeutin ermöglichte es, Nebensätze gezielt und in hohem Umfang zu evozieren. Dazu wurden im Rollenspiel genutzt:

- gezielte Fragen („Wann kam denn der Fuchs?"),
- Alternativfragen („Wann kam der Fuchs? *Bevor* der Bär zu Wanja kam, oder *bevor* der Hase zu ihm kam?") und
- zum Widerspruch herausfordernde falsche Aussagen („Ach, der Fuchs war schon da, *bevor* der Hase angeklopft hat!").

Diese Hilfen konnten jedoch rasch abgebaut werden, da die Kinder immer selbstverständlicher auch ohne äußere Anregung Nebensätze einbrachten, um Zusammenhänge und Beziehungen darzustellen.

Am Ende dieser Phase wurde ein zur Geschichte entwickeltes Bingo-Spiel durchgeführt: Die Schüler erhielten jeweils einen Legeplan mit vier

Feldern, in denen die Konjunktionen „*weil*", „*damit*", „*bevor*" und „*nachdem*" standen. Jeder Konjunktion war ein Würfelbild von 1 bis 4 zugeordnet. Die Kinder erwürfelten sich nun jeweils eine Konjunktion. Dazu wurde ihnen eine inhaltlich auf die Geschichte abgestimmte Frage gestellt, die – beginnend mit der Konjunktion – beantwortet werden musste. Bei inhaltlich und formal korrekter Antwort durfte das entsprechende Feld mit einem Plättchen abgedeckt werden. So wurden etwa zum Evozieren der Finalsätze (Satzanschluss mit „*damit*") die folgenden Fragen gestellt:

> Wozu macht Wanja ein Feuer?
> Wozu legt der Hase sich auf den Sessel?
> Wozu legt der Fuchs sich unter den Teppich?
> Wozu klopft der Bär an die Tür?
> Wozu hoppelt der Hase am Morgen schnell fort?
> Wozu schleicht der Fuchs leise weg?

Tab. 8: Rezeption von Temporalsätzen

	richtig	**falsch**
Wanja liegt schon im Bett, **bevor** der Hase **anklopft**.		
Wanja macht ein Feuer, **während** der Hase vor der Tür **steht**.		
Der Fuchs kommt, **nachdem** Wanja und der Hase eingeschlafen **sind**.		
Der Fuchs kommt zu Wanja, **während** der Bär an der Wand **sitzt**.		
Bevor der Bär an die Tür **klopft**, schläft der Fuchs ein.		
Der Hase schleicht fort, **während** die anderen Tiere noch **schlafen**.		
Nachdem der Fuchs fortgeschlichen **ist**, wacht der Bär auf.		

Förderung von Relativsätzen innerhalb des Rahmenthemas „Vom kleinen Maulwurf, der wissen wollte, wer ihm auf den Kopf gemacht hat". Mit dem Bilderbuch „Vom kleinen Maulwurf, der wissen wollte, wer ihm auf den Kopf gemacht hat" (Holzwarth/Erlbruch 2000) liegt ein Buch vor, das zahlreiche Relativsätze anbietet und zur Bildung eigener Relativsätze anregt. Positiv für die Therapiesituation wirkt sich aus, dass das angebotene Nebensatzmaterial aus kurzen Äußerungen besteht. Dabei handelt es sich zudem um die früh erworbenen Subjektsätze, bei denen keine Kasusmarkierung des Relativpronomens erforderlich ist. Inhaltlich spricht das Buch schon sehr junge Kinder an, macht aber auch älteren Grundschülern noch Spaß: Titelheld der Geschichte ist der empörte kleine Maulwurf, der herausfinden will, wer ihm auf den Kopf gemacht hat, und dazu die unterschiedlichsten Tiere befragt:

> die Taube, *die* gerade vorüberflog,
> das Pferd, *das* auf dem Acker graste,
> die Ziege, *die* gerade ein bisschen geträumt hatte,
> die Kuh, *die* gerade wiederkäute.

All diese Tiere werden mit den oben aufgeführten Relativsätzen beschrieben, so dass schon beim ersten Vorlesen ein gehäuftes Angebot der Zielstruktur auf der rezeptiven Ebene erfolgt. Zwei weitere Tiere – das Schwein und der Hase – werden dagegen ohne weitere Kennzeichnung eingeführt. Damit bietet sich hier ein erster Impuls zur eigenen Versprachlichung. In der durchgeführten Therapie produzierten die Kinder spontan folgende Relativsätze über den Hasen:

> „der Hase, *der* die Möhre fraß“,
> „der Hase, *der* die Möhre fallen ließ“,
> „der Hase, *der* auf der Wiese stand“.

Nach dem ersten Kennenlernen des Buches wurden nun mit einem Erinnerungsspiel zunächst Möglichkeiten zum Rekonstruieren von Relativsätzen eingebracht. Dazu wurden Alternativfragen nach folgendem Muster gebildet: „Welche Taube hat der Maulwurf gefragt? Die Taube, *die* gerade vorüberflog, oder die Taube, *die* gerade brütete?“. Einige Kinder benutzten dabei zunächst die – auch im normalen Spracherwerb übliche – Übergeneralisierung von „*wo*“ („die Taube, *wo* gerade vorüberflog“). Als Hilfestellung wurden daraufhin Wendekärtchen eingeführt, bei denen jeweils auf einer Seite „*wo*“, auf der anderen Seite „*der*“, „*die*“ oder „*das*“ stand. Dies wurde als Erinnerungshilfe angenommen; mit dieser Unterstützung nahm der Einsatz des korrekten Relativpronomens an der Stelle des zunächst bevorzugten „*wo*“ deutlich zu.

Die schriftsprachlichen Fähigkeiten der Kinder wurden zudem als Ressource genutzt, um die Relativsatzstruktur sprachbewusst zu produzieren. Eine der eingesetzten Produktionsformen bestand darin, aus zwei vorgegebenen, unverbundenen Hauptsätzen einen zusammenhängenden Satz zu bilden. An dieser Stelle wird der doppelte Wert des Einsatzes von Schrift in der Therapie deutlich: Einerseits unterstützt das Schreiben eine bewusste Produktion und Reflexion der grammatischen Struktur, andererseits wird aber auch die – insbesondere für den schulischen Erfolg wichtige – Übernahme der Strukturen in Schriftsprache angebahnt und gefördert (Abb. 36)

Auch dieses Buch bietet sich zur Umsetzung in Rollenspiele an. Einfache Requisiten (wie z. B. Hasenohren aus Pappe) erleichtern dabei das Hineinfinden in das Spiel und die Rollenübernahme. Das Spiel wurde von den Kindern lebhaft umgesetzt und mit großem Einfallsreichtum mehrfach in folgendem Spielrahmen wiederholt:

Der Maulwurf befragt – dem Buchtext folgend – die einzelnen Tiere: „Hast du mir auf den Kopf gemacht?" In Abwandlung bzw. Erweiterung der Geschichte schicken nun aber die befragten Tiere den Maulwurf jeweils weiter zu anderen Tieren: „Frag mal das Pferd, *das* im Stall steht!". Dabei erweiterten die Kinder im Spiel den Inhalt der Geschichte erheblich und erfanden immer weitere Tiere, die sie nun meist auch schon in Relativsätzen beschrieben. Blieb der Relativsatz aus, konnte er durch die mitspielende Therapeutin durch Alternativfragen leicht evoziert werden:

Marc: „Frag doch mal die Ente!"
Therapeutin: „Welche Ente? Die Ente, *die* am See steht, oder die Ente, *die* gerade schwimmt?"

Als Variation wurde noch die Rolle eines Reporters eingeführt, der von dem Maulwurf-Problem gehört hat und nun Augenzeugen befragen will. Dabei wurden zusätzlich zu den Relativsätzen auch die in einer früheren Therapiephase eingeführten Inhaltssätze und indirekten Fragen gefördert:

Therapeutin (Reporter): „Hallo, sind Sie der Hase, *der* im Stall stand?"
Jessica: „Nee, der Hase, *der* die Möhre gefressen hat."
Reporter: „Was wollte denn der Maulwurf wissen?"
Jessica: „*Ob* ich ihm auf den Kopf gemacht hab!"
Reporter: „Und? Was haben Sie gesagt?"
Jessica: „*Dass* ich es nicht war!"

In diesen Spielsequenzen kam es durch den hohen Sprachumsatz in kurzer Zeit zur häufigen Produktion von Nebensätzen.

Förderung von Relativ- und Konjunktionalsätzen innerhalb des Rahmenthemas „Concerto Grosso". Zur Förderung der Relativsätze wurde eine Therapieeinheit mit dem Kartenspiel „Concerto Grosso" (aus dem Verlag Amigo-Spiele) entwickelt. Bei „Concerto grosso" handelt es sich nicht um ein

Mache aus zwei Sätzen einen Satz!

Der Maulwurf fragt die Kuh.
Die Kuh **kaut** gerade.

Der Maulwurf fragt die Kuh,
die gerade **kaut**.

Der Maulwurf fragt die Ziege.
Die Ziege **hat** geträumt.

Der Maulwurf fragt die Ziege,
[ ] ________ [ ].

Der Maulwurf fragt das Pferd.
Das Pferd **grast** auf dem Acker.

Der Maulwurf fragt das Pferd,
[ ] ________ [ ].

Der Maulwurf fragt das Schwein.
Das Schwein **grunzt** leise.

Der Maulwurf fragt das Schwein,
[ ] ________ [ ].

Der Maulwurf fragt die Taube.
Die Taube **fliegt** vorbei.

Der Maulwurf fragt die Taube,
[ ] ________ [ ].

Abb. 36: Schriftsprachliche Produktion von Relativsätzen

Therapiespiel. Durch das Einbringen kontextoptimierter Elemente lassen sich jedoch auch gewöhnliche Spiele therapeutisch wirksam einsetzen. Das Spiel enthält 100 Bildkarten mit Abbildungen musizierender Hasen. Diese Karten werden an die Mitspieler verteilt, nacheinander aufgedeckt und in der Mitte abgelegt. Bei einigen der Hasenkarten müssen vorgegebene Bewegungen ausgeführt werden, bei falschen Reaktionen muss der Spieler den Kartenstapel an sich nehmen.

In der Therapie wurden nun vor allem die Einführung der Spielkarten sowie die Erarbeitung der Spielregeln genutzt, um Nebensätze anzubieten und zu evozieren. In einem ersten Schritt wurde besprochen, welche Hasen jeweils auf den Karten zu sehen sind. Für die Spieldurchführung ist dieses sichere Erkennen der abgebildeten Hasen zwingend notwendig. Dabei wurden zunächst Relativsätze gehäuft im Sprachmodell angeboten: Die Kinder wurden aufgefordert, den beschriebenen Hasen möglichst schnell aus den ausgelegten Karten herauszusuchen:

> der Hase, *der* auf die Pauke haut,
> der Hase, *der* das Orchester dirigiert,
> die Hasenfrau, *die* zu laut singt usw.

Das Sprachmodell wurde auch in schriftlicher Form vorgegeben (Ressourcenorientierung). Dazu wurde ein Memoryspiel mit den Hasenkarten und dazu passenden Satzkarten durchgeführt, auf denen die relevanten Merkmale des Nebensatzes farblich herausgehoben waren, um die Aufmerksamkeit auf das Relativpronomen und die Verbstellung zu lenken:

> der Hase,
> *der* am Cello **sitzt.**

Ein hoher Sprachumsatz wurde mit dem Rekonstruieren der Relativsätze erreicht: Die Hasenkarten wurden umgedreht und die Kinder versuchten, sich an möglichst viele der Hasenmusiker zu erinnern und diese zu beschreiben. Als Variation wurde in einer späteren Phase ein Kim-Spiel eingesetzt: 10 verschiedene Hasen wurden auf dem Tisch ausgelegt und von den Kindern genau angesehen und eingeprägt. Anschließend durfte ein Mitspieler die Augen schließen; ein anderer Spieler nahm eine oder mehrere Karten vom Tisch. Nun wurden die Augen wieder geöffnet und geraten, welcher Hase fehlt:

> der Hase, *der* am Klavier einschläft?
> der Hase, *der* beim Flöten tanzt? usw.

Für den Fortgang des Spiels war in diesem Rahmen die Sprachproduktion zwingend erforderlich, so dass auch hier in einer einfachen, kurzen Spielsequenz Relativsätze in großer Häufigkeit produziert wurden.

Der Arbeit an den Relativsätzen war die Förderung der Konjunktionalsätze bereits vorangegangen. Daher konnten beim Einsatz des „Concerto Grosso" neben den Relativsätzen auch Konjunktionalsätze einbezogen werden. Dazu wurde die – leicht abgewandelte und vor allem sprachlich veränderte – Spielanleitung schriftlich eingegeben (Einsatz von Schrift, Einsatz von Strukturierungshilfen), von den Mitspielern vorgelesen (Rezeption) und anschließend besprochen (Abb. 37).

Vor dem eigentlichen Start in das Spiel wurde im Gespräch geklärt, ob die Spielregeln für alle Mitspieler klar waren. Dabei konnte durch gezielte Impulse wieder ein rascher Wechsel von Rezeption und Produktion erreicht werden:

> „Was musst du machen, *wenn* der Hase auf die Pauke schlägt?" (Rezeption)
> „Wann musst du dir die Ohren zuhalten?"
> „*Wenn* die Hasenfrau so laut singt!" oder „*Wenn* die Hasenfrau kommt, *die* so laut singt!" (Produktion).

Zu diesem Zeitpunkt kam es tatsächlich bereits zur Bildung derartiger Nebensätze zweiten Grades wie im zweiten Beispiel angegeben!

Nach der Klärung der Regeln wurde das Spiel lebhaft und mit großer Begeisterung gespielt. Auch dabei ergaben sich immer wieder Anlässe, Nebensätze kommunikativ sinnvoll einzubringen, z. B. wenn ein Mitspieler Protest anmeldete:

> „Warum muss ich denn jetzt drei Karten vom Stapel nehmen?"
> „*Weil* du nicht aufgestanden bist!"
> „Du bist sitzen geblieben, *als* der Dirigent kam!"

Während des schnellen, lebhaften Spielverlaufs erfolgte die Produktion der Nebensätze nicht mehr sprachbewusst, sondern spontan, unbewusst und in völliger Ausrichtung auf den Spielverlauf und die Spielhandlung. So wurde ein Wechsel zwischen sprachbewussten und bewusstseinsfernen Therapiephasen vorgenommen.

Eine weitere Möglichkeit der spontanen, gehäuften Produktion von Nebensätzen bestand auch hier wieder im Rollenspiel. Dabei schlüpften die Kinder in die Rolle eines Hasenorchester-Musikers und wurden interviewt:

> „Warum haben Sie denn ein Mikrophon?"
> „*Damit* man mich besser hört!"

CONCERTO GROSSO

Bevor du die Karten **verteilst**,
musst du gut mischen.
Dann bekommt jeder Spieler gleich viele Karten.

Lege die Karten so auf einen Stapel,
dass du das Bild nicht **siehst**.

Der Spieler,
der an der Reihe **ist**,
dreht eine Karte um und legt sie in die Mitte.

Während ein Spieler die Karte **umdreht**,
liegen alle anderen Hände auf dem Tisch!

Und nun pass auf,
damit du keinen Fehler **machst**!

Wenn der Dirigent **erscheint**,
stehst du schnell auf und setzt dich wieder.

Wenn der Hase auf die Pauke **haut**,
klopfe auf den Tisch.

Wenn der Hase die Becken **schlägt**,
klatsche in die Hände.

Wenn die Hasenfrau ihr Lied **singt**,
halte dir die Ohren zu.

Wenn ein anderer Hase aufgedeckt **wird**,
darfst du nichts machen.

Wer einen Fehler **macht**,
muss drei Karten aus der Mitte nehmen.

Gewonnen hat der Spieler,
der zuerst keine Karten mehr **hat**.

Abb. 37: Umgestaltete Spielanleitung zum Concerto Grosso

Mit dem inzwischen recht großen Bestand an Konjunktionen ließ sich als Anreiz zur Nebensatzproduktion auch die Syntaxuhr einsetzen. Die Kinder gaben sich gegenseitig Satzanfänge mit Aussagen über einen der Hasenmusiker vor, erdrehten eine Konjunktion und fügten einen Nebensatz an:

> „Der Dirigent kommt auf die Bühne“,
> „… *bevor* das Konzert anfängt.“

Im Therapieverlauf traten – wie auch im normalen Spracherwerb – Übergangsformen auf, die zunächst ausdrücklich angenommen und verstärkt wurden. Einen wichtigen Aspekt bei der Überwindung dieser Formen stellten dann metasprachliche Hinweise und spielerische Anreize dar, die die Aufmerksamkeit auf die Sprachform lenkten. So wurden zur Evozierung von Relativpronomen – bei der Einleitung von Relativsätzen in einem Gruppenspiel – alle Formulierungen nach dem Muster „der Hase, wo die Möhre frisst“ mit einem Punkt (und als übliche Übergangsform nicht etwa als falsch!) bewertet, die anspruchsvollere Formulierung „der Hase, der die Möhre frisst“ dagegen mit zwei Punkten. Auf das Auftreten von syntaktisch fehlerhaften Nebensätzen wurde reagiert, indem

- die Therapeutin sich kurzzeitig wieder verstärkt als Sprachmodell einschaltete (rezeptive Komponente),
- auf Erinnerungshilfen wie das Nebensatz-Plakat verwiesen wurde,
- metasprachliche Hinweise gegeben wurden (Reflexion) und
- nach freieren, wenig strukturierten Phasen, z.B. im Rollenspiel, wieder strukturiertere Phasen eingeschoben wurden.

Gut bewährt haben sich dabei Dialogphasen, in denen im kurzzeitigen Wechsel das bewusst gestaltete Sprachmodell der Therapeutin und die Produktion des Kindes wechselten. Ein Beispiel dafür bietet ein Ausschnitt aus einer Therapiesequenz zum „Ausreden-Erfinden“:

> *Marc:* „Warum bist du zu spät gekommen?“
> *Therapeutin:* „*Weil* mein Auto eine Panne hatte. Und du?“
> *Marc:* „*Weil* der Bus war weg. Und du?“
> *Therapeutin:* „*Weil* ein Baum auf der Straße lag. Und du?“
> *Marc:* „*Weil* ein Elefant vor dem Haus stand.“

Nach etwa 15 Therapieeinheiten (jeweils 45 Minuten) waren innerhalb der Therapiesituation – und dort auch in sprachunbewussten, freien Spielsituationen – keine fehlerhaften Verbstellungen im Nebensatz mehr beobachtbar. Der Schwerpunkt der Therapie konnte deshalb auf die Ausweitung der unterschiedlichen Nebensatzformen verlagert werden. Neu hinzukommende Nebensätze stellten für die Kinder kein syntaktisches Problem dar:

Die nun erkannte Regel der Verbendstellung wurde auf neue Nebensatztypen übertragen und generalisiert.

Um dieses syntaktische Prinzip zu erkennen, reicht also die Arbeit mit wenigen Nebensatztypen. Auf eine Erweiterung auf zusätzliche Formen sollte dennoch nicht verzichtet werden, um die Ausdrucksmöglichkeiten für vielfältige Zusammenhänge und Beziehungen zu erweitern.

Schwieriger als die Übertragung der Verbendstellungsregel war für einige Kinder dagegen das Verständnis der Konjunktionen, insbesondere bei den temporalen Verbindungen mit „bevor“ und „nachdem“, obwohl sie selber bereits Nebensätze mit diesen Konjunktionen einleiteten. Das Verständnis von Konjunktionen ist also nicht immer voll vorhanden, bevor sie aktiv benutzt werden, sondern entwickelt sich über einen längeren Zeitraum weiter (Nippold 1988) und muss in der Therapie gesondert berücksichtigt werden.

Die spontane Verwendung von Nebensätzen nahm in diesem Zeitraum auch außerhalb der Therapie deutlich zu. Um diesen Effekt zu erreichen, sollte die Therapie jedoch, trotz des raschen Erfolgs auf der syntaktischen Ebene, nicht zu früh beendet werden. Die Verwendung der erworbenen Fähigkeiten in der komplexen Syntax muss aufgrund vieler rezeptiver, produktiver und reflektierender Erfahrungen in den selbstverständlichen Sprachgebrauch der Kinder übergehen.

Unterrichtliche Kontexte

Eine therapieintegrierte Förderung der komplexen Syntax im Rahmen des Unterrichts lässt sich besonders gut mit dem Lernstoff verbinden, da die Entdeckung von Zusammenhängen einen wichtigen Raum – beispielsweise im Heimat- und Sachunterricht – einnimmt. Das hierfür benötigte sprachliche Mittel der subordinierten Nebensätze lässt sich bei entsprechender Planung gezielt für die therapeutische Arbeit nutzen und bietet gleichzeitig die Möglichkeit, inhaltliche Zusammenhänge differenzierter zu erfassen und auszudrücken. Die in den Unterricht integrierte Grammatiktherapie führt also weder zu einer Vernachlässigung der inhaltlichen Lernziele noch zu einem geringeren Lernerfolg in Bezug auf die angestrebten Bildungsziele. Es ist vielmehr festzustellen, dass die beiden Zielebenen sich gegenseitig stützen und Synergieeffekte auftreten (Motsch / Seiffert 2008).

Da es zu den Zielen jedes Unterrichts gehört, Zusammenhänge zu entdecken und zu verstehen, lässt sich eine Förderung der komplexen Syntax in vielen Themen leicht mit den inhaltlichen Zielen in Einklang bringen. Mit den Nebensätzen werden gerade die sprachlichen Mittel zur Verfügung gestellt, die es ermöglichen, diese Zusammenhänge sprachlich auszudrücken. Die Arbeit an den Nebensätzen lenkt die Aufmerksamkeit der Schüler auf derartige Zusammenhänge und unterstützt damit in vielen Fällen auch das inhaltliche Erschließen des Lernstoffs. Die Sorge, dass eine therapieintegrierte Förderung syntaktischer Fähigkeiten die für die inhaltlichen Lernziele erforderliche Zeit reduziert, ist bei einem sinnvollen Einbringen kontextoptimierter Therapiephasen nicht begründet. Wenn für die Förderung der syntaktischen Fähigkeiten auf der Ebene der Nebensätze solche Themen gewählt werden, in denen die entsprechenden sprachlichen Mittel erforderlich sind und kommunikativ sinnvoll eingebracht werden können, dann ist eher von einer unterstützenden Wirkung auf der inhaltlichen Seite auszugehen. Ein großer Teil der im Unterricht behandelten Zusammenhänge ist temporaler, konditionaler oder kausaler Art. Damit können hier genau die Nebensätze eingebracht werden, die im Spracherwerb zu den frühesten gehören und sich daher für die Therapie besonders gut eignen.

Auch bei der therapieintegrierten Förderung der komplexen Syntax im Unterricht ist es erforderlich, zunächst die syntaktische Regel der Verbendstellung in subordinierten Nebensätzen im „Fluchtspiel“ einzuführen. Ebenso wie in der Therapiegruppe empfiehlt es sich auch im Unterricht, als Erinnerungshilfe ein Nebensatz-Plakat zur Veranschaulichung der Verbstellung im Nebensatz zu erstellen und für die Dauer der Förderung im Klassenraum hängen zu lassen. So kann bei Bedarf immer wieder kurz darauf verwiesen werden, um die Aufmerksamkeit der Schüler auf die Kennzeichen des Nebensatzes zu lenken.

Es ist davon auszugehen, dass auch diejenigen Schüler mit Spracherwerbsstörungen von einer Fokussierung der Nebensätze im Unterricht profitieren, die mit der Verbendstellung keine Probleme mehr haben. Spracherwerbsgestörte Kinder beschränken sich häufig auf wenige, einfache Hauptsatzstrukturen. Damit bleiben sie in der spontanen Sprachproduktion häufig hinter ihren erworbenen Fähigkeiten zurück. Hier liegt ein Fortschritt in der wachsenden Flexibilität und der Zunahme der Produktionshäufigkeit von Nebensätzen. Auch im Rahmen des therapieintegrierten Unterrichts lassen sich die Prinzipien des Modalitätenwechsels, der Ursachenorientierung und der Ressourcenorientierung gut umsetzen:

- *Reflexion*: Schulischer Unterricht bietet in den verschiedenen Fächern zahlreiche Möglichkeiten zu einem sprachbewussten und reflektierenden Umgang mit der syntaktischen Struktur des Nebensatzes. So wird etwa im Fach Deutsch Sprache ohnehin zum Gegenstand der Reflexion und zielt phasenweise auf eine bewusste Sprachproduktion. Über den Deutschunterricht hinaus bieten aber auch andere Fächer Möglichkeiten zur Reflexion, sobald inhaltliche Zusammenhänge in den Mittelpunkt gestellt werden und nach geeigneten Mitteln zu deren Beschreibung gesucht wird.
- *Rezeption*: Die wichtigsten Möglichkeiten liegen hier im Bereich der bewusst gestalteten Lehrersprache (lautsprachliches Modell) sowie in der besonderen Gestaltung von Arbeitsblättern und -texten (schriftsprachliches Modell). Wichtig ist in beiden Fällen das gehäufte und herausgehobene Angebot ausgewählter

Nebensatztypen. In der gesprochenen Lehrersprache geschieht dies vor allem durch die Betonung, Dehnung und durch kurze Pausen vor der Konjunktion und dem finiten Verb – in der geschriebenen Sprache zum Beispiel durch die farbliche Kennzeichnung von Einleiter und Verb. Beide Vorgehensweisen erfordern eine gezielte Planung, Vorbereitung und Konzentration auf die Zielstruktur. Im Laufe der therapieintegrierten Förderung gewinnt auch die Aufnahme der von den Mitschülern produzierten Nebensätze an Bedeutung.

- *Produktion*: Die Produktion von Nebensätzen kann in vielen Themenbereichen kommunikativ sinnvoll evoziert werden, sobald es inhaltlich um komplexe Zusammenhänge geht. Ein hoher Sprachumsatz ist mit der Syntaxuhr zu erzielen, deren Einsatz sich insbesondere bei der Zusammenfassung der Lerninhalte anbietet. Dabei werden inhaltliche und sprachliche Ziele eng miteinander verbunden. So können vorgegebene Satzanfänge oder Fragen im Zusammenhang mit den erdrehten Konjunktionen ganz unterschiedliche Nebensätze evozieren und zugleich unterschiedliche Zusammenhänge darstellen:

> Die Bohne braucht Wasser,
> *damit* sie wachsen kann,
> *weil* sie sonst vertrocknet.

Immer wieder gibt es in unterschiedlichsten Unterrichtsthemen zahlreiche Situationen, in denen die genauere Beschreibung von Gegenständen, Situationen oder Lebewesen zum Lerninhalt gehört, so dass sich die Verwendung von Relativsätzen anbietet.

Die Arbeit an weiteren Nebensatztypen ist in vielen Fällen direkt aus dem Unterrichtsinhalt abzuleiten – wenn man in die Unterrichtsplanung die Überlegung einbezieht, welche kausalen, finalen, konditionalen oder temporalen Zusammenhänge sich aus dem Thema ergeben.

Daneben wird aber auch der Einsatz von Schrift bewusst in die Förderung integriert, um sprachliche Fortschritte auch auf die Schriftsprache zu übertragen und zu differenzierteren schriftlichen Äußerungen zu kommen. Der überwiegende Anteil der spracherwerbsgestörten Kinder hat nämlich auch längerfristig Probleme, grammatische Regeln beim Schreiben zu beachten (Romonath 2000) und benötigt folglich eine entsprechende Förderung dieser Fähigkeiten. So werden Sätze aus dem Therapiekontext auch auf Arbeitsblättern festgehalten, umgewandelt und bearbeitet, die durch optische Strukturierungshilfen die Aufmerksamkeit auf die besonderen Kennzeichen der Nebensätze lenken und so zum Reflektieren anregen.

Sprachunbewusstere Möglichkeiten der Nebensatzproduktion lassen sich im Unterrichtsgespräch, in Erzählkreisen und in Rollenspielen einbringen. Zudem bietet der Unterricht in allen Fächern auch Möglichkeiten der schriftlichen Produktion von Nebensätzen, die durch eine strukturierte Gestaltung von Arbeitsblättern unterstützt werden kann.

- *Ursachenorientierung*: Sowohl in der Lehrersprache als auch in den Produktionsanlässen für die Schüler muss die oft reduzierte auditive Speicherkapazität beachtet werden. Das bedeutet, dass zur Einführung der Nebensätze die kürzestmögliche Form gewählt werden sollte. Diese Voraussetzung erfüllen Lehrbuchtexte häufig nicht. Im Vordergrund werden daher selbst gestaltete bzw. umgestaltete Texte und Arbeitsblätter sowie das bewusst gestaltete Sprachmodell in der Lehrersprache stehen. Die Nebensätze sollen dort eingebracht werden, wo sie kommunikativ sinnvoll sind und so auch in ihrer Funktion erfahren werden. Das setzt voraus, dass die Unterrichtsinhalte jeweils im Voraus daraufhin durchgesehen werden, ob sich solche Möglichkeiten natürlich ergeben. Gleichzeitig muss eine entsprechende Auswahl der zur Nebensatzförderung genutzten Therapiephasen getroffen werden.
- *Ressourcenorientierung*: Schulischer Unterricht bietet auf natürliche Weise Möglichkeiten, die Ressourcen der Schüler im schriftsprachlichen und metasprachlichen Bereich aufzugreifen. So kann in allen Modalitäten – Rezeption, Reflexion und Produktion – auch Schrift eingesetzt werden. Neben dem damit verbundenen Ausnutzen der bei den Schülern vorhandenen Ressourcen bietet sich dies auch an, um die Fortschritte in der gesprochenen Sprache auch auf die schriftsprachliche Ebene zu übertragen – und damit flexiblere und komplexere schriftliche Ausdrucksmöglichkeiten anzubahnen. Ebenso werden immer wieder Möglichkeiten der bewussten Sprachreflexion in den Unterricht einbezogen.

Ein entsprechendes Beispiel findet sich auf der CD mit der Erarbeitung der Bildergeschichte „Der Schneemann im Kühlschrank" (Pfeiffer / Wildi 1999). Dort lässt sich exemplarisch nachvollziehen, wie die Prinzipien des Modalitätenwechsels (hier: Wechsel von Rezeption und mündlicher sowie schriftlicher Produktion), der Ursachenorientierung (durch die fokussierende Modellsprache der Lehrerin und die Reduktion der kindlichen Äußerung auf den Nebensatz) sowie der Ressourcenorientierung (in diesem Fall durch den Einsatz von Schrift sowie durch die Verwendung farbiger Markierungen als Veranschaulichungs- und Strukturierungshilfen) in eine Unterrichtssequenz integriert wurden.

Unterrichtseinheit **„Werbung" im fächerübergreifenden Unterricht (Deutsch / Sachunterricht) der 4. Klasse.** Das Fluchtspiel ist den Kindern bereits vertraut; erste Konjunktionen wurden eingeführt und hängen auf einem Plakat im Klassenraum aus. Eines der inhaltlichen Ziele der Einheit ist der kritische Umgang mit Werbeversprechungen. Sprachlich werden in den vorgebrachten Argumenten für den Kauf eines Produkts häufig Kausal- oder Finalsätze benutzt, so dass sich eine Verknüpfung des inhaltlichen Lernziels mit dem Therapieziel der Nebensatzförderung gut verbinden lässt.

Zum Einstieg in die fächerübergreifende Unterrichtseinheit zum Thema „Werbung" bringt der Lehrer aus Zeitschriften ausgeschnittene Werbesprüche mit, die Nebensätze enthalten, wie z. B.:

- die zarteste Versuchung, *seit* es Schokolade gibt;
- *damit* Sie auch morgen noch kraftvoll zubeißen können;
- *weil* ich es mir wert bin.

Durch die fokussierende Lehrersprache und den Verweis auf das Plakat mit den gesammelten Konjunktionen werden die Schüler auf die Nebensätze aufmerksam gemacht (Rezeption). Nach einem kurzen Gespräch über die Werbesprüche erhalten die Schüler ein Arbeitsblatt mit Kopien dieser Sprüche. Sie unterstreichen die „Monsterwörter“ (Konjunktionen) grün und das finite Verb rot (Reflexion).

Auch nach der Einführungsphase bieten sich im Laufe der mehrstündigen Unterrichtseinheit immer wieder Arbeitsformen an, in denen die Förderung der komplexen Syntax verfolgt wird. So werden z. B. Arbeitsblätter mit Lückentexten eingegeben, in denen Konjunktionen und Verben richtig eingesetzt werden müssen. Dabei können als Strukturierungshilfe die Wörter farbig geschrieben werden oder aber der Platz für die entsprechenden Wörter grün bzw. rot markiert sein (schriftsprachliche Produktion, Reflexion).

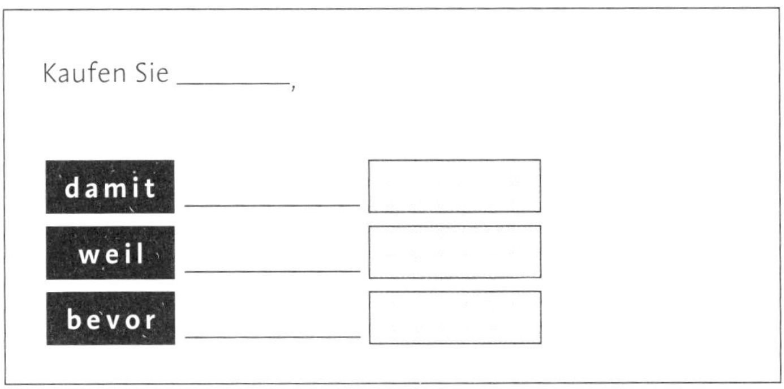

Abb. 38: Tafelbild zur Erfindung von Werbesprüchen

In einem weiteren Schritt erarbeiten die Schüler eigene Werbesprüche für Phantasieprodukte. An der Tafel oder auf einem Arbeitsblatt wird das Bild eines Produkts gezeigt. Darunter findet sich eine Liste mit Konjunktionen. Damit produzieren die Schüler nun mündlich und schriftlich phantasievolle Werbeaussagen, die sie sich gegenseitig vortragen (Produktion).

Eine gehäufte Rezeption von Inhaltssätzen wird mit einem Arbeitsblatt ermöglicht, auf dem Werbesprüche in Bezug auf ihre Korrektheit beurteilt werden sollen. Auch hier sind das inhaltliche Lernziel (kritische Auseinandersetzung mit Werbeaussagen) und das sprachliche Ziel gut miteinander zu verknüpfen.

Stimmt es,

dass Kinderschokolade viel Milch **enthält** ?		Ja ❑	Nein ❑
dass Obst gesund **ist** ?		Ja ❑	Nein ❑
dass Milch munter **macht** ?		Ja ❑	Nein ❑

Abb. 39: Arbeitsblatt zur Beurteilung von Werbeaussagen

Die Produktion von Nebensätzen wird in einem Rollenspiel erreicht. Dabei spielt zunächst der Lehrer den Chef einer Werbeagentur und berichtet, dass ein Auftraggeber sich beschwert hat: Die Waren der Konkurrenz werden viel besser verkauft. Deshalb soll die neue Werbeserie besonders gut gestaltet werden. Die drei Abteilungen der Werbeagentur erhalten den Auftrag, mit jeweils einer ausgewählten Konjunktion überzeugende Werbeslogans zu formulieren. Dazu wird die Klasse in drei Expertengruppen eingeteilt, denen eine der Konjunktionen „*weil*", „*damit*" oder „*wenn*" zugeordnet wird. Die Slogans, die der Gruppe am besten gefallen, werden schriftlich auf einem Plakat festgehalten. Anschließend stellen sich die Gruppen ihre Ergebnisse vor (Wechsel von Rezeption und Produktion).

Die Werbesprüche können zusätzlich als Radiospot auf einer Kassette aufgenommen werden. Damit ist ein Anreiz zur deutlichen oder sogar übertriebenen Betonung verbunden, die zu einer Aufmerksamkeitslenkung auf den Nebensatz führt, der die erfundenen Kaufargumente enthält.

Auch in diesem thematischen Rahmen ist wieder der Einsatz der Syntaxuhr möglich, um die häufige Produktion von Nebensätzen zu erreichen. Dabei werden Satzanfänge nach folgendem Muster vorgegeben und von den Schülern mit der erdrehten Konjunktion fortgeführt:

- Kaufen Sie unsere Zahnpasta, …
- Sie brauchen unsere Seife, …

Als Variation können dabei für verschiedene Konjunktionen auch unterschiedlich hohe Punktzahlen vergeben werden, z. B. für einfachere Verbindungen mit „*weil*" oder „*wenn*" ein Punkt, für die auch von den Schülern als schwerer beurteilten Verbindungen mit „*bevor*" drei Punkte, für „*nachdem*" fünf Punkte. Die Schüler können dabei in Paaren oder Gruppen zusammenarbeiten und sich auch über einen Zeitraum von mehreren Tagen ein „Punktekonto" erspielen.

Schließlich preisen in einem weiteren Rollenspiel zwei Schüler nacheinander als „Marktschreier" das gleiche Produkt an. Die spielerische Konkurrenz führt dabei zur Produktion zahlreicher Final-, Kausal- und Konditionalsätze.

Unterrichtseinheit zur Verkehrserziehung („Rad"). Ein weiteres Unterrichtsbeispiel stammt aus dem Bereich der Verkehrserziehung im Rahmen der Vorbereitung auf die Radfahrerprüfung. Zum Einstieg in die Thematik „Richtiges und falsches Verhalten im Straßenverkehr" wird ein Situationsbild einer Straßenverkehrsszene angeschaut und besprochen. Bei der Bildbetrachtung wird durch gezielte Fragen die Produktion von Kausalsätzen evoziert. Um das zu erreichen, folgt auf allgemeinere Fragen wie „Wer verhält sich falsch?" stets auch die Frage nach der Begründung: „Warum?". Bei Bedarf kann zur Erinnerung kurz eine Wortkarte mit der Konjunktion „*weil*" hochgehoben oder auf das im Raum hängende Nebensatzplakat verwiesen werden (Reflexion). Nach dieser produktionsorientierten Gesprächsphase erhalten die Schüler ein Arbeitsblatt, das Abbildungen einzelner Personen aus dem zuvor besprochenen Bild sowie Kausalsätze zur Begründung des richtigen oder falschen Verhaltens enthält (Rezeption). Die Sätze sind in der kürzestmöglichen Form gebildet („*weil* er nicht blinkt") und enthalten durch die farbliche Heraushebung von Konjunktion und Verb Strukturierungshilfen. Aufgabe der Schüler ist nun die Zuordnung von Personenbildern und Kausalsätzen.

Praktische Übungen zum Verhalten als Radfahrer im Straßenverkehr schließen sich an und werden wiederum zur Produktion von Kausalsätzen genutzt. Der Verkehrsübungsplatz auf dem Schulhof wird in sechs Quadrate eingeteilt. Für jedes Quadrat wird ein Schüler zum Polizisten ernannt und mit einer Polizeikelle sowie einem vorbereiteten Strafzettelblock ausgestattet. Die anderen Schüler fahren mit dem Fahrrad auf dem Hof umher; sie dürfen sich dabei auch bewusst falsch verhalten. Die Polizisten dürfen die Radfahrer dann jeweils stoppen und ihnen einen Strafzettel (Abb. 40) zunächst mündlich ankündigen und dann schriftlich ausstellen.

Die Ankündigung des Strafzettels führt im Spiel regelmäßig zu der empörten Rückfrage der Radfahrer: „Warum?" und evoziert so einen Kausalsatz (kommunikativ sinnvolle Produktion des Nebensatzes). Nach zehn Minuten erfolgt ein Rollentausch, durch den sich nun ein Wechsel von Produktion und Rezeption ergibt. Der Anreiz zur Sprachproduktion ist für die Schüler in diesem Rahmen ausgesprochen groß und führt zur Bildung zahlreicher Nebensätze. Das Thema „Verkehrserziehung" bietet aber auch über die Kausalsätze hinaus gute Möglichkeiten, Konjunktionalsätze einzubringen. Methodisch eignet sich dazu beispielsweise ein Bingospiel. Dafür erhält jeder Schüler einen individuell gestalteten Spielplan, auf dem anstelle der beim Bingo üblichen Zahlen nun unterschiedliche Konjunktionen stehen.

Du bekommst einen Strafzettel,

weil ______________________

______________________ [ ]

Abb. 40: Strafzettel zur Produktion von Kausalsätzen im Verkehrsspiel

WEIL	DAMIT	WENN
DAMIT	BEVOR	WEIL
WENN	WÄHREND	NACHDEM

Abb. 41: Bingo-Spiel

Die Lehrerin oder einer der Schüler ziehen nun nacheinander Wortkärtchen mit Konjunktionen aus einem Beutel und lesen sie vor. Wer auf seiner Bingo-Karte die gezogene Konjunktion findet und einen Satz damit bilden kann, erhält eine Spielmarke, um das entsprechende Feld abzudecken. Da die Spielidee ohnehin verlangt, dass die Bingo-Karten (Abb. 41) sich voneinander unterscheiden, kann man hier durch die Auswahl entsprechender Konjunktionen gut auf den individuellen Stand der Schüler eingehen.

Unterrichtseinheit zum Bilderbuch „Warum?" in einer Unterrichtseinheit über Zootiere (Klasse 1 oder 2). Das Bilderbuch „Warum" von Lila Prap (2007) stellt jeweils auf einer Doppelseite ein Zootier in einer sehr einfachen Darstellungsform dar. Zu jedem dieser Tiere werden dann Warum-Fragen gestellt, beispielsweise „Warum haben die Nashörner Hörner?" Die Besonderheit des Buches besteht darin, dass hierauf jeweils sehr phantasievolle, witzige Antworten gegeben werden, die vor allem jüngeren Grundschülern viel Spaß machen, so beispielsweise „Bevor sie niesen, halten sie sich damit fest." Daneben wird jedoch zu jeder Frage auch eine korrekte, ernst gemeinte Antwort gegeben. Damit kombiniert das Buch den sachlichen Aspekt, der die Kinder anregt, die tatsächlichen Ursachen und Gründe herauszufinden, mit dem Spaß daran, eigene Ideen zu entwickeln. Gerade die falschen Antworten im Text erweisen sich im sprachtherapeutischen Unterricht als sehr motivierend für das Formulieren eigener Begründungen. Damit sind zahlreiche Möglichkeiten verbunden, Kausalsätze einerseits im Sprachmodell anzubieten, andererseits aber auch in kindlichen Äußerungen zu evozieren. Wie häufig beim Einsatz von Bilderbüchern stellt dies den Sprachheilpädagogen allerdings vor die Aufgabe, den Text so umzugestalten, dass die Zielstruktur, hier also der Kausalsatz, tatsächlich gehäuft angeboten wird. Der Originaltext beantwortet keineswegs alle auftauchenden Warum-Fragen mit einem Nebensatz, der mit *weil* eingeleitet wird; eine entsprechende Umformulierung lässt sich beim Erzählen jedoch leicht bewerkstelligen, wenn das Prinzip der „Kontrolle der eigenen Redebeiträge" beachtet wird und die Zielstruktur dem Lehrer wirklich bewusst ist.

Eine Fortführung findet diese Bilderbucharbeit, indem die Kinder in Gruppen weitere Tiere auswählen, zu denen sie zunächst Fragen und dazu dann richtige und falsche Antworten finden, die jeweils mit *weil* beginnen. Nach dieser Gruppenarbeitsphase, in der die Kausalsätze mündlich und schriftlich formuliert werden, wird damit ein Spiel im Klassenverband gespielt: auf die Rückenlehne einiger Stühle wird die Wortkarte *Ja* geklebt, auf einige andere Stühle die Wortkarte *Nein*. Bei einer Umsetzung in der Vorschule werden die Wortkarten durch die Abbildung eines Gesichts mit den Mundwinkeln nach oben (für *Ja*) bzw. nach unten (für *Nein*) ersetzt. Die mitspielenden Kinder stellen sich in einer Reihe vor den Stühlen auf. Nun liest eine der Gruppen ihre Tierfrage vor und nennt dann nacheinander die verschiedenen Antworten. Nach jeder Antwort müssen die Mitspieler schnell entscheiden, ob die Antwort korrekt oder falsch ist und sich möglichst schnell auf einen entsprechenden Stuhl setzen. So ergibt sich hier ein hochfrequenter Wechsel von Sprachmodell und -produktion.

Weitere Grammatikprojekte zum Erwerb der Verbendstellungsregel im Unterricht finden sich in Fachzeitschriften (Ekrod 2015; Bauckmann et al. 2013; Berg 2013a und 2013b; Eibert 2013; Klenk / Berg 2013; Möllmeier 2013; Seiffert 2008 und 2013).

6.3.4 Kasusmarkierung

Erwerbsaspekte und Bedeutung des Ziels

> Mutter: „Wo ist der Ball? Ja, da ist dein Ball. Bring mir einen Ball. Nicht diesen Ball, den Ball. Leg ihn zu dem anderen Ball."

In diesen kurzen Äußerungen einer Mutter erkennen wir ein weiteres Merkmal unseres Sprachsystems. Das Kind entdeckt mit etwa zwei Jahren, dass bestimmte Nomen in definierten Kontexten nicht isoliert, sondern mit einem „Begleiter" auftreten. Dieser Begleiter kann ein bestimmter oder unbestimmter Artikel, ein Demonstrativ- oder ein Possessivpronomen sein. Das Kind muss also die Artikeleinsetzungsregel entdecken (Penner / Kölliker Funk 1998).

Begleiter und Nomen bilden die Nominalphrase. Unter linguistischen Gesichtspunkten stellt die Nominalphrase ein differenziert zu betrachtendes Phänomen mit spezifischen – teils sprachidiomspezifischen – Besonderheiten, Regeln und Ausnahmen dar (Penner 1995). Die zentrale Besonderheit besteht darin, dass die grammatischen Merkmale der Nominalphrase am Begleiter morphologisch realisiert werden. An der morphologischen Markierung des Begleiters werden also Genus, Numerus und Kasus der Nominalphrase ersichtlich. Die Kasusmarkierungen führen im Deutschen zu unterschiedlichen Flexionsformen bei Artikeln, Pronomen, Adjektiven und Nomen. Die Morphemveränderungen an diesen formveränderlichen Wörtern kennzeichnen den *Oberflächenkasus*, der auf die semantischen Beziehungen der einzelnen Satzglieder, den *Tiefenkasus*, verweist (Helbig 2000). Jede Sprache besitzt diesen Tiefenkasus, wobei sich jedoch der Oberflächenkasus stark unterscheidet. Die maximale Differenzierungsfähigkeit zeigt in germanischen Sprachen der Artikel (Blake 2001). Das Formensystem zur Unterscheidung der verschiedenen Kasus ist beim bestimmten (direkten) Artikel besonders ausdifferenziert (der, die, das, des, den, dem). Bei Substantiven und Adjektiven hingegen findet häufig keine erkennbare Markierung des Kasus statt. Diese ausgeprägte Homophonie von Flexionsformen verursacht sprachliche Mehrdeutigkeit, die nur durch die sichere Beherrschung der Deklinationsformen des bestimmten Artikels reduziert werden kann (Eisenberg 2013; Cholewa / Mantey 2007).

Bereits in antiken Sprachen (Latein, Altgriechisch) definierte der Kasus als Flexionskategorie eines Nomens, in welcher Beziehung die Nomen zu anderen Wörtern im Satz stehen (Blake 2001). Der Kasus weist also den Nomen im Satz ihre Rolle oder Funktion zu. Kasusreiche Sprachen erlauben flexiblere Satzbaupläne als kasusarme Sprachen, da diese die Rollen der Nomen durch eine starre Abfolge der Satzglieder klären müssen. Die Flexibilität der Satzbaupläne im Deutschen erfordert daher als Preis dieser Flexibilität unverzichtbar das morphologische Kasus-Wissen.

Je länger die kindlichen Äußerungen werden, umso wichtiger wird es, dass der Artikel eingesetzt wird und die morphologische Markierung des Artikels korrekt ist, weil erst durch ihn – sowie durch die mögliche Verwendung von Präpositionen – den nachfolgenden Wörtern ihre Rolle im Satz zugewiesen wird. Damit ist dieses morphologische Wissen unverzichtbar für die Produktion eigener, unmissverständlicher Sätze sowie für das korrekte Sprachverständnis gehörter Äußerungen der Kommunikationspartner.

Beispiel:
Dies verdeutlicht der artikellose Satz „König schenkt Prinzessin Mann“. Durch unterschiedliche Artikeleinsetzung kann dieser Satz variiert werden.

a) Der König schenkt der Prinzessin den Mann.
b) Der König schenkt die Prinzessin dem Mann.
c) Den König schenkt die Prinzessin dem Mann.
d) Den König schenkt der Prinzessin der Mann.
e) Dem König schenkt die Prinzessin den Mann.
f) Dem König schenkt die Prinzessin der Mann.

Die Sätze d und f widersprechen der Satzbau-Erwartung bezüglich des Subjektes (erste oder dritte Position). Lösung c erscheint aufgrund unseres Weltwissens als unwahrscheinlich. Obwohl Lösung e denkbar wäre, sind wohl a oder b am wahrscheinlichsten. Diese teils spekulativen Überlegungen sind angewiesen auf grammatische und semantische Fähigkeiten, auf situatives Wissen und Weltwissen. Es muss angenommen werden, dass die Ausnutzung derartiger sprachverständnisleitender Vorerwartungen bei Kindern mit Spracherwerbsstörungen generell reduziert ist.

Diese Ausschließungs-, Bewertungs- und Rateprozesse, die durchaus auch zu falschen Ergebnissen führen können, werden durch die korrekte morphologische Markierung der Nominalphrasen vermieden. Die korrekte Markierung des Artikels bündelt dazu mehrere Fähigkeiten, die in unterschiedlichen Phasen des Grammatikerwerbs erworben werden. Zu Beginn des dritten Lebensjahres haben normal spracherwerbende Kinder bei etwa 50 % der Nomen den Genus sicher abgespeichert und die Artikeleinsetzungsregel in Nominativ-Kontexten (z. B. „Das Auto fährt.“) erworben. Wie im ersten Kapitel ausgeführt, erfolgt dann schrittweise die Füllung der Nominalphrase in Akkusativ- und Dativkontexten, wobei es entwicklungsnormal zu unterschiedlichen Zwischenschritten kommt.

Beispiele für Zwischenschritte:
Auf die Frage „Wo liegt der Ball?" („Der Ball liegt auf dem Tisch.") können wir solche Zwischenformen deutlich machen: Tisch, oben, oben Tisch, oben auf Tisch, oben der Tisch, auf der Tisch, auf den Tisch, auf dem Tisch.

Auslassungen von Präposition und/oder Artikel, präpositionale Verwendung von Adverbien (oben) sowie Übergeneralisierungen des Nominativs und Akkusativ im Dativkontext sind zu erwartende Vorformen vor der korrekten Markierung „auf dem Tisch".

Clahsen (1982) beschreibt das Auftauchen der Akkusativ- und Dativmarkierungen im dritten bis vierten Lebensjahr. Davor taucht der Nominativ als default-Form (Platzhalterfunktion) für alle Kasuskontexte auf. Dies entspricht den generellen Häufigkeiten der Kasus: Nominativ > Akkusativ > Dativ > Genitiv (Haspelmath 2010). Der Genitiv wird von der Mehrzahl aller Kinder erst im Schulalter erworben und spielt in der Umgangssprache eine immer geringer werdende Rolle. Zur Frage, wann der Kasuserwerb des Akkusativs und Dativs im Deutschen abgeschlossen ist, existierten bisher keine empirischen Daten. Szagun (2007) führt aus, dass bis ins fünfte Lebensjahr Kasusmarkierungsfehler zu beobachten sind. Dies suggeriert, dass Kinder im Alter von etwa sechs Jahren die Kasusregeln erworben haben, wobei als Kriterium für den abgeschlossenen Erwerb ein Niveau von mehr als 90 % korrekter Kasusmarkierungen anzulegen ist. Die Daten des GED 4–9-Projektes belegen, dass auch der Kasuserwerb bei vielen Kindern ohne Spracherwerbsstörungen bis ins neunte Lebensjahr nicht abgeschlossen ist. Die Bedeutung des Therapieziels „Dativmarkierung" wird gelegentlich mit dem Hinweis zu relativieren versucht, dass (zunehmend) viele deutschsprachige Erwachsene Unsicherheiten bei der Dativmarkierung zeigen. Sollte dies zutreffen, so ist dennoch nicht anzunehmen, dass die grammatischen Regeln des Deutschen deswegen revidiert werden. Die Fähigkeit zur Kasusmarkierung dient weniger der Wohlgeformtheit der Sprache als vielmehr ihrer Effektivität durch Eindeutigkeit. Deswegen bewerten wir sie als ein wichtiges Therapieziel für spracherwerbsgestörte Kinder. Dies umso mehr, wenn der Erwerb dieser Fähigkeit kontextoptimiert nur wenige Therapiestunden benötigt.

Diagnostische Erfassung des Fähigkeitenstandes

ESGRAF 4–8 (Motsch/Rietz 2016) eröffnet im Subtest 4 je 24 Akkusativ- und Dativkontexte. Beide Kasus werden in der Nominal- und Präpositionalphrase überprüft. Der letzte Teil des Subtests überprüft die Fähigkeit des Kindes, beide Kasus kontrastierend in einer kurzen Äußerung zu realisieren (z.B. „Gib den Knochen dem Tiger."). Die erreichten Rohwertpunkte bilden den Fähigkeitenstand des Kindes ab, die Akkusativ- und Dativregel anzuwenden. Kinder mit einem Wert unter PR 16 haben beim Erwerb der überprüften Kasusmarkierungsfähigkeit nicht die altersentsprechende Korrektheit erreicht und gelten als grammatisch gestört. Folgende prozentuale Korrektheit müssen Kinder erreicht haben, um noch zum unteren Bereich der Normalität zu gehören:

- Akkusativ

  4;0–4;11 Jahre: über 58 %
  5;0–5;11 Jahre: über 66 %
  6;0–6;11 Jahre: über 70 %
  7;0–7;11 Jahre: über 75 %
  8;0–8;11 Jahre: über 79 %

- Dativ
  4;0–4;11 Jahre: über 16 %
  5;0–6;5 Jahre: über 29 %
  6;6–7;5 Jahre: über 41 %
  7;6–8;5 Jahre: über 62 %
  8;6–8;11 Jahre: über 79 %

Erst mit einem Korrektheitswert oberhalb der 90 % gilt die Regel als erworben. Die Gegenüberstellung von Akkusativ und Dativ zeigt eindrücklich, dass das Korrektheitsniveau des Akkusativs bis ins neunte Lebensjahr über dem erforderlichen Niveau des Dativs liegt. Auf diesem Hintergrund wird i.d.R. bei Kindern, die über beide Kasus nicht altersentsprechend verfügen, die Kasustherapie zur Etablierung der Akkusativmarkierung als Einstieg vor der Dativtherapie erfolgen.

Essentials der Therapie

Kick-off. „Das verzauberte Wort"

In der ersten Therapieeinheit mit dem Therapieziel Kasus soll das Kind das „Geheimnis" entdecken, dass sich ein Wort – der bestimmte Artikel „der" – unter bestimmten Bedingungen verändert. „Der" wird zu „de*n*" (Akkusativ) verzaubert. Im Kick-off zur Dativtherapie wird das Geheimnis entdeckt, dass „de*r*" auch in „de*m*" verzaubert werden kann.

Akkusativ-Kick-off. Wir beginnen am Anfang der Akkusativtherapie also vorerst nur mit dem bestimmten Artikel „der", da sich nur dieser im Akkusativkontext verändert, während „die" und „das" auch im Akkusativ unverändert verwendet werden.

Beispiel: Umzug (1. Teil)
Das Kind hilft beim Umzug. Papa (der Therapeut) hat eine Liste gemacht, welche Dinge aus der Wohnung in den Umzugswagen gebracht werden müssen. Er kontrolliert mit dem Kind, ob alle Gegenstände da sind. „Was steht alles da?“ Das Kind benennt die Dinge, die als Bilder in der „Wohnung“ stehen. „Der Tisch, der Stuhl, der Kühlschrank, der Schrank, der Fernsehapparat…“ Danach gibt der Vater mit professionell veränderter Sprechweise die Anweisungen, wer was zum Umzugswagen tragen soll: „Nimm du de*n* Stuhl. Ich nehme de*n* Tisch. (…)“ Nachdem alles eingeladen ist, fährt der Wagen zum neuen Haus. Dann wird alles ausgeladen. Am Ende wird wieder mit der Liste kontrolliert, ob nichts fehlt.

Nach dem kleinen Rollenspiel fragt der Therapeut „Ist Dir etwas aufgefallen?“. Allen Kindern ist zumindest aufgefallen, dass der Vater an bestimmten Stellen „komisch“ gesprochen hat. Der Therapeut nimmt diese Wahrnehmung auf und arbeitet den Kontrast heraus, dass die Möbel, die alle mit „der“ anfingen, plötzlich „de*n*“ hießen, wenn sie getragen, ein- oder ausgeladen wurden. Dieses entdeckte „Geheimnis“ wird wieder bleibend visualisiert. Abb. 42 zeigt dies bei einem Akkusativ-Kick-off „Wohnungen unserer Haustiere“: Der Käfig wird nach der Frage „Wohin geht mein Meerschweinchen?“ verzaubert zu „in de*n* Käfig“.

Einige Therapieeinheiten später, wenn die neue Form „den“ in der Sprache des Kindes Verwendung findet, muss dann der Kick-off mit einer zweiten Phase beendet werden. In dieser zweiten Phase entdeckt das Kind, dass zwar „der“ zu „den“ verzaubert wird, aber „die“ und „das“ unverändert bleiben.

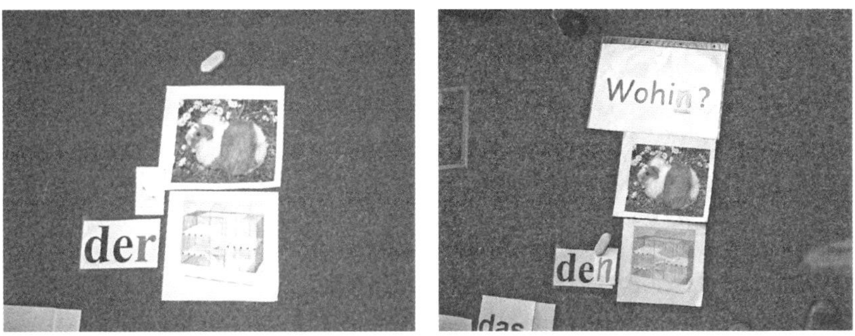

Abb. 42: Wohin geht mein Haustier?

Beispiel: Umzug (2. Teil)
In den Umzugswagen hat nicht alles gepasst. Er muss ein zweites Mal beladen werden, um den Rest zum neuen Haus zu bringen. Jetzt sind die zu

transportierenden Dinge alle weiblich oder sächlich: die Kommode, die Lampe, das Klavier, das Radio, die Waschmaschine…

In der reflexiven Phase nach dem Transport wird nun das ganze „Geheimnis“ erarbeitet. Abb. 43 zeigt, dass die neuen Erkenntnisse auf das erste Plakat (der -> den) nachgetragen wurden.

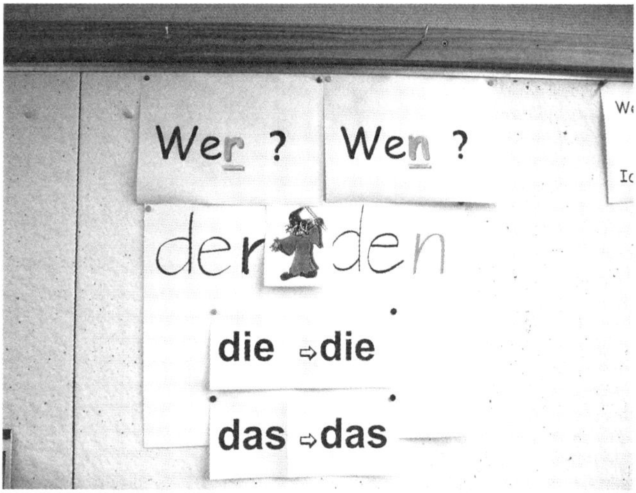

Abb. 43: Das Akkusativ-Geheimnis

Dativ-Kick-off. Wenn das Kind mit grammatischer Störung den Akkusativ in mehr als 80 % der Akkusativkontexte korrekt markiert, sollte frühestens mit der Dativ-Intervention begonnen werden. Auch der Kick-off beim Dativ hat zwei Phasen. In der ersten Phase beginnen wir wieder mit der Kontrastierung des männlichen Nominativs „der“ mit der neuen Form „dem“. Dies tun wir aus mehreren Gründen. Erstens knüpfen wir an dem Wissen des Kindes an, dass „der“ ein besonderes Wort ist, das verzaubert werden kann. Zweitens ist das Hauptproblem von Kindern mit grammatischen Störungen, die Unterschiede zwischen „den“ – „dem“ trotz Klangähnlichkeit wahrzunehmen. Erst in der zweiten Phase des Kick-off kommt es zur Genuserweiterung auf Wörter mit „die“ und „das“.

Auf der CD sind 21 Kick-off-Ideen für Akkusativ und Dativ mit Themen wie „Einladung zum Geburtstag“, „Der Weihnachtsmann bereitet sich vor“, „Karneval“, „Die Raupe Nimmersatt frisst geometrische Körper“ und „Tiere im Winter“.

Ursachenorientierung

Sensibilisierung auf Morphemmarkierungen. Kindern mit Problemen in den Bereichen der phonematischen Diskriminationsfähigkeit und der phonologischen Bewusstheit gelingt es häufig nicht, die phonetisch wenig markanten Unterschiede der klangähnlichen Wörter „den“ und „dem“ auditiv zu differenzieren oder aber als relevant zu erkennen. Solange dies aber nicht möglich ist, können sie wenig oder nicht von – noch so toll gestalteten – Kontexten mit entsprechender Zielstruktur profitieren. Das Prinzip der Ursachenorientierung bedeutet hier, die Fähigkeit zur Wahrnehmung und Verarbeitung der kritischen Merkmale der Zielstruktur bei den Kindern zu erhöhen.

Beispiel:
Michael (6;5 Jahre) hatte in ESGRAF alle Kasuskontexte durch Artikelauslassung unmarkiert gelassen. Die Artikelauslassung konnte rasch überwunden werden, und es gelang dem Jungen zunehmend, männliche Nomen in Akkusativkontexten korrekt mit „den“ zu markieren. Beim Übergang zu Dativkontexten fiel sofort auf, dass es Michael nicht gelang, „den“ und „dem“ auditiv zu unterscheiden.

Um ihm diese Fähigkeit zu vermitteln, gingen wir einen Schritt zurück und sensibilisierten ihn darauf, /-m/ und /-n/ in der Finalposition sinntragender Worte treffsicher unterscheiden zu können. Das nachfolgende Transkript zeigt einen Ausschnitt aus einer Therapiesequenz, in der Michael (M) einen Drachen hat, der alles, was mit /-m/ endet frisst, aber Dinge mit /-n/ am Ende nicht. Der Therapeut (T) legt dem Drachen mögliches Futter (Bilder) zur Auswahl vor.

M: Regenschirm
T: Und, frisst er das?
M: Eheh (bejahend)
T: Lass' mal schauen. Was ist das (zeigt Bild)?
M: Ein Stern. Mag der net.
T: Wohin legen wir das dann?
M: Hier (zeigt auf den Tisch vor sich).
T: Hier vorne hin, okay (zeigt neues Bild).
M: Ein Helm. Mag der.
T: Und … (zeigt Bild)
M: Ein Arm. (spricht langsam) Arm. (überlegt) Mag der.
T: Ein Arm mag der, genau. Mag der wohl das da?
M: Ein Baum. Mag der.
T: Ein Baum mag er. Genau, richtig (neues Bild).
K: Ein Gockelhahn. Mag der net.

Die Sensibilisierung auf Morphemmarkierungen führt zur Erhöhung der phonologischen Bewusstheit. Sie ist eine erste Möglichkeit, die Fähigkeit des Kindes zur Wahrnehmung und Verarbeitung der kritischen Merkmale der Zielstruktur zu erhöhen.

Sprechweise. Als weitere wichtige Möglichkeit ist die konsequente Optimierung der Sprechweise des Therapeuten, durch bewusste prosodische Veränderungen einzusetzen. Bezogen auf die Zielstruktur „Überwindung der Artikelauslassung bei Kasusmarkierung" wird mit akzentuierter Betonung, Verlangsamung und leicht übertriebener Sprechmelodie gesprochen: „in ... **deeen** blauen oder in ... **deeen** roten Rucksack", wobei vor dem Zielwort „den" eine kurze Pause gemacht wird.

Diese Betonung des / e / in „den" gilt nur für den Fall der Artikelauslassung. Sobald das Kind bspw. den Artikel „der" einsetzt, muss das finale / n / (Akkusativ) oder / m / (Dativ) durch die „komische" Sprechweise in den Fokus der kindlichen Wahrnehmung gezoomt werden. Dies erreichen wir durch fraktioniertes Sprechen, bewusstes Verlangsamen und erwartungsunüblich nach oben gehende Sprechmelodie: „Er ist nicht ... unter de**mmm** Hut und nicht ... in de**mmm** Paket".

Diese professionell veränderte Sprechweise führt beim Kind nicht nur zur verbesserten Identifizierung der Zielstruktur, sondern lenkt unmittelbar den Fokus der kindlichen Aufmerksamkeit auf das kritische Merkmal der Zielstruktur: den finalen Konsonanten.

Kürzeste Zielstruktur und Planung des Sprachmaterials. Bei der Kasusarbeit müssen sprachliche Ablenker konsequent ausgeschaltet werden. So unwidersprochen das Kind später die Fähigkeit benötigt, Kasusmarkierungen in immer längeren und auch vollständigen Sätzen vornehmen zu können, so evident ist es, dass das Entdecken dieser morphologischen Regel am leichtesten fällt, wenn das sprachliche Material auf das dafür notwendige Minimum reduziert wird.

Beispiel:
Bei Mirco (6;2) soll die Artikelauslassung in Akkusativkontexten überwunden und gleichzeitig der Kasus am Artikel markiert werden.

Hein-Blöd (Therapeut = T) versteckt den königlichen Schatz in zwei Rucksäcken. Wuschel (Kind = K) gibt die dazu nötigen Anweisungen. Die dadurch benötigte Minimalstruktur lautet dann „in den" oder „in den".

T: Wuschel, du sagst mir, wo ich die Sachen hinräumen soll, okay?
K: Okay (gibt die Kette)
T: Also, die Kette soll ich zuerst aufräumen, gut. In welchen Rucksack soll ich denn die Kette räumen? In den oder in den?

K: In den.
T: Und, das Schwert?
K: (zeigt auf einen Rucksack) In den.
T: In den Rucksack? Okay.
K: Und die Sone (Krone) in den Rusa (Rucksack).

In der Kasusarbeit eröffnet sich eine „Klaviatur" von Möglichkeiten, die von der kürzesten Markierung (Artikelellipse) bis zur Einbettung der Kasusmarkierung in vollständige Äußerungen reicht.

- „den", z. B.: Beim Einkaufspiel sind von allen einzukaufenden Dingen zwei vorhanden: „Willst du den oder den?"
- „in den" (siehe Beispiel oben)
- „den blauen", z. B.: Dinge, mit denen gespielt wird, sind in verschiedenen Farben vorrätig: „Welchen willst du?" Dadurch kommt es zur zusätzlichen Kasusmarkierung am Adjektiv.
- „in den blauen", z. B.: Die beiden Rucksäcke im Beispiel oben sind blau und rot.
- „durch den See schwimmen", „auf den Baum klettern", z. B.: In einer Schlumpfralley werden an bestimmten Stationen Auftragskarten gezogen.
- „Ich bin durch den See geschwommen und auf den Baum geklettert", z. B.: Die Schlümpfe kommen zu Streckenposten, denen sie mitteilen müssen, was sie bereits für Aufgaben erfüllt haben.

Der Therapeut kann lernen, das Umgehen mit dieser Klaviatur an die individuell unterschiedlich schnellen Fortschritte der Kinder anzupassen.

Genusunsicherheit. Viele Kinder mit grammatischen Störungen haben bis ins Schulalter hinein Unsicherheiten bezüglich des Genus vieler Wörter. Ihnen ist es bisher nicht gelungen, bei allen gespeicherten Wortformen das Genus mitzuspeichern – oder sie haben ein falsches Genus abgespeichert. In der frühen Kindersprache finden sich korrekt kasusmarkierte Wörter auch bei Nomen, deren Genus das Kind falsch markiert. Diese Strukturen wurden als unanalysierte Ganzheiten auswendig gelernt.

Um den Kasus regelgeleitet korrekt markieren zu können, benötigt das Kind das Wissen um das korrekte Genus. So taucht in der Praxis immer wieder die Frage auf, ob mit genusunsicheren Kindern überhaupt sinnvoll und erfolgreich am Erwerb der Kasusregeln gearbeitet werden kann.

Wenn wir davon ausgehen, dass ein normal spracherwerbendes Kind bereits mit sechs Jahren über ein Lexikon von 9.000 bis 14.000 Wörtern verfügt, ist es evident, dass es uns nicht gelingen kann, in den wenigen zur Verfügung stehenden Therapiestunden diesen Wortschatz „nachzuarbeiten", um ihn genussicher zu machen. Zum Erwerb der Kasusregeln ist dies auch nicht nötig. Dafür benötigen wir lediglich eine begrenzte Anzahl genussicherer Wörter, an denen das Kind die Systematik ihrer Markierung in Akkusativ- und Dativkontexten entdecken und erwerben kann. Sicherlich wird die Anwendung dieser Regeln bei Wörtern mit falschem Genus zum falschen – aber regelgeleiteten – Resultat führen.

Dieses Wissen stellt an die Auswahl des Sprachmaterials den Anspruch, dass wir bei genussunsicheren Kindern zuvor überprüfen müssen, ob die im Therapieformat geplanten Wörter genussicher sind. Die meisten Kinder verfügen durchaus über bestimmte, teils häufig verwendete Wörter, deren Genus sicher abgespeichert ist (und die es zu finden gilt), während andere genusunsichere Wörter ausgeschieden werden müssen.

Gelegentlich, aber eher selten, kommt es vor, dass einige – für das vom Kind präferierte Format – unverzichtbare Wörter nicht genussicher sind, so dass dann eine kurze Therapiephase vorgeschaltet werden muss, in der diese wenigen Wörter genussicher erarbeitet werden müssen (siehe Kap. 6.3.5).

Die Frage geeigneter *Kontrastierung* lässt sich auf diesem Hintergrund bezüglich der „Kasusarbeit" idealtypisch dahingehend beantworten, dass wir immer die aktuelle Realisierung des Kindes mit einer – gemäß der Spracherwerbsreihenfolge – nächsthöheren Form kontrastieren.

Bei Kindern, die den Artikel noch auslassen, ist es ausreichend, Kontexte zu schaffen, in denen die Artikelauslassung des Kindes mit der Artikeleinsetzung des Therapeuten kontrastiert wird. Eine weitere Ausdifferenzierung des Artikels muss nicht erfolgen. Es kann – wie zuvor bei der Subjektverdopplung gezeigt – sogar der Nominativ dazu verwendet werden.

Arbeiten wir in Akkusativkontexten, reicht auch hier die Kontrastierung der Artikelauslassung des Kindes mit unserer Artikeleinsetzung „den". Nach der Etablierung des „den" in Akkusativkontexten wird dieses mit weiblichen und sächlichen Artikeln kontrastiert. Daran kann das Kind entdecken, dass nur „der" sich verändert, während die anderen Artikel gleich bleiben.

Artikelwahl. Grundsätzlich hat es sich als ausreichend erwiesen, die Kasusarbeit auf die bestimmten Artikel zu begrenzen. Eine Vermischung von unbestimmten und bestimmten Artikeln versuchen wir zu vermeiden. Eine nachfolgende therapeutische Erarbeitung der unbestimmten Artikel erübrigt sich in der Regel. Bei Akkusativmarkierungen haben wir bisweilen auch die Markierung am Adjektiv hinzugenommen (z. B. den blauen oder den roten), wohingegen wir diese Variante im Dativkontext bewusst unterlassen haben (dem blauen), da sich dies in der Erarbeitungsphase als *Verwirrer* hätte herausstellen können. Ohnehin legen wir beim Entdecken der Kasusregeln vorerst keinen Wert auf die absolute Korrektheit der Phrasenstruktur. Dies betrifft insbesondere die im Deutschen bei einigen Nomen notwendige Anhängung von / (e)n / (z. B. den Băre*n*, den Hase*n*).

Planung nach Aufbaukriterien

Überwindung der Artikelauslassung. Bei Kindern, welche die Artikeleinsetzungsregel noch nicht entdeckt haben und infolgedessen häufig den obligaten Artikel auslassen, gilt es, die Artikel in den Fokus der Wahrnehmung zu rücken. Ein häufig erfolgreiches Mittel dazu ist die demonstrative Verwendung des Artikels. In diesem Kontext ist die besonders betonte Artikelnennung für das weitere Spielgeschehen zwingend notwendig. Um dies zu erreichen, können wir auch hier wieder die Verdopplung handelnder Figuren nutzen.

> **Beispiel:**
> Zwei Bären bereiten einen Ausflug vor.
> Therapeut: „Wer packt den Koffer? Der Bär oder der Bär?"
> „Wer trägt den Koffer zum Auto? Der oder der?" (...)

So wie der Artikel in diesem Beispiel in seiner demonstrativen Verwendung eine besondere Betonung und Hervorhebung erfährt, so kann mit dem Mittel der Duplizierung auch in Akkusativ- und Dativkontexten gearbeitet werden.

> **Beispiel:**
> Verdopplung der Orte beim Versteckspiel
> Therapeut: „Wohin habe ich ihn gelegt? In *den* Rucksack oder in *den*?" (Akkusativkontext) „Ist er unter *dem* Hut oder unter *dem*?" (Dativkontext)

In den meisten Fällen führt diese demonstrative Verwendung zur Übernahme des Artikels beim Kind. Ziel ist aber auch hier, den Artikel in der Nominalphrase zu etablieren, wenn er nicht demonstrativ verwendet wird. Sollte in anderen Spiel- und Handlungsformen der Artikel wieder weggelassen werden, kann bereits bei Vorschulkindern Sprache kurzzeitig zum Gegenstand der Reflexion gemacht werden. Damit bauen wir metasprachliches Wissen auf oder nutzen bereits vorhandene metasprachliche Fähigkeiten. Dies kann in einem kurzen Gespräch über die Zielstruktur geschehen, in dem wir einen Vergleich zwischen den verschiedenen Realisationsformen – der des Kindes und unserer – anstellen. Dieser Vergleich kann zusätzlich mit einer bleibenden wahrnehmbaren Strukturhilfe unterstützt werden.

> **Beispiel:**
> Therapeut (nach Ratespiel): „Mir ist aufgefallen, dass du gesagt hast: ‚auf Stuhl' (legt für ‚auf' und ‚Stuhl' einen grünen Stein). Und ich habe gesagt: ‚auf (grüner Stein) den (roter Stein) Stuhl (grüner Stein)'. Fällt dir was auf?"

> Als Abschluss einer solchen kurzen fokussierenden Gesprächssequenz kann es gelingen, dem Kind ein erstes Erfolgserlebnis zu vermitteln, indem man es zur Nachahmung auffordert: „Kannst du das auch sagen: ‚auf den Stuhl?' Mensch ist ja toll. Siehst du? Du kannst das genauso gut wie ich. Du kannst sagen ‚auf Stuhl', aber auch ‚auf den Stuhl'."

Im weiteren Spiel bleibt diese Strukturhilfe erhalten. Der Therapeut bezieht sich bei seinen Antworten immer explizit auf diese Strukturhilfe, indem er mit besonderer Betonung in der Präpositionalphrase bei jedem Wort einen der Steine berührt. Die Kinder übernehmen häufig ohne Aufforderung dieses Angebot, und es gelingt ihnen damit rasch, die Artikelauslassung zu überwinden. In weiteren Einheiten wird diese Hilfe wieder ausgeblendet.

Spielerisch und lustbetont unterstützen wir dadurch selbst bei Vorschulkindern die Fokussierung des Artikels. Insbesondere visuelle Hilfen können die Zielstruktur erfahrbar machen. Bei Schulkindern, die bereits über schriftsprachliche Kompetenzen verfügen, können wir auch diese nutzen (siehe Kick-off-Plakat Abb. 43).

Akkusativ vor Dativ. Grundsätzlich sollte zur Dativmarkierung erst fortgeschritten werden, wenn das Ausmaß korrekter Akkusativmarkierung in der funktionalen Alltagssprache des Kindes bereits ein hohes Niveau von über 80 % erreicht hat. Wird dieser Schritt zu schnell vollzogen, erleben wir Kinder, die bezüglich der Kasusmarkierung völlig desorientiert und verwirrt mit hilflosen Ratestrategien reagieren. Solche Kinder konnten wir in Schulklassen beobachten, in denen die Lehrerin in bester Absicht das „dem" als Antwort auf die Frage „wem" eingeführt hatte, ohne zuvor überprüft zu haben, ob die Schüler bereits die nötige Sicherheit in der Akkusativmarkierung erreicht hatten.

Kann der Schritt zur Etablierung des Dativs auf der Basis eines gefestigten Akkusativs vollzogen werden, so stellt sich die „dem"-Markierung des Dativs als das eigentliche Problem heraus. Die Veränderung des „die" zu „der" scheint möglicherweise aufgrund der höheren phonetischen Kontrastivität leichter erlernbar zu sein im Vergleich zur kasusdefinierten diskriminativen Verwendung von „dem" und „den".

Vor diesem Hintergrund arbeiten wir zu Beginn in reinen Dativkontexten und kontrastieren hier die häufig vorhandene Übergeneralisierung des Akkusativs „den" mit der korrekten Dativmarkierung „dem". Erst nach etabliertem „dem" wird – immer noch in reinen Dativkontexten – mit „der" kontrastiert, so dass das Kind die Regel entdecken kann, dass aus „der" und „das" „dem" wird, aus „die" aber „der". Erst wenn auch die Sicherheit des Kindes zur Dativmarkierung auf einem hohen Niveau angelangt ist, bildet die Kontrastierung von Akkusativ- und Dativkontexten den Abschluss der Kasusarbeit. Dabei darf es nicht erstaunen, dass in den ersten Therapieeinheiten die Anzahl korrekt gebildeter Dativmarkierungen unter das Korrektheitsniveau in reinen Dativkontexten absinkt. Kurz danach fährt dieses Niveau wieder hoch, wenn das Kind entdeckt hat, welche spezifischen Rollen Akkusativ und Dativ den entsprechenden Wörtern in den Äußerungen zuweisen.

Der idealtypische Aufbau einer Kasustherapie ist nachfolgend dargestellt. Es ist dabei nicht zwingend, die Arbeit mit Nominalphrasen den Formaten mit Präpositionalphrasen voran zu stellen. Unverzichtbar hingegen ist es, beide Phrasenstrukturen in die therapeutische Arbeit einzubeziehen, da sich unter diesen verschiedenen „Oberflächen" unterschiedliche Tiefenkasus befinden. Das Kind muss vielfältige und möglichst vollständige Erfahrungen damit machen, für welche semantischen Funktionen die neu entdeckten morphologischen Formen verwendet werden können.

Akkusativ

1. Kick-off (1. Phase)
2. Akkusativmarkierung ohne Genusvariation (GV) in Nominalphrase (NP) und Hauptsatz (HS)
3. Akkusativmarkierung ohne GV in Präpositionalphrase (PP) und Hauptsatz (HS)
4. Kick-off (2. Phase)
5. Akkusativmarkierung mit GV in NP
6. Akkusativmarkierung mit GV in PP
7. Akkusativmarkierung mit GV in HS

Dativ

1. Kick-off (1. Phase)
2. Dativmarkierung ohne Genusvariation in NP und HS
3. Dativmarkierung ohne Genusvariation in PP und HS
4. Kick-off (2. Phase)
5. Dativmarkierung mit GV in NP
6. Dativmarkierung mit GV in PP
7. Dativmarkierung mit GV im HS

Kontrastierung zwischen Akkusativ- und Dativmarkierungen

Auf der CD befinden sich mehr als 200 Beispiele therapeutischer Phasen für die genannten Phasen der Therapie. Zusätzlich finden Sie auf der CD zwei Dateien mit möglichem Sprachmaterial für die Kasustherapie (Verben und Präpositionen).

Therapeutische Kontexte

Tierspiele: Markus (4;6 Jahre) hatte erst Phase 3 der grammatischen Entwicklung nach Clahsen erreicht, als er mit 4 Jahren in den Sprachheilkindergarten aufgenommen wurde. Im ersten Halbjahr wurden seine Äußerungen länger. Er erwarb die Subjekt-Verb-Kontroll-Regel und die Verbzweitstellungsregel. Zu Beginn unserer therapeutischen Arbeit mit ihm ließ er in Akkusativ- und Dativkontexten den Artikel aus oder übergeneralisierte den Nominativ. In der Zeit der Therapie entwickelte sich aus der Begeisterung des Kindes für Tiere sein Format „Tierspiele", das in vielen Variationen gespielt wurde, von denen nachfolgend einige skizziert werden:

- *Der Elefant kauft ein.* Der Elefant (Tierpuppe) hat Hunger und geht einkaufen. Im ersten Spieldurchgang ist Markus der Verkäufer. Alle Einkaufsgegenstände sind doppelt im Verkaufsstand, so dass der Artikel demonstrativ verwendet werden kann und eine besondere Betonung erfährt. Der Therapeut kauft: „*den* Apfel, nein nicht *den*, *den* da".
- *Der Elefant räumt sein Futter ein.* Zu Hause hilft der Kindelefant (Markus) beim Einsortieren des Futters in 2 Schränke: „*Den* Mais in *den* Schrank. *Den* Kuchen auf *den* Schrank. Den Apfel unter *den* Schrank. (...)" Nach dieser rezeptiven Phase werden die Rollen getauscht, und Markus geht jetzt als großer Elefant einkaufen (produktive Phase).
- *Wettrennen.* Zu Beginn jeder Therapieeinheit entwickelt sich folgendes Ritual: Verschiedene Tiere befinden sich an unterschiedlichen Orten im Therapieraum. Als erstes teilen sich Markus (M) und der Therapeut (T) gegenseitig mit, wen sie sehen:

> *T:* den Hasen
> *M:* den Hund
> *T:* den Esel (...)

Da Markus Bewegungsspiele liebt, wird dann ein Wettrennen veranstaltet, dessen Ziel es ist, alle Tiere einzusammeln. Zuvor wird gesagt, wer welches Tier holen will. In dieser Phase ist es oft notwendig, durch eine Alternativ-Frage das Modell der Zielstruktur direkt anzubieten, z.B. „Holst du den Esel oder den Hund?"

- *Tiere dressieren.* Markus bringt den Tieren Kunststücke bei. Ein erstes Kunststück bestand darin, einem rollenden Ball auszuweichen. Bälle gibt es in verschiedenen Farben, einige Bälle waren auch doppelt vorhanden. Dabei kommt es zu folgendem Dialog:

> *T:* Welchen Ball willst du (hält zwei rote Bälle hoch)? Den oder den?
> *M:* Den (zeigt auf einen).

T: Welches Tier soll ich in die Manege holen, den Hund oder den Esel?
M: Den Esel.

Im weiteren Dressurverlauf darf auch der Therapeut einigen Tieren beibringen, auf verschiedene Gegenstände zu springen (auf den Stuhl, auf den Hocker, auf den Tisch), bevor Markus dieses Kunststück dem Rest der Tiere beibringt. In dieser Phase werden die unterstützenden Hilfen (Stimulieren durch Alternativfragen, demonstrative Verwendung des Artikels) langsam ausgeblendet.

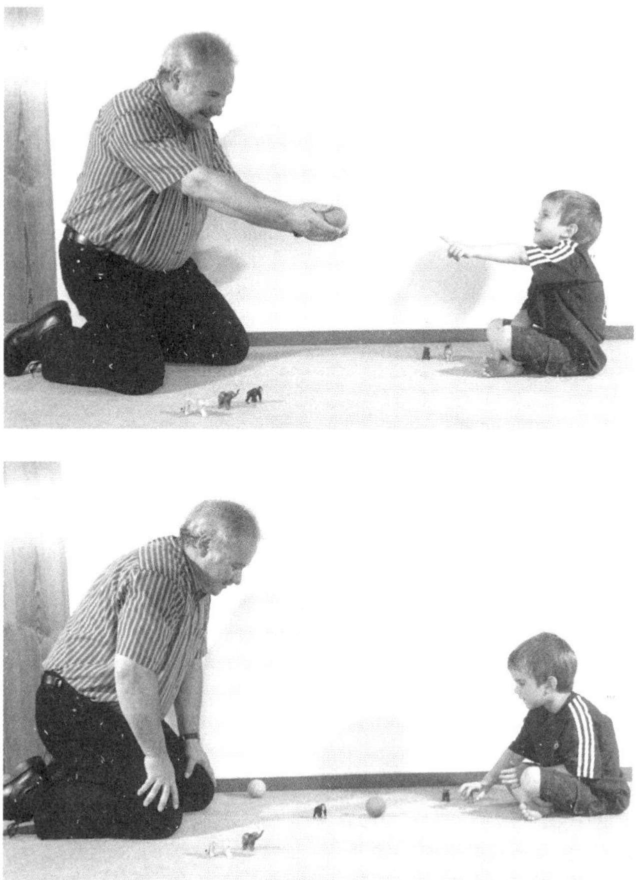

Abb. 44: Tiere umrollen

- *Tiere umrollen.* Bei dem Dressurspiel zeigt sich, dass es Markus eigentlich mehr Spaß macht, wenn er ein Tier mit dem Ball trifft, das dann umfällt. Daraus entwickelt sich die Spielidee, dass zuerst alle Tiere aufgeteilt werden („Ich nehme den Tiger."), um dann abwechselnd zu versuchen, möglichst viele Tiere des anderen mit dem Ball zu treffen und zum Umfallen zu bringen („Ich nehme den roten Ball.").
- *Die Tiere fressen und legen sich schlafen.* Nach den Auftritten in der Manege sind die Tiere hungrig und müde. In dieser Phase ist die Akkusativmarkierung „den" in den Formaten auf hohem Niveau (>90 %) etabliert und wird folglich mit „die" und „das" kontrastiert.

> *T:* Was will der Tiger?
> *M:* Den Knochen.
> *T:* Und der Hund?
> *M:* Die Wurst. (...)

Nach dem Füttern werden die Tiere abwechselnd zu ihren Lieblingsorten gebracht, an denen sie schlafen wollen (unter den Schrank, auf das Sofa, in die Ecke, unter den Stuhl).

Autospiele. Kevin (8;3 Jahre) besuchte die 2. Klasse der Schule für Sprachbehinderte. Seine frühere komplexe Spracherwerbsstörung fiel in seiner Spontansprache inzwischen nicht mehr auf. Bei der Überprüfung mit ESGRAF zeigte sich jedoch, dass er zwar die Akkusativrektion erworben hatte, in Dativkontexten aber den Artikel wegließ oder den Akkusativ übergeneralisierte. Er hatte in seiner Schultasche immer eine Auswahl kleiner Spielautos bei sich, die er gern anderen zeigte und mit denen er in den Pausen spielte. Aus diesem Interesse entwickelte sich sein Spielformat „Autospiele", in dem er nach elf Therapieeinheiten die Dativmarkierung erworben hat.

- *Autos in der Stadt.* Die Therapeutin baut mit Kevin (K) zu Beginn mehrere Stationen seiner Stadt auf, wobei jede Station doppelt vorhanden ist (zwei Bäume, zwei Supermärkte, zwei Schwimmbäder ...). Von einem festen Startpunkt aus sind nun bestimmte Ziele mit einem der kleinen Autos anzusteuern. Die Befehle werden abwechselnd gegeben:

> *T:* Zu *dem* (...) Schwimmbad.
>
> (Beide lassen ein Auto zu diesem Ziel fahren. Das Auto, das am nächsten dran ist, gewinnt. Der Fahrer erhält einen Muggelstein.)
>
> *K:* Zu den Baum.
> *T:* Zu *demmmm*?
> *K:* Nein, zu den.

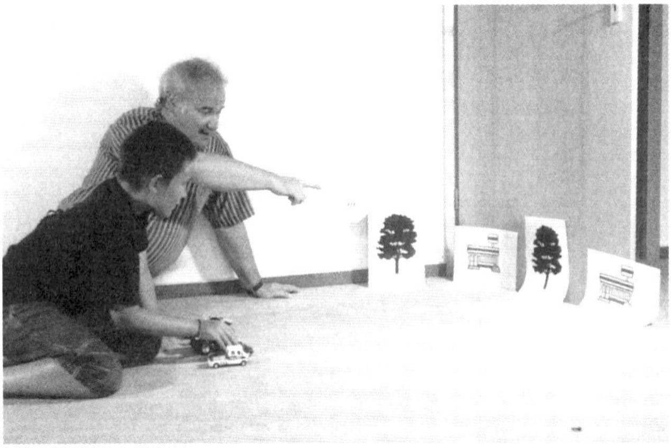

Abb. 45: Autospiele

Kevin zeigte in dieser Phase, dass weder das professionell veränderte Sprechverhalten der Therapeutin, noch das Stimulieren durch Alternativfragen (z.B. „zu deeemm Schwimmbad oder zu deeemm?") oder modellierendes Aufgreifen der Akkusativ-Übergeneralisierungen genügend Hilfen boten, um den vom Spiel begeisterten Jungen auf die unterschiedliche Form der Artikelmarkierung aufmerksam zu machen.

Sie entschloss sich deswegen, mit Kevin ein kurzes Gespräch über die unterschiedlichen Realisierungen (Kevin: zu den – Therapeutin: zu dem) zu führen (reflexive Phase). Danach beschrifteten sie gemeinsam viele Aufkleber: Sie schrieb „de" darauf, wobei Kevin ein großes rotes „m" dahinter schreiben sollte. Diese

deM-Aufkleber

klebte Kevin für die weiteren Spiele an alle Stationen der Stadt an.

- *Versteckspiele.* Im weiteren Verlauf der Therapie wurden aus den wilden Fahrspielen Anordnungen, bei denen immer einer ein Auto neben einer Station verstecken durfte, während der andere wegschaute, um den Versteckort anschließend zu raten („neben dem Baum", „neben dem Krankenhaus", „neben dem Eiscafe"). In dieser Phase konnte die demonstrative Verwendung des Artikels bereits abgebaut werden, wobei immer noch die gelegentliche Akkusativübergeneralisierung „den" mit „dem" kontrastiert wurde. Für das richtige Erraten gab es drei Steine, für Falschraten musste ein Stein abgegeben werden. Später wurde als Erschwerung formuliert, dass man nicht nur richtig raten, sondern auch richtig „dem“ sagen musste, um die Steine zu gewinnen (zwingender Kontext).

- *Taxizentrale*. Auf Kevins Vorschlag hin wurden bei den weiteren Spielen zwei Spielhandys, die der Schüler mitbrachte, eingesetzt. Eine Person war die Taxizentrale, die den Taxifahrer durch die Stadt dirigierte.

> *T:* Fahren Sie zu dem Kindergarten. Nehmen Sie die Kinder mit und fahren sie zu dem Schwimmbad. Halten Sie unterwegs bei dem Eiscafe und kaufen den Kindern Eis. Parken Sie vor dem Schwimmbad. OK, kommen Sie jetzt zurück zu dem Taxistand.

In dieser Phase konnten die Schrifthilfen an den Stationen abgebaut werden. Gleichzeitig konnte damit begonnen werden, kontrastierend auch zwei Stationen mit weiblichem Genus aufzubauen (die Schule, die Kirche).

Das Niveau korrekter Dativmarkierung war in den Spielformaten über 90 % angelangt, so dass wir in dieser Phase versuchten, einen Transfer dieser Fähigkeit in den Schulalltag zu unterstützen. Im Schulunterricht trug in dieser Phase der Klassenlehrer einen

dem-Button,

den er bei immer noch auftretenden Artikelauslassungen oder Übergeneralisierungen nur kurz antippen musste, um bei Martin eine Selbstkorrektur zu evozieren.

- *Gezinktes Automemory*. Die Therapeutin erstellte mit Kevin ein Memoryspiel, indem sie Fotos der Stationen mit den Autos machte. Die zweite Karte hingegen war eine Schriftkarte mit der entsprechenden Ellipse (Abb. 46). Neben der korrekten Ellipse („vor dem Baum“) gab es aber auch jeweils falsche Schriftkarten ohne Artikel („vor Baum“) und später mit falschem Artikel („vor den Baum“), so dass Kevin gezwungen wurde, jeweils die korrekte Markierung des Dativs zu überprüfen, wenn er gewinnen wollte. Dieses Memoryspiel – sowie das nachher beschriebene Quartettspiel – spielte Kevin begeistert mit seinen Freunden in den Pausen und zu Hause mit seinen Eltern und der älteren Schwester, denen er zuvor stolz die Regeln erklärte.
- *Autoquartett*. Mehrere Autos wurden in der Endphase der Therapie in vier verschiedenen Positionen fotografiert (auf, unter, vor, neben z. B. dem Stuhl). Dies ergab ein Quartettspiel, in dem nun Akkusativ- und Dativmarkierungen kontrastierend verwendet werden mussten („Gib mir das Feuerwehrauto unter dem Stuhl.“, „Hast du den Krankenwagen neben dem Tisch?“, „Ich brauche den Lastwagen auf der Kiste.“)

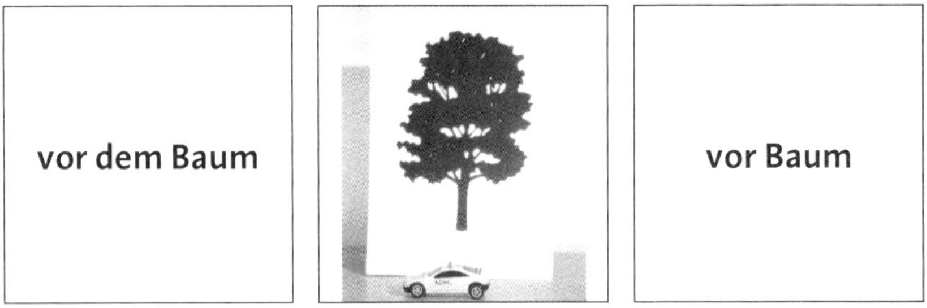

Abb. 46: Gezinktes Automemory

Zoospiele. Michael (5;10 Jahre) besuchte den Sprachheilkindergarten. Er hatte zu Beginn der Therapie keinerlei Kasusmarkierung. Am Wochenende nahm ihn seine Großmutter häufig mit in den Heidelberger Zoo. Besonders begeisterte er sich dafür, den Tierwärtern beim Füttern der Tiere zuzuschauen. Dieses Format „Zoo“ ermöglichte Michael (M), die Artikelauslassung in Kasuskontexten zu überwinden und zuerst die Akkusativmarkierung, später die Dativmarkierung zu erlernen.

- *Einrichten des Zoos.* Die Zootiere wurden ausgeschnitten, bemalt und mit beidseitig klebendem Band an die Wände des Zimmers gehängt (Dialoge: „Wen hast du?“, „Wen schneidest du zuerst aus?“, „Wen hast du schon angemalt?“, „Wen kleben wir hierhin?“). In dieser Phase erwarb Michael ohne weitere Strukturhilfen – nur durch den ständigen Wechsel zwischen rezeptiver und produktiver Phase und durch das professionell veränderte Sprechen der Therapeutin – die Akkusativmarkierung in kurzer Zeit. Die Dativmarkierung wurde einerseits in Versteckspielen mit den Zootieren etabliert, andererseits in der Vorbereitung der Fütterszenen:

> *T:* Wem geben wir das?
> *M:* Dem Löwen.

- *Der Tierwärtergehilfe.* Nachdem Michael auch den Dativ in reinen Dativkontexten auf hohem Niveau korrekt bildete, wurde damit begonnen, Akkusativ und Dativ kontrastierend zu markieren. Im Rollenspiel füttert ein Tierwärter mit seinem Gehilfen im Zoo die Tiere, indem er dem Gehilfen entsprechende Anweisungen gibt. Dabei kommt die kürzeste Ellipse „die Banane dem Affen“ oder „dem Bären den Honig“ zum kommunikativ sinnvollen Einsatz. Nach der rezeptiven Phase, in der die Therapeutin die Anweisungen gab, ist nun Michael zum ersten Mal der Tierwärter und bestimmt, wer was zu essen bekommt.

> *M:* Geb dem Krokodil den Knoche.
> *T:* Was soll ich dem geben?
> *M:* Den Knoche

T: Den Knochen?
M: Ja
T: Den hier, den?
M: Ja
T: Oder lieber den anderen?
M: Den andern.
T: Den anderen.
M: Gib den Affe die Banane.
T: *Deeemmm* Affen die Banane. Was als nächstes?
M: Den Pinguin den Fisch.
T: *Deeemm* Pinguin den Fisch. So?
M: An den Schnabel.
T: An den Schnabel dran?
M: Gib dem Elefanten den Apfel.
T: So?
M: Hier zu dem Rüssel. Dem Papagei den Mais.
T: Dem Papagei den Mais.
M: Was ham wir noch übrig? Gib dem Bär den Honig.

In diesem Ausschnitt der Sequenz sehen wir, dass Michael in 100 % aller Fälle den Akkusativ korrekt markiert, wohingegen es gelegentlich in Dativkontexten zu Übergeneralisierungen des Akkusativs kommt. Dies ist – wie zu Beginn ausgeführt – zu erwarten und nicht unüblich. Bereits im zweiten Spieldurchgang hat sich das Niveau korrekter Dativmarkierungen auf einem Niveau über 80 % stabilisiert.

Weitere Spielformate. Neben den ausgeführten Spielformaten eignen sich noch viele andere für die Kasusarbeit:

- Herstellen von Dingen (z. B. Obstsalat)
- Einrichten oder einpacken (z. B. Puppenstube, Koffer). Durch die Planung der Fragen („Wohin soll …?", „Wo steht …?") ergeben sich dabei, je nach Ziel, Akkusativ- oder Dativkontexte.
- Würfelspiele (z. B. die Schlumpfrallye). Zwei Schlümpfe kommen bei der Rallye immer wieder auf Ereignisfelder, an denen Karten mit Aktivitäten zu ziehen sind (auf den Baum klettern, über den Stein springen …)
- Durch die neue Technik der Digitalkamera ist es möglich, schnelle und preiswerte Fotos auf dem Drucker auszudrucken und damit individuelle Memory- und Quartettspiele zu gestalten, die einen enorm hohen Motivations- und damit Lernwert für die Kinder haben.

An dieser Stelle soll nochmals darauf hingewiesen werden, dass die Planung der Therapieeinheiten nicht jedes Mal einen hohen Zeitaufwand verlangt. Ganz im Gegenteil, sobald wir das Format des Kindes aufgreifen, entwickelt sich dieses Format – oft durch Eigeninitiativen des Kindes – von selbst weiter, wobei wir lediglich die Steuerung und Anpassung der sprachlichen Beiträge, das Anbieten oder Abbauen von Hilfen zu leisten haben.

Unterrichtliche Kontexte

Auch Unterrichtsstunden bieten vielfältige Möglichkeiten zur Förderung der Kasusmarkierung. In unserer Interventionsstudie in NRW wurden von den Lehrerinnen und Lehrern viele Unterrichtsfächer dazu genutzt, die Kasusmarkierung in den Fokus der Wahrnehmung der Schüler zu rücken und in eindrücklicher Weise damit Form-Funktions-Erfahrungen zu vermitteln.

Den kontextoptimierten Phasen sollte eine sorgfältige Diagnose vorausgehen. Die Klassenscreenings der ESGRAF 4–8 (Motsch / Rietz 2016) können ab der 2. Klasse durchgeführt werden und ermitteln zeitökonomisch einen ersten Überblick darüber, welche Schüler die Kasusregeln nicht erworben haben. Differenzierter können danach die auffällig gewordenen Schüler mit dem Subtest 4 (Kasus) der ESGRAF 4–8 überprüft werden.

Als besonders erfolgreich hat es sich erwiesen, wenn für eine überschaubare Zeitspanne ein Therapieziel (z. B. Akkusativmarkierung) verfolgt wird. Erfolg ist bei einem zufälligen und gelegentlichen Aufgreifen dieser grammatischen Problematik eher unwahrscheinlich.

Im Vergleich mit dem Einzeltherapiesetting erwiesen sich allerdings einige Prinzipien der Kontextoptimierung für dieses Therapieziel als nicht oder schwer realisierbar (Motsch / Riehemann 2008a):

- Die *Sensibilisierung auf die Morphemmarkierungen* wurde im Klassenzimmer durch den hohen Geräuschpegel erschwert. Dies kann der Lehrer durch den Einsatz von Lautgebärden zu kompensieren versuchen.
- *Ausschalten sprachlicher Ablenker und Verwirrer*: Jeder Schüler hörte neben der korrekten Zielstruktur in der Lehrersprache zeitnah und häufiger Fehlmarkierungen der Mitschüler. Aus diesem Grund ist das Aufhängen der nach dem Kickoff entstandenen Plakate wichtig, da sie immer die Eigenkontrolle ermöglichen.
- *Individualisierung nach Lernfortschritten*: Unterschiedliche Lerntempi der Schüler können – wenn möglich – durch flankierende Unterstützung der langsam Lernenden in Einzel- oder Kleingruppentherapie angenähert werden.
- *Motivierendes Format*: Der unterrichtliche Kontext ist nicht für jeden Schüler lernmotivierend für grammatisches Lernen, während es in der Einzeltherapie gelingen kann, ein hoch motivierendes Spielformat des Kindes für das grammatische Lernen zu nutzen.
- *Modalitätenwechsel*: Während der Unterricht gute Möglichkeiten bietet für einen zeitnahen Wechsel rezeptiver und reflexiver Modalitäten, bleibt die Produktion der einzelnen Schüler zwangsläufig gering. Stationen- und Kleingrup-

penarbeit bieten hier Möglichkeiten der Ausweitung eigenproduktiver Erfahrungen.
- *Genussicherheit* (Erwerb der Kasusregeln an genussicherem Sprachmaterial): Der Versuch, kontextoptimierte Phasen mit den jeweiligen Inhalten des Fachunterrichts zu verknüpfen, erwies sich als ungeeignet. Viele Schüler blieben bei dem ständig wechselnden Wortmaterial genusunsicher. Als Konsequenz bietet sich an, die Kasustherapie in ritualisierten Formaten (meist in einem Fach) durchzuführen, in denen die immer gleichen für alle Schüler genussicheren Wörter verwendet werden (z. B. in Detektiv- und Merkspielen). Damit wird vermieden, die Kasusregeln bei ständig wechselndem Wortmaterial etablieren zu wollen.

Im Nachfolgenden werden kontextoptimierte Phasen in 3 Unterrichtssequenzen in unterschiedlichen Schulfächern dargestellt. Ein Grammatikprojekt im Geometrieunterricht dokumentiert Koch (2015). Weitere Unterrichtsbeispiele befinden sich auf der CD.

Akkusativmarkierung im basistherapeutischen Unterricht (1. Klasse): „Wir gehen auf Reise" („Abenteuerreisen")

Ein erstes Beispiel ist einer 8-stündigen Unterrichtseinheit (Motsch / Ziegler 2004) entnommen. Die Stunden waren über zwei Wochen verteilt. In fünf Stunden unternahmen die zehn Schüler, von denen acht die Akkusativmarkierung noch nicht erworben hatten, eine Reise in unterschiedliche Gegenden und Länder. Aus diesen Reisen soll beispielhaft die *Reise in den Urwald* dargestellt werden.

Die Reise beginnt immer, wenn die Schüler im Gymnastikraum um ein Schwungtuch (das Meer) herum versammelt sind. Das Ziel der Reise wird durch ein Bild vom Urwald verdeutlicht. Nachdem die Schüler mit Schiff oder Flugzeug im Urwald eingetroffen sind, beginnen sie diesen zu erkunden und entdecken den Sand, den Baumstamm, den Fluss, den Moosteppich und den Stein. Die Gegenstände werden von der Lehrerin deutlich benannt „Wir haben schon … deennn … Sand. Hier haben wir … deennn … Stein." (rezeptive Phase)

Die Lehrerin bemüht sich während der Stunde, den Artikel mit professioneller Sprechweise (Fraktionierung, Betonung des / -n /) hervorzuheben und die Artikelendung / -n / zusätzlich durch ein Laut-Handzeichen (Zeige- und Mittelfinger waagerecht unter die Nase) ins Bewusstsein der Kinder zu rücken. Die entdeckten Gegenstände werden im Raum bestimmten Geräten zugeordnet (Sand-Sandsäcke, Baumstamm-Balancierstäbe, Moosteppich-weiche Gymnastikmatte, Stein-Kasten, Fluss-Isomatte in Mülltüte).

Produktive Phasen: Es wird dunkel. Jeweils ein Schüler führt einen anderen, der eine Augenbinde hat, nach einem Auftrag (Kärtchen) vorsichtig durch den Parcours. Zurückgekehrt, wird der „blinde" Schüler gefragt: „Worüber bist du gelaufen?" Bei vorkommenden Fehlbildungen (Artikelauslassung, Nominativ im Akkusativkontext) modelliert die Lehrerin in prägnanter Weise. Danach kommt es bei den Schüler-Paaren zum Rollentausch (Führer – nicht-sehender Schüler).

Nachdem alle durch den Urwald zum Lagerfeuer gefunden haben, erzählt die Lehrerin, dass es ja auch Tiere im Urwald gibt, z. B. „… deennn … Löwen“ (legt ein Löwenbild in die Mitte, danach ein anderes Bild). „Und es gibt … deennn …?“ Die Schüler benennen die Tiere: den Elefanten, den Vogel, den Papagei, den Tiger. Danach spielt die Lehrerin Tierstimmen vom Kassettenrekorder ab und fragt nach jeder Stimme: „Wen hört ihr?“

Die Stunde wird durch ein kurzes Ratespiel beendet. Die Lehrerin formuliert zu jedem Tier einen Satz (z. B. „Es hat eine eigene Dusche.“, „Er ist der König der Tiere.“) und fragt danach: „Wen meine ich?“

Kommentar. Die Reisen folgten einem gleich bleibenden, Sicherheit gebenden Ablauf. Dadurch entstanden in der Rahmenhandlung bekannte Handlungsstrukturen, die zwar mit neuen Geschichten (Land der Detektive, der Mäuse, der Piraten, der schwarzen Katzen) gefüllt wurden, aber den Fokus auf die immer wieder im Mittelpunkt stehende sprachliche Struktur lenkten (Ausschalten situativer Ablenker). Diese Handlungsstrukturen waren:

- Wege erkennen: Worüber bist du gelaufen?
- Ratespiel: Wen hast du gehört? Wen meine ich? Wohin hat der Pirat den Schatz gelegt? Wohin ist die Maus geflohen?

In den produktiven Phasen musste von den Schülern nur die kürzeste, für die Zielstruktur nötige Ellipse realisiert werden: die Nominalphrase im Akkusativ oder die Präpositionalphrase (Ursachenorientierung und Ausschalten sprachlicher Ablenker). Nach den erlebten Reisen wurde von jedem Schüler ein Reisetagebuch erstellt, in dem der Artikel

de**n**

in besonderer Weise hervorgehoben wurde. Diese schriftsprachliche Hilfe (Ressourcenorientierung) sowie das unterstützende Laut-Handzeichen unterstützten die Reflexion der Form-Funktions-Erfahrungen, welche die Schüler im ständigen Wechsel zwischen rezeptiven und produktiven Phasen gemacht hatten (Modalitätenwechsel).

Akkusativmarkierung im Deutschunterricht (2. Klasse): „Traumreise“

Eine Lehrerin der Schule für Sprachbehinderte hatte in ihrer 2. Klasse sechs Schüler, die noch nicht die Akkusativmarkierung erworben hatten.

Die Lese- und Schreibfähigkeiten vieler Schüler waren ebenfalls schwach. Im Deutschunterricht entstand eine Sequenz von vier Unterrichtsstunden, in der von dem Büchlein „Als ich einmal fliegen konnte." aus der Lesekiste für Schulanfänger (Regenbogen-Lesekiste neu von Balhorn et al. 2010) ausgegangen wurde. Die Lehrerin vereinfachte den Buchtext, indem sie alles ins Präsens setzte und mehrere Akkusativmarkierungen hinzufügte. Die Geschichte (Bilder und Text) wurde mit den Schülern (mit Hilfe des Overhead-Projektors) erarbeitet und führte im Stuhlkreis zum Austausch von Erfahrungen mit Träumen und Fliegen.

Anschließend sollte ein gemeinsames Traumbuch erstellt werden. Dazu legte die Lehrerin verschiedene Bilder in die Mitte (Fluss, Berg, Schulhof, Hase, Regenbogen ...). Jeder Schüler durfte sich etwas aussuchen, über das er gern fliegen würde. Dazu sollte er den Satzanfang ergänzen: „Ich fliege über ...". Diese Schülerergänzungen wurden eingesammelt und zeigten begleitdiagnostisch deutlich die Probleme einiger Schüler („Ich fliege über Berg." [Artikelauslassung], „Ich fliege über der Hase." [Nominativübergeneralisierung]). Die fehlerhaften Sätze wurden von der Lehrerin für die nächste Stunde korrekt verschriftet und den Schülern, zusammen mit ihrer eigenen Verschriftung zurückgegeben.

Die Schüler sollten vergleichend die Unterschiede herausfinden. In dieser reflexiven Phase konnte erarbeitet werden, dass

- in der Präpositionalphrase ein Artikel (Begleiter) stehen muss,
- sich nur einer dieser Begleiter (der) verändert, wohingegen „die" und „das" gleich bleiben.

Durch dieses vergleichende Erkunden – das die Zielstruktur fokussierende Gespräch – wurde metasprachliches Wissen aktiviert und erweitert. Das Arbeitsergebnis wurde auf einem Plakat festgehalten, das im weiteren Verlauf der Sequenzen den Schülern als Hilfe zur Planung und Selbstkontrolle ihrer mündlichen und schriftsprachlichen Produktionen diente.

- *Achtung feindliches Flugzeug.* Nach der Reflexionsphase wurden die Bilder in der Mitte des Klassenraumes auf dem Boden verteilt. Ein Schüler wurde zum Flugzeug, der nach freier Wahl langsam über die gut sichtbaren Bilder „flog". Die anderen Schüler bildeten 2er Gruppen von „Spionen". In jeder Gruppe war ein Schüler der Beobachter, der mit seinem Fernglas (leere Klopapierrolle) den Weg des Flugzeuges beobachtete und dem zweiten Schüler elliptisch mitteilte (z. B. über den Bach, über die Wiese ...). Die Protokollanten hatten zerschnittene Streifen mit Lückentexten vor sich, die sie auswählen und lediglich den Artikel ergänzen mussten (z. B. über Bach). Dieses Vorgehen ermöglichte nicht nur den schreibschwächeren Schülern eine schnellere Dokumentierung, sondern lenkte wieder den Fokus der Wahrnehmung auf die Artikeleinsetzung und -markierung. Die untereinander angeordneten, ausgefüllten Streifen ergaben dann das Flugprotokoll, das die Gruppen danach im Stuhlkreis vorlasen und verglichen, wobei bei Fehlmarkierungen jeweils das Plakat zur Kontrolle herangezogen wurde. Danach wurde das Spiel mit verteilten Rollen wiederholt.

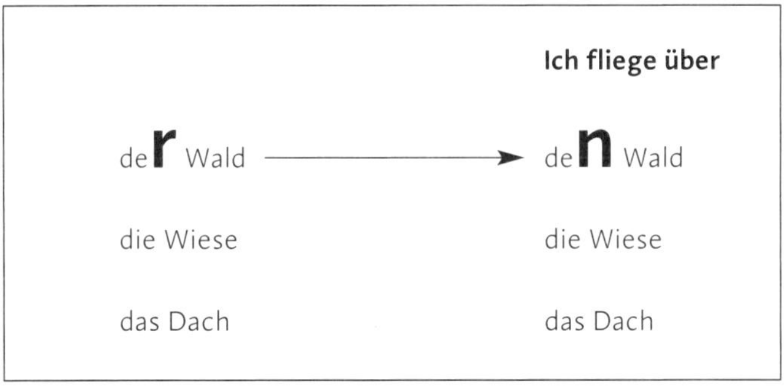

Abb. 47: Plakat Akkusativmarkierung

In einer weiteren Stunde erstellten dann die Schüler ihr Traumbuch, zu dem jeder Schüler mindestens eine Seite gestaltet hatte, auf die er unter das entsprechende Bild seinen Text geschrieben hatte.

„Ich kann fliegen!“
Traumgeschichten der Klasse 2a

Ich zähle auf drei: 1, 2, 3.
Schon kann ich fliegen.
Ich fliege über die Schule,
ich fliege über den Turm,
ich fliege über den Fluss,
ich fliege über den Mond.
Dann fliege ich über den Schulhof. (…)
Oh nein, ich stürze in das Klassenzimmer ab.
Ich falle auf den Boden.
Leider ist es nur ein Traum gewesen.“

In der letzten Stunde wurde die Traumgeschichte auf Tonband gesprochen, wobei jeder Schüler seine Seite(n) lesen durfte. Zuerst wurde die Seite gelesen und die anderen Schüler durften beurteilen, ob der Artikel korrekt war. Danach wurde der Satz aufgenommen. Am Ende konnte die ganze Traumgeschichte dann gehört werden.

Kommentar. In dieser Unterrichtssequenz lassen sich die Prinzipien der Kontextoptimierung gut erkennen. Rezeptive, produktive und reflexive Phasen wechseln sich ab (Modalitätenwechsel). Schriftsprachliche und metasprachliche Fähigkeiten der Schüler werden genutzt und erweitert. Das kritische Merkmal der Zielstruktur wird immer wieder durch die Anordnungen in den Fokus der kindlichen Aufmerksamkeit gerückt, ohne dass die Attraktivität des emotional ansprechenden und handlungsorientiert aufbereiteten Rahmenthemas leidet. In diesen Stunden machten alle Schüler unterschiedlich große Fortschritte in Richtung der korrekten Akkusativmarkierung, die schließlich in weiteren kontextoptimierten Unterrichtseinheiten bis zum vollständigen Erwerb weitergeführt wurden.

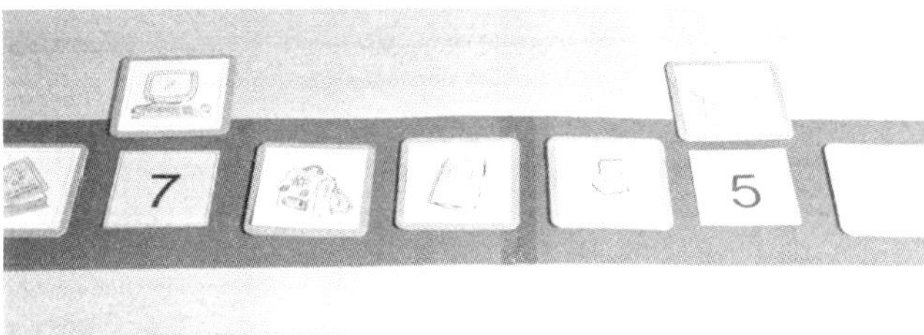

Abb. 48: Das Merkspiel

Kasusarbeit im Mathematikunterricht. (1. Klasse) „Zahlen in unserer Umwelt" („Zahlen"). In jede Unterrichtsstunde lassen sich ohne weiteres kontextoptimierte Phasen einbauen. Der Planungsaufwand wird nochmals deutlich verringert, wenn in der Klasse immer gleich bleibende ritualisierte Anordnungen eingeführt werden, die Kasusmarkierungen evozieren, z.B. „Wo verstecken sich die Zahlen der 5er-Reihe", „Detektivspiel zum 1x1" (2. Klasse).

Im Mathematikunterricht wurden zu Beginn Abbildungen, die im nachfolgenden Unterricht gebraucht wurden (z.B. Zahlen, Mengenkärtchen, Münzen, geometrische Formen) ausgelegt und vor den Augen der Schüler mit Bilderkarten abgedeckt.

Anschließend kann die Lehrerin durch ihre Frage steuern, ob sie einen Akkusativ- oder einen Dativkontext eröffnen möchte:

- Wohin habe ich die 5 gelegt? (Akkusativkontext)
- Wo liegt die 7? (Dativkontext)

Ähnlich funktioniert das *Detektivspiel*. Die Schüler erhalten einzeln oder als Paar den Auftrag, bestimmte Lösungen unter im Klassenzimmer verteilten Karten mit Formen zu finden (z.B. alle mit der Menge 5). Sie schauen unter den Bilderkarten nach, setzen sich dann wieder auf ihre Plätze und merken sich die Bilder, unter denen die gesuchten Kärtchen liegen. Auch hier definiert die Lehrerin durch ihre Frage den Kasuskontext („Wohin habe ich die 5 Eichhörnchen gelegt?“ oder „Wo liegen die 5 Eichhörnchen?“).

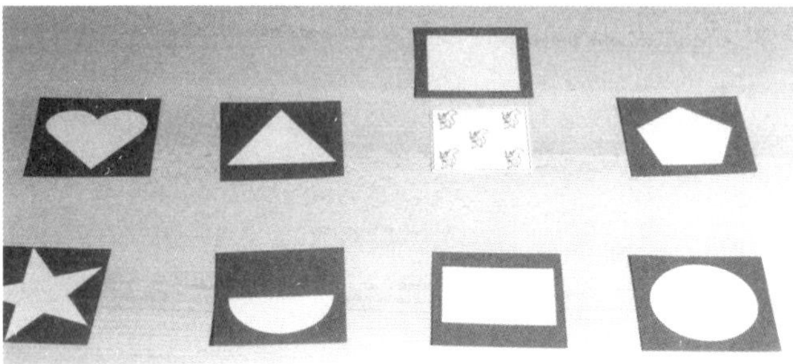

Abb. 49: Detektivspiel

Kommentar. Es muss nicht erwähnt werden, dass sich diese Handlungsformate nahezu in jedem Fach einsetzen lassen und einen hohen Umsatz von Kasusmarkierungen erzeugen. Zu Beginn dieser Arbeit sollte jedoch – wie im Deutschunterricht zuvor gezeigt – eine reflexive Phase durchgeführt werden, aus der auch eine Hilfe zur Selbstkontrolle entstehen kann. Mit zunehmenden Fähigkeiten der Schüler sollte diese Hilfe dann schrittweise abgebaut werden.

6.3.5 Überwindung der Artikelauslassung und Genusmarkierung

In unseren Forschungsprojekten haben wir zugegebenermaßen wenige Kinder mit grammatischen Störungen getroffen, welche die Artikeleinsetzungsregel bis zu ihrem vierten Lebensjahr noch nicht von selbst erworben hatten.

Der Erwerb der Nominalphrase scheint im schweizerdeutschen Sprachraum ggf. ein größeres Problem zu sein, da es von Penner und Kölliker Funk (1998) zu einem der beiden wichtigsten Therapieziele gezählt wird. Die dafür entwickelten diagnostischen und therapeutischen Vorgehensweisen und Bausteine lassen sich nicht ohne weiteres auf den deutschen Sprachraum übertragen.

Das kontextorientierte Vorgehen bei diesem Problem haben wir bereits im Kapitel „Kasusmarkierung" deutlich gemacht. Wir wählen zwingende sprachliche Kontexte, in denen die Artikel demonstrativ verwendet werden. Dies erreichen wir durch die Duplizierung von Subjekten und später auch Objekten. Dadurch werden die Artikel erwartungsgemäß besonders betont und treten prägnant in den Fokus der Wahrnehmung der Kinder.

Zusätzlich kann die Wahrnehmung der Lautgestalt des Artikels durch fraktioniertes Sprechen des Therapeuten (kurze Pause vor und nach dem Artikel) unterstützt werden. Dies erhöht die auch von Penner geforderte phonologische Transparenz der Zielstruktur, indem der „kontinuierliche, übergangslose Strom von Lauten, die unstrukturierte Lautkette" (Penner/Kölliker Funk 1998, 215) der Alltagssprache im Input optimiert – d. h. strukturiert repräsentiert und angeboten wird.

> **Beispiel:** Spiel mit dem Bauernhof
> *T:* Wer kräht am Morgen? Der (…) Hahn oder der (…) Hahn? Wer füttert die Tiere? Der (…) Bauer oder der (…) Bauer?

In solchen Anordnungen antworten Kinder manchmal nur mit „der" und zeigen auf die entsprechende Figur. Dies ist als Einstieg ausreichend. Später kann die vollständige Nominalphrase evoziert werden, indem bei Verdopplung aller Figuren die Frage lautet: „Wer füttert die Tiere? Der (…) Mann oder die (…) Frau?"

Von den vier Formen der Artikel (bestimmte, unbestimmte, Negationsartikel [z. B. „kein"] und Possessivartikel [z. B. „mein"]) eignen sich auch im Hinblick auf die Genusmarkierung die bestimmten Artikel am besten für die therapeutische Arbeit. Nur die bestimmten Artikel unterscheiden die drei Genera im Nominativ, während bei allen anderen Maskulinum = Neutrum ist (der Stuhl, aber ein, mein, kein Stuhl – das Paket, aber ein, mein, kein Paket).

Genusmarkierung. Die drei Genera des Deutschen (Maskulinum, Femininum, Neutrum) stellen ein formales System dar, das keine eindeutige Funktion in unserer Sprache erfüllt.

„Die Sonne" – "le soleil", „der Mond" – "la lune". Rein zufällig wird Substantiven ein Genus zugeordnet, der am Artikel, an attributiven Adjektiven und an den Pronomen markiert wird. So wie „Sonne" und „Mond" in der französischen Sprache ein jeweils anderes Genus haben, so gibt es auch im Sprachsystem des Deutschen keine Regeln der Genuszuordnung, die Kinder erlernen und die notfalls mit therapeutischer Hilfe vermittelt werden könnten. Dies gilt trotz erkennbarer Prinzipien der Genusmarkierung:

- *semantische Prinzipien* wie z.B. das Gattungsprinzip (alle Bäume und Früchte sind Femininum, alle Buchstaben und Farben Neutrum)
- *formale Prinzipien* wie z.B. das Suffixprinzip (alle Wörter, die auf-ling enden sind Maskulinum), die E-Tendenz (Wörter mit finalem / e / -Schwa-Laut sind Femininum oder die Silbenzahl-Tendenz (einsilbige Wörter sind Maskulinum)

Diese genannten Prinzipien sind keine Regeln, sondern eher Überzufälligkeiten mit vielen Ausnahmen (Ruberg 2013). Dass diese „Genuszuweiser" von Kindern beim Erwerb des Genus wahrgenommen und als Hilfen genutzt werden, ist aufgrund unserer Daten des GED 4–9-Projektes unwahrscheinlich (Baumeister 2016). Das Genus muss im 1:1-Lernen für jedes Substantiv mit der Wortgestalt abgespeichert werden. Dieser Vorgang ist Teil des *lexikalischen* Lernens und hat vorerst mit Grammatik nichts zu tun. Fischer (2005) geht davon aus, dass Kinder nach einer Phase der Genus- und Artikelvermeidung beginnen, Nominalphrasen (Artikel und Nomen) als Ganzheiten (Amalgame) abzuspeichern. Für den späteren Kasuserwerb ist es notwendig, dass die Kinder lernen, diese feste Einheit zwischen Artikel und Nomen aufzulösen.

Das Mitabspeichern des korrekten Artikels mit dem Nomen geschieht in den ersten Lebensjahren – und insbesondere in den fast-mapping-Prozessen während der Wortschatzspurts – häufig nicht oder sogar fehlerhaft, so dass auch normal spracherwerbende Kinder bezüglich mancher Worte genusunsicher bleiben. Diese erwerbsbedingten Genus-Einträge im mentalen Lexikon (Fischer 2005) werden später durch die Verarbeitung korrekter Modellvorgaben in der Sprache der Kommunikationspartner „nachgeholt" oder korrigiert.

Kinder mit grammatischen Störungen fallen bisweilen durch ein wesentlich größeres Ausmaß an Genusunsicherheiten auf, die sich hartnäckig bis ins Schulalter ziehen können und oft auch häufig im Alltag auftauchende Wörter betreffen. Bei einigen Kindern hat man geradezu den Eindruck, dass sie das einzig Regelhafte des Genus, nämlich dass es drei Genera gibt und jedes Substantiv ein immer gleich bleibendes Genus hat, nicht erkannt haben. Sprachlich äußert sich diese Problematik an der Verwendung von default-Formen des Artikels, z.B. „de" oder „e" (de Mann, de Frau, de Kind, e Mann, e Frau, e Kind). Diese Kinder benötigen therapeutische Hilfe.

Da es verständlicherweise nicht möglich ist, in den wenigen zur Verfügung stehenden Förder- und Therapiestunden alle genusunsicheren Wörter zu thematisieren, kommt einer therapeutischen Intervention bezüglich des Genus lediglich eine „*Anstoßfunktion*" zu. Dabei kann es gelingen, das Kind an einem kleinen, überschaubaren Wortmaterial für die unterschiedlichen Genusmarkierungen zu sensibilisieren und – bezogen auf diese Wortauswahl – auch genussicher zu machen. Dieses Vorgehen ist unter Umständen auch notwendig bei Kindern, mit denen wir an der Entdeckung der Kasusmarkierung arbeiten wollen.

Hansen (1996, 149ff) schlägt zur Genusmarkierung die Arbeit in einfachen Nominalphrasen vor, da diese keine weiteren formalen Besonderheiten aufweisen, die als sprachliche Verwirrer wirken könnten. Dies verdeutlicht er im nachfolgenden Beispiel.

> Mit Denis (D), einem 6;4 Jahre alten Jungen aus dem Vorschulkindergarten, schaut sich die Therapeutin (T) gemeinsam Memory-Karten an, die benannt werden. Dabei hört und produziert das Kind vorwiegend kurze elliptische Äußerungen, die dem Ziel der kürzestmöglichen Zielstruktur entsprechen.
>
> 01 *T:* Ich glaube, das hier ist eine Ampel.
> 02 *D:* Du Ampel. Ich ein Puppe.
> 03 *T:* Ja, das ist eine Ampel und das eine Puppe.
> 04 *D:* Puppe
> 05 *T:* Ist das da nicht auch eine Puppe?
> 06 *D:* Puppe?
> 07 *T:* Ja. das ist auch eine Puppe.
> 08 *D:* Das eine Puppe ... noch eine Puppe.
> 09 *T:* Hm, das ist eine Puppe, und da ist noch eine Puppe. Leg doch die Puppe hier drauf. Auf die Puppe hier.
> 10 *D:* Puppe, Puppe.
> 11 *T:* Ja, genau, eine Puppe auf die andere Puppe.
> 12 *D:* Eine Puppe ... eine Puppe ... die hier.

Diese Sequenz zeigt, wie das Kind durch hochfrequente Präsentation von Strukturen zur Übernahme der zielsprachlichen Formen gelangen kann. Denis' Artikelsystem weist zunächst keine systematischen Genusoppositionen auf, und der Gebrauch der Artikelformen ist nicht von grammatischen Merkmalen des Nomens abhängig. Ein Beispiel dafür ist Äußerung (02), die von der Sprachtherapeutin korrigiert wiedergegeben wird (03). Denis lässt dann zunächst den Artikel in zwei weiteren Äußerungen weg (04; 06), und die Therapeutin nutzt in beiden Fällen die Möglichkeit zur Expansion (05; 07). Daraufhin verwendet Denis zum ersten Mal den zielsprachlich richtigen Artikel (08), den er auch weiterhin wählt (12). Zudem kann die Sprachtherapeutin den definiten Artikel anbieten (09; 11). Ihn verwendet Denis in dieser Sequenz zwar nicht; jedoch deutet der Gebrauch des artikelartigen Pronomens „die" in Äußerung (12) darauf hin, dass das Genus des Nomens „Puppe" hier beachtet wird (Hansen 1996, 149).

Für uns stellt die Arbeit mit Denis eher ein Beispiel für die Erarbeitung der Nominalphrase selbst dar, da Denis in der Mehrzahl der Fälle den Artikel auslässt (02, 04, 06, 10). Diese Artikelauslassungen werden durch die Therapeutin mit der Artikeleinsetzung (unbestimmter und bestimmter Artikel) kontrastiert. Der Erwerb der Artikeleinsetzungsregel ist – wie bereits erwähnt – eine Vorläuferfähigkeit, die selbst ein Kind mit default-Formen bereits erreicht hat.

Solange ein Kind die Artikeleinsetzungsregel nicht erworben hat, ist es begründbar, mit Wortmaterial mit nur einem Genus zu arbeiten (hier mit dem Femininum), um sprachliche Verwirrer auszuschalten. Sobald es die Nominalphrase aber erworben hat, sollte die Genusarbeit darauf abzielen, kontrastierend das Prinzip unterschiedlicher Genera erfahrbar zu machen.

Dies soll unsere Arbeit mit Katinka (5;9) illustrieren. Katinka besuchte den Sprachheilkindergarten. Sie ist ein russlanddeutsches Emigrantenmädchen, das gehäuft Genusunsicherheiten auch bei mehrfach im Alltag vorkommenden Nomen (wie z. B. Apfel, Messer, Ball) zeigt.

Handlungsrahmen: Katinka hilft dem Zauberer (Handpuppe). Der Zauberer will endlich sein unordentliches Zimmer aufräumen. Katinka will ihm dabei helfen. Der Zauberer hat aber eine besondere Aufräumtechnik. Er räumt immer alles auf drei Haufen. Dinge, die mit „der" anfangen, kommen auf einen Haufen (rote Matte), Dinge, die mit „die" und „das" beginnen, kommen auf je einen anderen. Im Raum verteilt liegen 15 Alltagsgegenstände: Messer, Gabel, Löffel, Apfel, Brot, Schüssel, Flasche, Hut, Mütze, Schal, Hose, Hemd, Ball, Buch, Blatt.

Rezeptive Phase. Der Zauberer geht mit Katinka von Gegenstand zu Gegenstand und benennt diese prägnant. Katinka soll gut aufpassen, damit sie nachher alles auf die richtigen Haufen legt.

Produktive Phase. Nun setzt sich der Zauberer auf die rote Matte und bittet Katinka, alle Dinge, die mit „der" anfangen, auf diese rote Matte zu legen. Danach wiederholt sich dies auf der blauen („die") und der gelben Matte („das"). In dieser Phase greift der Zauberer nicht korrigierend ein, wenn Katinka Dinge falsch zuordnet.

Reflexive Phase. Nachdem Katinka alles aufgeräumt hat, findet der zerstreute Zauberer seine „Aufräumlisten" und bittet Katinka, nochmals mit den Listen alles zu kontrollieren, damit nichts am falschen Platz liegt. Katinka geht nun mit der roten Liste zum roten Teppich und sortiert die Dinge aus, die anhand der Liste nicht auf dem Teppich sein sollten, und sucht fehlende Gegenstände auf den anderen Teppichen. So war u. a. der Apfel auf dem gelben Teppich. Die falsch sortierten Dinge bekommen nun einen entsprechenden Farbaufkleber, damit sie dieses Mal auch richtig einsortiert werden (visuelle Hilfe). Gleichzeitig verrät der Zauberer einen Zaubertrick: Man muss den Namen dieser Dinge laut, langsam und deutlich dreimal aussprechen und den Anfang betonen, dann behält man ihn. Und so spricht er mit Katinka mit Schwingen des Zauberstabes: „*der* Apfel, *der* Apfel, *der* Apfel."

In der nächsten Therapieeinheit hatte ein Sturm wieder alles durcheinander gewirbelt und auch die Aufkleber waren weggeflogen. Katinka räumte wieder auf. Bei der Kontrolle mit den am Ende auftauchenden Listen war nur noch ein Gegenstand falsch aufgeräumt (Schal).

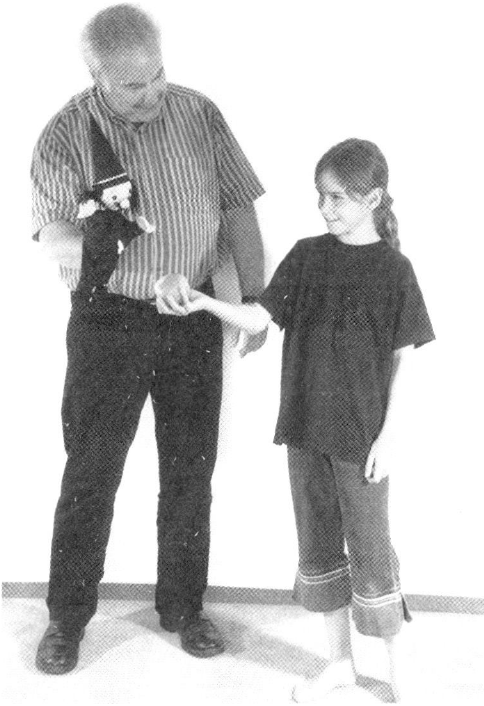

Abb. 50: Der Zaubertrick

Durch diese Art der Arbeit kann es nur gelingen, einen sehr kleinen Sprachkorpus genussicher zu machen. Die Kinder werden aber dadurch auf die unterschiedlichen Genusmarkierungen der Nomen sensibilisiert. So kann ein Selbstlernmechanismus in Gang gesetzt werden, durch den die Kinder vermehrt das von den Erziehern und anderen Bezugspersonen markierte Genus mit der Wortgestalt abspeichern. In dieser Phase kommt auch den modellierenden Äußerungen der Erzieher und Eltern (positives korrektives Feedback) in Kindergarten und Familie eine unterstützende Funktion zu.

Erschwert wird dieser Effekt mitunter dadurch, dass die Kinder zu Hause – aufgrund fehlender Sprachkompetenz der Familienangehörigen – falsche Modelle erleben. Diese Verunsicherung durch fehlende oder falsche Genusmarkierungen könnte natürlich auch in den Gruppen und Klassen der sprachbehindertenpädagogischen Institutionen auftreten. Umso wichtiger ist der Versuch der Erzieher und Lehrer, dies durch ihre korrekte Sprache und ihre unterstützenden Feedbacks auszugleichen, da sie für die meisten Kinder im Vergleich zu den Peers das wirksamere Modell sind.

6.3.6 Pluralmarkierung

Erwähnt wurde bereits, dass es gewisse Überzufälligkeiten in der Pluralmarkierung gibt, die einige Linguisten zur Konstruktion von „Regeln“ verleitet haben.

> **Beispiel:**
> Neutra bilden den Plural auf (-e)
> das Haus – die Häuser (Umlaut + -er)
> das Zebra – die Zebras (-s)
> das Leben – die Leben (0-Markierung)
> das Hemd – zwei Hemden (-en)

Nur unter Zuhilfenahme von Sonderregeln, weiteren Sonderfällen und davon abweichenden Ausnahmen lassen sich alle diese Ausnahmen erklären (Wegener 1994). Das Beispiel zeigt deutlich, dass vielleicht die Ausnahme die Regel ist.

Auch wenn es aber unwidersprochen regelhafte Überzufälligkeiten im Wortmaterial der deutschen Sprache gibt, so ist es unwahrscheinlich, dass spracherwerbende Kinder versuchen, dieses durch Ausnahmen und Sonderfälle gekennzeichnete Regelsystem beim Aufbau ihres Lexikons „zu knacken“. Überzeugender scheint die Annahme zu sein, dass zumindest in der frühen Spracherwerbsphase die Pluralmarkierung vergleichbar mit anderen morphologischen Merkmalen (z. B. Genus) mit der Wortgestalt abgespeichert wird.

Die Schwierigkeiten von Kindern mit Problemen der Genus- und Pluralmarkierung werden dahingehend interpretiert, dass es diesen Kindern bisher nicht gelungen ist, wichtige formale Aspekte des Sprachsystems in den Fokus ihrer Wahrnehmung und Verarbeitung zu nehmen. Diese fehlende Sensibilität auf formale Aspekte der Sprache wird als negativer Prädikator für die weitere sprachliche Entwicklung bewertet. Diese Kinder versuchen, ihre Problematik zu kaschieren, indem sie die Zielstruktur auslassen oder default-Formen verwenden. Bei der Pluralmarkierung führt dies zur Nichtmarkierung durch Beibehaltung des Singulars (Schöler / Kany 1989) oder zu Übergeneralisierungen des (e)n, wodurch dieses Morphem zu einem Platzhaltermorphem (default) wird, das an Stellen eingesetzt wird, wo das morphologische Wissen fehlt (z. B. zwei Hausen, zwei Eimern, zwei Glasen).

Diese erkannten Schwierigkeiten haben in manchen Sprachförderprogrammen wie z. B. dem Kon-Lab-Programm (Penner 2002; Penner / Schmid 2005) zu einer weder empirisch noch theoretisch begründbaren Überbewertung von *Pluralübungen* geführt. Die Wirksamkeit der Beschäftigung mit den sogenannten „Plural-Regeln“ in der Sprachförderung und in der

Sprachtherapie als Deblockand grammatischen Lernens darf aufgrund der Ergebnisse der Düsseldorfer Forschungsgruppe Dysgrammatismus in Frage gestellt werden (Herl / Schrey-Dern 1997). Effekte bezüglich der Deblockierung grammatischen Regellernens wurden in den bisher zugänglichen Studien nicht nachgewiesen (Hofmann et al. 2008; Gasteiger-Klicpera 2007).

Therapeutisch gilt für die Pluralmarkierung das Gleiche wie für die Genusmarkierung: Bei Kindern kann erreicht werden, dass sie auf unterschiedliche Pluralmarkierungen sensibilisiert werden, so dass sie danach bestenfalls von den Pluralinformationen im Input der Alltagssituationen mehr profitieren werden.

Als Spielformate eignen sich alle Formen von Sortierspielen von jeweils zwei Gegenständen (zwingender Kontext für Pluralmarkierung), wobei jeweils Dinge mit gleicher Pluralmarkierung an den gleichen Ort kommen. Zu Beginn sollte man in diesen Spielen lediglich zwei Pluralmarkierungen kontrastieren. Bei der Auswahl des Wortmaterials kann nun sinnvollerweise die (eingeschränkte) Regelhaftigkeit berücksichtigt werden, indem man Maskulina und Neutra, die den Plural auf (-e) bilden, mit Feminina kontrastiert, die den Plural mit (e)n bilden. Damit hat man auch zwei der häufigsten Pluralbildungssuffixe des Deutschen gewählt.

Beispiel:
zwei Hund-e, Tisch-e, Heft-e
zwei Katze-n, Banane-n, Tomate-n

6.3.7 Kontextoptimierung im Sekundarbereich

Von Margit Berg

Obgleich die größten Lernschritte im Bereich des Grammatikerwerbs bereits im Vorschulalter erfolgen, werden auch während der Grundschulzeit und darüber hinaus auch noch im Bereich der Sekundarstufe weitere sprachliche Lernschritte vollzogen. So steigt beispielsweise die Anforderung an die flexible und kreative Anpassung von Satzformen an die jeweilige Kommunikationssituation kontinuierlich. Verstärkt treten nun auch seltenere sprachliche Strukturen auf, und die Länge sowie die Komplexität der sprachlichen Äußerungen nehmen zu. Eindrucksvoll zeigt sich diese Weiterentwicklung beispielsweise in der Verwendungshäufigkeit von Nebensätzen bei sprachunauffälligen Kindern und Jugendlichen: Bei 7-jährigen Grundschülern wurde eine relative Häufigkeit der Nebensätze von 9,2 % festgestellt, bei 10-Jährigen hingegen bereits ein Anteil von 14,4 % (Rickheit 1975). In der 12. Klasse produzieren sprachunauffällige Jugendliche dann sogar in jedem zweiten bis dritten Satz subordinierte Nebensätze und zeigen dabei nur geringe Unterschiede zwischen der gesprochenen und geschriebenen Sprache (Loban 1976).

Anders sieht es bei Kindern und Jugendlichen mit Spracherwerbsstörungen aus: im Sekundarstufenalter gelingt ihnen die Kommunikation im Alltag zwar zunehmend besser, aber die Sprachproduktion bleibt häufig auf wenige, einfache und unflexibel verwendete Sprachstrukturen beschränkt. Zudem treten bei gezielten Sprachtests in vielen Fällen die grammatischen Probleme bis hinein in das Jugendalter weiterhin auf. Damit besteht das Risiko einer Plateaubildung: spracherwerbsgestörte Kinder und Jugendliche stehen in der Gefahr, die anspruchsvollen Entwicklungsschritte hin zu einer altersgemäßen und immer komplexer werdenden Sprache nicht ohne spezifische Unterstützung zu bewältigen. Trotz individueller Fortschritte tritt vielfach also keine Angleichung an die grammatischen Fähigkeiten Gleichaltriger ein. Zumindest für einen Teil der spracherwerbsgestörten Kinder besteht daher auch im Sekundarstufenalter ein Förderbedarf der grammatischen Fähigkeiten fort (vgl. Kolonko und Seglias 2005). Dieser ist jedoch nicht als „Therapieresistenz" zu interpretieren, die eine weitere Therapie überflüssig und nutzlos erscheinen ließe. Vielmehr belegt eine Interventionsstudie von Motsch und Seiffert (2008), dass nach einer kontextoptimierten Förderung des Nebensatzerwerbs im Rahmen des Fachunterrichts Biologie (Klassenstufe 7 einer Förderschule mit dem Förderschwerpunkt Sprache) alle beteiligten Schüler den Nebensatzerwerb abgeschlossen haben. Die Fortschritte schlugen sich auch in schriftsprachlichen Produktionen (Aufsätzen) der Schüler nieder und wirkten sich dort zudem nicht nur auf die Korrektheit, sondern auch auf die Verwendungshäufigkeit von Nebensätzen aus.

In der Förderung ist auch in der Sekundarstufe nach wie vor das Prinzip der Ursachenorientierung von Bedeutung, da gerade für die Leistungsfähigkeit des phonologischen Arbeitsgedächtnisses andauernde Einschränkungen nachweisbar sind. Zudem gewinnt im Sekundarbereich die Ressourcenorientierung an Gewicht: anders als in der frühen Kindheit erfolgt sprachliches Lernen zu diesem Zeitpunkt in hohem Maße über den Umgang mit der geschriebenen Sprache, über den Einsatz metasprachlicher Zugangsweisen und zusätzlich auch über die Auseinandersetzung mit Fremdsprachen, die ihrerseits die metasprachlichen Kompetenzen der Kinder herausfordert und fördert. Damit kann sich die Sprachförderung im Sekundarbereich auf deutlich angewachsene Ressourcen stützen. Zugleich kommt dies der in aller Regel hohen Therapiemotivation älterer Schüler entgegen, die sich bewusst mit ihren sprachlichen Schwierigkeiten auseinandersetzen und dabei auch in der Lage und bereit sind, sprachliche Strukturen zu reflektieren (vgl. Kolonko / Seglias 2005).

Dennoch ersetzt ein ausschließlich sprachbewusstes Vorgehen keineswegs das Prinzip des Modalitätenwechsels. In kurzzeitigem Wechsel sind weiterhin auch Phasen mit einem geringeren Ausmaß an Sprachbewusstsein einzufügen, um die erworbenen grammatischen Fähigkeiten in der Spontansprache zu etablieren. Auf Grund der Tendenz spracherwerbsgestörter Kinder und Jugendlicher, sich in ihren Sprachproduktionen weitgehend an wenigen, einfachen Satzformen zu orientieren und diese unflexibel zu verwenden, darf gerade dieser Aspekt keinesfalls vernachlässigt werden.

Gerade die Schüler, die über das Grundschulalter hinaus in der Schule für Sprachbehinderte verbleiben, haben in der Regel einen besonders hohen Förderbedarf, so dass sich häufig auch in diesem Alter die Förderung noch auf die grundlegenden grammatischen Strukturen, zum Teil sogar noch auf die Sicherung der Verbzweitstellung und der Subjekt-Verb-Kongruenz beziehen muss. Im Vordergrund stehen allerdings in der Sekundarstufe zumeist die Förderung des Kasus, insbesondere des Dativs, sowie des Nebensatzerwerbs.

Methodisch ergibt sich dabei die Notwendigkeit, die sprachtherapeutische Arbeit an den zwischenzeitlich erreichten Gesamtentwicklungsstand der Kinder bzw. Jugendlichen sowie an ihre Interessen und Motivationslage anzupassen. Vorgefertigte Therapiematerialien erweisen sich hier zumeist als ungeeignet, da sie in der Regel deutlich jüngere Kinder als Zielgruppe fokussieren (Berg 2011). Der Aufgabe, das „Format des Kindes“ zu finden, kommt daher in der Sekundarstufe große Bedeutung zu. Es sind entwicklungsmäßig geeignete Handlungs- und Kommunikationsformen einzusetzen, die von den Jugendlichen angenommen und motiviert umgesetzt werden. Ein typisches, gut geeignetes Format im Rahmen des Unterrichts stellen etwa Spiele in der Sicherung des Lernerfolgs dar, die als Quiz aufgebaut sind und vielfache Variationen ermöglichen. Speziell für die Kontextoptimierung in der Sekundarstufe wurden die Spiele „Wer bin ich“ (Förderschwerpunkt I), „Wo ist Herr Rot?“ (Förderschwerpunkt II) und „Finde jemanden!“ (Förderschwerpunkt III) entwickelt bzw. angepasst (alle in Berg 2011, 91ff). Erprobte und bewährte Beispiele für die Sozialform des „Kugellagers“ und für Spielvarianten wie „Duschmännchen“, „Geschichts-Champion“ und „Sätze puzzeln“ finden sich bei Seiffert (2008), Seiffert (2013) sowie Motsch / Seiffert (2008).

Die „Kick-offs“ sind auch für dieses Alter unverzichtbar und gut umsetzbar. Erfahrungen mit dem Einsatz des Fluchtspiels in der Sekundarstufe zeigen, dass dieses keineswegs abgelehnt, sondern lebhaft aufgegriffen wird (Motsch / Seiffert 2008).

In der Sekundarstufe stehen für die Sprachtherapie häufig keine oder zumindest gegenüber der Grundschule deutlich begrenzte gesonderte Therapiestunden zur Verfügung. So verlagern sich die sprachtherapeutischen Maßnahmen zunehmend in den Unterricht. Dieser richtet sich inhaltlich an den entsprechenden Bildungs- bzw. Lehrplänen der jeweiligen Klassenstufe aus, reflektiert den Lernstoff bezüglich der damit verbundenen Anforderungen und sprachspezifischen Fördermöglichkeiten und gestaltet ihn im Unterricht so, dass die fokussierte Zielstruktur verarbeitet, reflektiert und produziert wird.

Therapieziele Subjekt-Verb-Kongruenz und Verbzweitstellung: Integration in das Rahmenthema „Berufsbilder“: Im Rahmenthema „Berufsbilder“ erhalten die Schüler ein Arbeitsblatt, auf dem „Ich brauche...“ steht. Aus Katalogen (Baumarkt, Bürobedarf usw.) suchen sie jeweils drei Werkzeuge oder Materialien aus, die zu einem gedachten (oder zugewiesenen) Berufsbild passen und kleben diese auf ihr Arbeitsblatt. Diese Blätter werden ausgelegt. Die Aufgabe besteht nun darin, durch gezieltes Fragen herauszufinden, welcher Zettel wem gehört. Ein Beispiel für die korrekte Frage- und Antwortstruktur steht an der Tafel und lenkt durch die Gestaltung des Tafelanschriebs die Aufmerksamkeit auf die kritischen Merkmale:

> Was brauch**st** du?
> Ich brauch**e**...

Um die Struktur einzuführen und als Sprachmodell zu wirken, übernimmt zunächst der Lehrer die Rolle der Fragenden und setzt dabei mit einer deutlichen Pause nach dem Verb („Was brauchst ... du?“) das fraktionierte Sprechen ein, das die Wahrnehmung des Morphems unterstützt. Anschließend befragen die Schüler sich gegenseitig: „Was brauchst du?“ und bringen sich dabei sprachproduktiv ein. Entscheidend ist nun, dass der angesprochene Schüler nicht etwa direkt antwortet, sondern lediglich Tipps geben darf: „Ich brauche etwas aus Holz. Ich brauche etwas vom Baumarkt...“. Der Schüler wird so lange befragt, bis jemand den richtigen Zettel herausgefunden hat: „Du brauchst den Pinsel, die Farbe und die Leiter.“

Therapieziel Kasusmarkierung: Integration in den Musikunterricht, Unterrichtsthema „Die Moldau“ (Smetana): Bei der Einführung der Programmmusik gehört „Die Moldau“ zweifellos zu den meist genutzten Musikstücken. Zu den Unterrichtszielen zählt es dabei, die – vom Komponisten selbst mit entsprechenden inhaltlichen Hinweisen versehenen – sehr unterschiedlichen Motive mit der jeweils veranschaulichten Szenerie zu verbinden. Nach einem fachdidaktisch sinnvollen, weitgehend ungelenkten Hören der Komposition und der Gelegenheit zum freien Äußern eigener Assoziationen und Eindrücke stellen sich Möglichkeiten dar, die Förderung des Dativerwerbs in den weiteren Stundenverlauf zu integrieren. Der Lehrer kann dazu Bilder des Flusslaufs und der musikalisch dargestellten Szenen eingeben, denen die Schüler die passende Benennung zuweisen; dabei wird der Artikel – im Nominativ – mit genannt: die Quelle, die Bauernhochzeit, die Jagd... Anschließend werden einzelne musikalische Motive erneut eingespielt, um den Höreindruck mit dem Inhalt zu verbinden. Die Lehrerfrage „Wo fließt die Moldau jetzt?“ oder „Wo befinden wir uns nun?“ erlaubt die Reduktion der Schülerantwort auf die Ellipse „an der Quelle“, „bei der Bauernhochzeit“, „vor der Stadt“.

Zur Reflexion können parallel zu dieser sprachproduktiven Phase die Wortkarten mit dem Artikel umgedreht werden, auf deren Rückseite die Dativform erscheint, so dass die Schüler einerseits ihre Aufmerksamkeit auf den Kasus richten, andererseits die Möglichkeit zur Selbstkontrolle haben:

die Quelle wird so zu **an der Quelle.**

Bei welcher Szene prägen die folgenden Instrumente das Motiv?

1. Hörner:	bei **der** ______________
2. Flöten:	bei **d__** ______________
3. Klarinetten, Geigen, Fagott:	bei ______________
4. Streichergruppe:	bei ______________

die Quelle, **die** Stromschnelle, **die** Bauernhochzeit, **die** Stromschnelle

Abb. 51: Arbeitsblatt „Die Moldau“, Kasuserwerb (Dativ)

Zusätzlich zu dieser Phase der mündlichen Produktion kann in einer Folgesequenz eine schriftliche Arbeitsform eingesetzt werden, in der die musikalischen Mittel und die Szene verbunden werden (Abb. 51).

Therapieziel Komplexe Syntax: Integration in den Geographieunterricht, Thema „Vulkanismus“: Zu den inhaltlichen Zielen der Beschäftigung mit dem Vulkanismus zählt die Anbahnung eines Verständnisses über den Ablauf eines Vulkanausbruchs. Dabei bietet sich der Einsatz von Temporal- bzw. Konditionalsätzen an. Auf einem Arbeitsblatt werden dabei beispielsweise in der Phase der Ergebnissicherung zwei Hauptsätze miteinander verbunden, so dass ein Satzgefüge mit einem Nebensatz entsteht (Abb. 52).

Verbinde die passenden Sätze mit **wenn** !

Das glühende Gestein wird Magma genannt,

wenn es sich in der Erde **befindet** .

Das glühende Gestein wird Lava genannt,

wenn ______________________________ .

Das Magma steigt durch den Schlot zur Erdoberfläche auf,

______ ______________________________ .

Es entsteht neues Land

______________________________________ .

Aus diesen Sätzen kannst du wählen: ______________________ .

Es **tritt** an die Erdoberfläche. Die Lava **tritt** kühlt ab.

Es **befindet** sich in der Erde. Die Magmakammer **ist** voll.

Abb. 52: Arbeitsblatt Vulkanismus

Die mündliche Produktion von Nebensätzen kann, ebenfalls in der Phase der Ergebnissicherung, in Form eines abschließenden Quiz evoziert werden, in dem die Schüler sich gegenseitig in zwei Mannschaften „Wann"-Fragen stellen, die wiederum die Bildung von Konditional- oder Temporalsätzen nach sich ziehen:

> „Wann wächst der Vulkan?"
> „Wenn sich Gestein ablagert."

In dieser Vorgehensweise wird deutlich, dass die Integration der grammatischen Förderung nicht etwa vom inhaltlichen Lernziel ablenkt, sondern dieses sogar unterstützt: mit den Nebensätzen können gerade die Zusammenhänge verdeutlicht und ausgedrückt werden, um deren Verständnis es im fachlichen Sinne geht.

Therapieziel Komplexe Syntax: Integration in den Unterrichtsbereich Gesellschaft, Thema „Einkaufsentscheidungen“: In der Sekundarstufe gilt es, Einkaufsentscheidungen unter verschiedenen Aspekten zu reflektieren und zu begründen. Dieses Ziel findet sich sowohl im Bereich „Gesellschaft“ als auch im Hauswirtschaftsunterricht wieder. Die Schüler erhalten dafür den Auftrag, in kleinen Gruppen gemeinsam Zutaten für eine Mahlzeit einzukaufen. Anschließend werden Kriterien für die Kaufentscheidung im Klassengespräch entwickelt, und die Schüler formulieren Argumente, die für ein gewähltes Produkt ausschlaggebend waren bzw. sein könnten. Den inhaltlichen Lernzielen folgend wird dabei zwischen ökonomischen, ökologischen und gesundheitlichen Argumenten unterschieden. Kausalsätze können dabei ebenso wie Inhaltssätze als sprachliches Mittel eingesetzt werden:

> „Warum habt ihr einheimische Äpfel gekauft?“
> „Weil sie keine langen Transportwege haben.“
> „Was spricht für den Bioapfel?“
> „Dass er gesünder ist.“

Eine Steigerung des inhaltlichen Anspruchsniveaus ist durch den Einsatz eines Würfels möglich, der mit den Stichwörtern „ökonomisch“, „ökologisch“ und „gesundheitlich“ beschriftet ist. Die Schüler müssen nun ein Argument für oder gegen den Kauf eines konkreten Produkts formulieren, der das jeweils erwürfelte Kriterium aufgreift. Um dabei die Reduktion auf den Nebensatz zu ermöglichen, wird dazu jeweils eine Frage des Lehrers oder der Mitschüler vorangestellt:

> „Kaufst du Bioäpfel?“
> „Ja, weil sie gesund sind.“
> „Nein, weil sie teuer sind.“

Im Rollenspiel kann das Thema als Talkshow mit einer Expertenrunde weiter inhaltlich und sprachlich vertieft und ausgebaut werden.

Therapieziel Komplexe Syntax: Integration in den Biologieunterricht: Zur Förderung der komplexen Syntax hat Seiffert (2008; Motsch / Seiffert 2008) Formate für den Biologieunterricht der 7. Klasse entwickelt, die in mehreren Unterrichtseinheiten aus dem Themenbereich „Gesundheit“ in einer Schule für Sprachbehinderte durchgeführt wurden. Die kontextoptimierten Phasen des Fachunterrichts wurden dabei deutlich an die Bedürfnisse der Jugendlichen angepasst und in entwicklungsangemessenen, motivierenden Arbeits-, Spiel- und Handlungsformen umgesetzt. Dazu zählt das Format „Bio-Champion“, das an den jeweiligen spezifischen Unterrichtsgegenstand angepasst werden kann. In Anlehnung an das Spiel „Wer wird Millionär?“

werden die Schüler dabei vor die Aufgabe gestellt, aus mehreren vorgegebenen Antwortmöglichkeiten die inhaltlich korrekte Aussage auszuwählen und diese wiederzugeben. Dabei muss ausschließlich der Nebensatz rekonstruiert werden, so dass die Äußerungslänge reduziert bleibt. Durch den Wettbewerbscharakter erfahren die jugendlichen Schüler auf altersangemessene Weise die „Macht der Worte“, da nur die korrekte Antwort zu einem Punktgewinn führt. So gilt es beispielsweise die folgende Frage zu beantworten: „Wie wird Medizin als Salbe benutzt?“. Zur Auswahl stehen die jeweils in Form eines Nebensatzes angebotenen Antworten:

- indem man sie auf die Haut aufträgt.
- indem man sie trinkt.
- indem der Arzt sie spritzt.
- indem man sie isst.

(Seiffert 2008, 160).

Als weitere Möglichkeit der Rekonstruktion schlägt Seiffert (2008) sogenannte Regisseuraufgaben vor. Hier wird ein Rollenspiel zu einer telefonisch erfolgenden Gesundheitsberatung eingesetzt, in dem ein Schüler die Rolle des Gesundheitsberaters, ein zweiter Schüler die Rolle einer Rat suchenden Anruferin übernimmt. Der Lehrer gibt nun die entsprechenden Regieanweisungen: „Frage den Gesundheitsberater, warum es wichtig ist, dass man Kleidung aus Baumwolle trägt.“ Den Schülern werden damit Nebensätze im Sprachmodell angeboten (Rezeption), die es zu entschlüsseln gilt (Dekodieren). Diese Aufgabe kommt vor allem dem Schüler zu, der die Rolle des Anrufers übernimmt. Zugleich ist dieser jedoch auch produktiv gefordert, da er in seiner Frage an den Gesundheitsberater den Nebensatz rekonstruieren muss: „Warum ist es wichtig, dass man Kleidung aus Baumwolle trägt?“. In der Rolle des Gesundheitsberaters steht der Mitspieler nun vor der Anforderung, die „Warum?“-Frage mit einem Kausalsatz zu beantworten (Produktion). So werden einerseits Rezeption, Rekonstruktion und Produktion miteinander verbunden, andererseits aber auch sprachtherapeutische und inhaltliche Ziele des Unterrichts eng miteinander verzahnt.

6.3.8 Kontextoptimierung mit mehrsprachigen Kindern

Beeinflussen die grammatischen Regeln der Erstsprache (L1) des mehrsprachigen Kindes den Erwerb der grammatischen Regeln des Deutschen (L2)?

Die sprachsystematischen Zusammenhänge und Abhängigkeiten von Erst- und Zweitsprache werden auf der Grundlage unterschiedlicher theoretischer Annahmen (Kontrastiv-, Identitäts- und Interlangue-, Interdependenz-Hypothese) diskutiert. Das allgemein anerkannte *Interdependenzprin-*

zip (Cummins 2001; 1998) geht von einem gegenseitigen Transfer von L1-L2 und von L2-L1 aus. Cummins hat das Prinzip aus zahlreichen Untersuchungen mit unterschiedlichen Sprachenkombinationen abgeleitet. Die Zweitspracherwerbsforschung hat den starken Vorhersagewert der erstsprachlichen Kompetenzen auf den Erwerb der Zweitsprache bestätigen können (Dalgalian 2000; Cummins 2001; Kracht / Rothweiler 2003). Bisher gab es jedoch weder einen eindeutigen Nachweis über einen Transfer grammatischer Regeln (Verhoeven 1994) noch über den nötigen Fähigkeitsstand (Schwellenhypothese), der in der Erst- oder in der Zweitsprache erreicht werden muss, um Transfers zu ermöglichen (Bournot-Trites / Tellowitz 2002).

Die beim bilingualen Erstspracherwerb auftretenden *Sprachmischungen* (code-mixing bzw. code-switching) werden bereits seit längerem als Beleg für die Fähigkeit der Kinder anerkannt, die ihnen zur Verfügung stehenden Mittel auf systematische Weise komplementär einzusetzen (Tracy / Gawlitzek-Maiwald 2000; Kroffke / Rothweiler 2004). Für den Spracherwerbsprozess und die Planung therapeutischer Maßnahmen sind sie jedoch weniger von Interesse als die *Transferphänomene grammatischer Strukturen*. Unter Transfer wird die Übertragung einer bereits erworbenen Struktur in eine zweite Sprache verstanden, die mit dem Ziel verfolgt wird, sich in dieser Sprache besser ausdrücken zu können (Kracht / Rothweiler 2003; Steinbach et al. 2007). Die strukturellen Unterschiede und Ähnlichkeiten der verschiedenen Sprachen bestimmen, ob Transfers negativer oder positiver Art sind. Das Produkt eines negativen sprachlichen Transfers wird als *Interferenz* bezeichnet und tritt auf, wenn sich Erst- und Zweitsprache in einer Struktur unterscheiden, sowohl auf lexikalischer als auch auf morphologischer und syntaktischer Ebene. Unter Interferenzen versteht man folglich Überlagerungen von Regeln, die zu Fehlern führen (Dittmann 2010). Andererseits können ähnliche sprachliche Strukturen zu *positiven Transfers* führen und den Spracherwerb in der zweiten Sprache positiv beeinflussen.

Als eine erste Konsequenz dieser Zusammenhänge scheint es nützlich zu sein, wenn Sprachtherapeuten basales Wissen über die grammatischen Regeln der häufigsten Migrationssprachen besitzen. Dadurch darf z. B. erwartet werden, dass sich positive Transfers ergeben können, wenn die in der Therapie thematisierte Regel auch in der L1 existiert.

Beispiel:
Türkische Schüler ohne Kasusprobleme in ihrer Herkunftssprache zeigten mehr und schnelleren Erfolg in der Kasustherapie gegenüber den Schülern mit falschen Kasusmarkierungen im türkischen Kasus-Screening. Alle Schüler ohne Beeinträchtigungen in der Erstsprache verbesserten sich in der deutschen Kasusmarkierung auf mindestens signifikantem Niveau, während

dies nur ein Schüler mit Auffälligkeiten in der türkischen Kasusmarkierung erreichte (Motsch / Riehemann 2008b).

Hingegen kann es zu einem negativen Transfer, d. h. zu Interferenzen kommen, wenn die L1 eine der L2 widersprechende Regel hat.

Beispiel:
Kinder mit romanischen Sprachen (Portugiesisch, Französisch) haben in ihrer L1 als Wortstellungsregel des Hauptsatzes die „kanonische Reihenfolge", d. h., dass das Subjekt immer vor dem finiten Verb steht (z. B. "Qu'est-ce que tu manges?" [Was du isst?]). Das Deutsche hat aber demgegenüber die Verbzweitstellungsregel, so dass das Subjekt hinter das finite Verb rücken muss, wenn der Erstplatz des Satzes durch ein anderes Element besetzt ist (Was isst du?). Vier Monate nach Beendigung der erfolgreichen Therapie in deutscher Sprache wurde in der Interventionsstudie in Luxemburg nur bei den romanischen Kindern ein Rückgang des erreichten Fähigkeitsniveaus von 11,18 % gegenüber dem nach der Intervention erreichten Niveaus festgestellt (Motsch / Schmidt 2010).

Jenseits derartiger Transfereffekte bleibt aber festzuhalten, dass alle mehrsprachigen Kinder mit über 15 unterschiedlichen Erstsprachen in den drei großen Interventionsstudien in gleicher Weise profitiert haben wie die monolingualen Kinder.

Interventionsstudie Verbzweitstellungsregel und Subjekt-Verb-Kontroll-Regel (Motsch / Schmidt 2009; 2010; Schmidt 2009)
Verbzweitstellungsregel. Die romanischsprachigen Vorschulkinder der Experimentalgruppe 1 (Ausgangswert: 2,5 % korrekter XVS-Sätze) erreichten nach 10-wöchiger Intervention 84,4 % Korrektheit.
Subjekt-Verb-Kontroll-Regel. Die romanischsprachigen Kinder (Ausgangswert: 20,6 % korrekter Verbmarkierungen) erreichten unmittelbar nach der Intervention 75,1 % Korrektheit. Die durch die Therapie erreichte Fähigkeit fuhr sich im Follow-up-Test nach weiteren vier Monaten ohne Therapie auf 83,7 % hoch.

Interventionsstudie Verbendstellungsregel (Motsch / Berg 2003; Berg 2007)
Der höchstsignifikante Fortschritt ($p < 0{,}001$) aller Kinder (Schüler der dritten und vierten Klasse) der Experimentalgruppen war auch in der Gruppe der mehrsprachigen Kinder feststellbar, die Schüler mit unterschiedlichen Formen der Mehrsprachigkeit und 13 unterschiedlichen Herkunftssprachen umfasste.

Interventionsstudie Kasus (Motsch / Riehemann 2008a; 2008b; Riehemann 2008)

Kasus. Die kumulierte Betrachtung der Therapiefortschritte im Akkusativ und Dativ zeigte, dass ein- und mehrsprachige Schüler der Experimentalgruppe trotz ihrer unterschiedlichen Ausgangsniveaus höchst signifikante Fortschritte ($p < 0{,}001$) erzielten.

In dieser Studie hatten wir es insbesondere mit den ausgeprägten *Genusunsicherheiten* mehrsprachiger Kinder zu tun. Genusfehler wurden in Untersuchungen mehrsprachiger Kinder unterschiedlichen Alters als Hauptproblem belegt, das bei türkischen Kindern besonders ausgeprägt ist (Reiss-Held 1999; Wegener 1995; Harnisch 1993). Das Türkische kennt weder Artikel noch Genus im Gegensatz z. B. zum Russischen, Polnischen, Italienischen oder Griechischen. Während Flexionsklassen wie Numerus und Kasus eine für türkische Kinder erkennbare Funktion tragen, ist die Genusmarkierung in der alltäglichen Interaktion meist überflüssig (Riehemann 2008). Nach Wegener (1995) und Bast (2003) liegt in dieser fehlenden kommunikativen Funktion die Hauptursache für die geringe Genusbeachtung mehrsprachiger Kinder.

Dadurch beantwortet sich die häufig gestellte Frage, ob man mit mehrsprachigen Kindern am Kasus arbeiten kann, wenn sie extrem genusunsicher sind. Apeltauer (2012) kommt in seiner Metaanalyse von Interventionsstudien zum Schluss, dass bei vielen mehrsprachigen Kindern die Genusetablierung erst nach dem Kasuserwerb stattfindet, so dass die therapeutische Arbeit am Kasus das Genus-Lernen deblockiert und in Gang setzt.

Brauchen nun mehrsprachige Kinder mit grammatischen Störungen in der *deutschen* Sprache eine andere Therapie? Wenn ja, muss diese Therapie Merkmale der Erstsprache berücksichtigen, so dass wir quasi für jede der mehr als 20 Migrationssprachen einen spezifischen Therapieansatz benötigen würden? Kracht und Welling (1995, 75) bezeichneten es „… als eines der Hauptprobleme sprachpädagogischer Praxis, dass häufig versucht wird, diesen Kindern mit den auf Einsprachigkeit fußenden diagnostischen Methoden sowie unterrichtlichen und therapeutischen Ansätzen gerecht zu werden.“ Diese Problem-Vermutung, der vordergründig eine gewisse Plausibilität zuzusprechen ist, wurde nie empirisch überprüft.

Seit 2002 konnten wir in den Interventionsstudien empirisch nachweisen, dass mehrsprachige Kinder sowohl in der Einzel- und Gruppentherapie als auch im sprachtherapeutischen Unterricht bei unterschiedlichen grammatischen Therapiezielen unter Bedingungen der Kontextoptimierung vergleichbar profitiert haben wie monolingual deutschsprachige Kinder. In der letzten Interventionsstudie konnten wir zudem den Nachweis erbringen, dass es zu einem positiven Transfer des Therapieerfolges beim Erwerb der Subjekt-Verb-Kontroll-Regel in der L2 auf den Erwerb dieser Regel in der L1 kam (Motsch/Schmidt 2010). Damit können wir die Frage, ob mehrsprachige Kinder eine spezifische, d.h. andere Therapie zur Überwindung ihrer grammatischen Störungen benötigen, bezogen auf die Therapie mit Kontextoptimierung empirisch belegt verneinen.

6.3.9 Sicherung des Therapieerfolges

Therapieerfolg bedeutet eine Zunahme grammatisch korrekter Strukturen in der funktionalen Alltagssprache der Kinder und Jugendlichen. Viele der Anwendungsbeispiele der Kontextoptimierung stellen professionell geplante, hochstrukturierte Situationen dar, in denen kurze, ablenkungs- und verwirrungsfreie Zielstrukturpattern im dialogischen Gebrauch ausgetauscht werden. Diese strukturierten Formate sind für den Therapieerfolg unverzichtbar, bilden aber nur einen Teil kontextoptimierten Arbeitens ab. Ihre spezifische Bedeutung besteht darin, dass sie zu Beginn der Arbeit an einem grammatischen Therapieziel das Kind ganz schnell zur Entdeckung neuer sprachlicher Formen und der dahinter stehenden grammatischen Regel führen. Die fein abgestimmten Situationen erweitern sehr schnell die Fähigkeit der Kinder, nach der Entdeckung der morphologischen oder syntaktischen Regel, diese Regel durch das häufige Wahrnehmen (Rezeption) und darüber Nachdenken (Reflexion) in die eigene Produktion überzuführen.

Verbunden mit dem Prinzip des Modalitätenwechsels wurde als Metapher eine Welle verwendet, die von sprachbewussten zu wenig sprachbewussten Handlungen reicht (vgl. Kap. 6.2.3, Abb. 17). Diese hochstrukturierten Phasen stellen die Spitze der linken Welle dar, die in ihrem rechten Teil bis in die spontansprachlichen Situationen des Alltags schwappt. Dazwischen befinden sich freiere Spiele, die zwangsläufig aufgrund der geringeren Plan- und Kontrollierbarkeit des Sprachmaterials zum Auftauchen von Ablenkern und Verwirrern führen. Sie bieten die Möglichkeit des akzentuierten Modellierens sensu des entwicklungsproximalen Ansatzes. Diese Form des therapeutischen Arbeitens haben wir als bekannt vorausgesetzt und deswegen den Schwerpunkt unserer Beispiele auf die für viele Therapeuten und Lehrer eher nicht bekannten Möglichkeiten einer stringenten Planung ablenkungsfreier und dennoch kommunikativer Input-Situationen gelegt. Selbstredend wurde auf diese freieren und damit weniger sprachbewussten Spiele in der konkreten Therapie nicht verzichtet. So entstanden z.B. mit Jan nach der strukturierten Transportphase jeweils freiere Situationen beim Herstellen eines Obstsalates oder dem Aufbau eines Bauernhofes (vgl. Kap. 6.2.3 und 6.3.2).

Gelegentlich blieb bei einigen Kindern aufgrund der geringen wöchentlichen Interventionszeit (25–30 Minuten) wenig Zeit für die freieren Spielformate. Umso erfreulicher war es, dass bei vielen Kindern sich dennoch

Erfolge in der funktionalen Spontansprache nachweisen ließen, z. B. bei Sandra (Kap. 6.3.2). Diese Kinder haben die Welle in den Alltag ohne Begleitung durchschwommen.

Nicht verwunderlich ist es, dass der beobachtbare und messbare Fähigkeitenstand in hochstrukturierten Situationen zumindest anfänglich nicht dem Stand der Regelanwendung in Alltagssituationen entspricht, bis sich die Regelanwendung auf einem hohen Automatisierungsniveau stabilisiert hat. Selbst nachdem Kinder eine grammatische Regel entdeckt und sich mit einem Fähigkeitenstand von über 80 % angeeignet haben, schwankt das Maß situativ korrekter Regelstrukturen noch lange Zeit unter dem Einfluss vieler Faktoren, welche die Sprachplanungskapazität zu reduzieren in der Lage sind:

- andere sprachliche Anforderungen (z. B. Wortfindung, korrekte Artikulation),
- kognitive Anforderungen,
- situative Belastungen (z. B. hohe Erregung durch Freude oder Schreck, kommunikativer Stress, Ermüdung).

Selbstverständlich gibt es dennoch verschiedene methodische Überlegungen, Kinder beim Transfer des grammatischen Regelwissens in die funktionale Alltagssprache zu unterstützen, wenn diese Übertragung sich spontan nicht oder zu langsam vollzieht (vgl. auch Kap. 6.3.2).

- Hilfreich ist es, wenn die hochstrukturierten Situationen wirklich Formate des Kindes sind. Dann wird das Kind auch in seinen Alltagssituationen im Zusammenhang mit den Lieblingsaktivitäten und Spielen das Wort- und Satzmaterial der Therapiestunden benutzen können. Anders formuliert stellt die geplante Therapiesituation eine – wenn auch therapeutisch optimierte – Alltagssituation nach. (Beispiel: Das Kind hat zu Weihnachten eine Ritterburg mit Rittern geschenkt bekommen. Das Format der Kasustherapie wird nun das Spiel mit der Ritterburg.)
- Bei der Auswahl und Begrenzung des Sprachmaterials sollte das Prinzip der Alltagshäufigkeit und -tauglichkeit berücksichtigt werden. So sind z. B. Verben wie brauchen, geben, holen Tun-Wörter mit hoher Alltagstauglichkeit.
- Wir stoßen immer wieder an bestimmten Therapiepunkten auf Möglichkeiten, erreichte sprachliche Fähigkeiten direkt dem Alltag der Kinder anzunähern, so z. B. bei Martin (Kap. 6.3.2), bei dem wir die erreichte sprachliche Fähigkeit in Rollenspielen und durch die Beteiligung weiterer Kinder seiner Kindergartengruppe der Frühstückssituation im Kindergarten angenähert haben. Spätestens an diesen Punkten sind Überlegungen zur Kooperation mit Eltern und Erziehern hilfreich zur Reflexion von Alltagssituationen im Hinblick auf die Verwendbarkeit der im Therapieraum erlernten sprachlichen Mittel.

Beispiel:
Ein Sprachheillehrer berichtete, dass er bei einem Jungen durch die kontextoptimierte Arbeit an der Dativmarkierung im Therapieraum ein Niveau von annähernd 100 % erreicht hatte. Auf dem Pausenhof bemerkte er aber immer wieder Artikelauslassungen oder Akkusativübergeneralisierungen. Aufgrund dieser Beobachtungen bezweifelte er, ob der im Therapieraum erreichte Erfolg in die funktionale Alltagssprache des Schülers transferieren würde.

Solche Beobachtungen sind aufgrund der Vorüberlegungen zu erwarten. Selbst bei sprachnormalen Erstklässlern werden noch häufig Funktionswörter (z. B. Artikel) ausgelassen und dies besonders in Momenten großer situativer Ablenkung oder Belastung.

Der beobachtete Junge könnte im Transfer seiner Dativmarkierungsfähigkeit unterstützt werden, indem konkrete Momente der Schulhofsituation, in denen die Falschmarkierung beobachtet wurde, als neue alltagsnahe Formate in die Therapie einbezogen und durch eine sukzessive Beteiligung von Schulkameraden der Realsituation angenähert werden.

Zur Sicherung des Therapieerfolges sollten Therapie und Alltag einander angenähert werden, idealerweise von beiden Seiten.

7 Materialien zur grammatischen Förderung

7.1 Griff in den Materialschrank oder individuelle Therapiegestaltung

Im sprachtherapeutischen Alltag gibt oft ein Kind dem nächsten die Türklinke in die Hand. Für die Vor- und Nachbereitung von Therapieeinheiten werden nur wenige Minuten bezahlt. So ist der Wunsch jedes Sprachtherapeuten verständlich, auf bereits vorgefertigtes, im Handel erhältliches Therapiematerial zurückgreifen zu können und nicht jede Therapieeinheit individuell planen zu müssen.

Dies wirft die Frage nach der Qualität und Brauchbarkeit der im Fachhandel erhältlichen Materialien zur grammatischen Förderung auf (Liste im Anhang), die in den letzten zehn Jahren durch die Veröffentlichung optisch attraktiver Spielsammlungen – und auch erstmals von PC-Software – erweitert wurden. Mit Versprechungen wie „speziell auf grammatische Strukturen abgestimmte Sammlung“ oder „Zukunft der Sprachtherapie“ erzielen diese zum Teil sehr teuren Medien guten Absatz.

So verstehbar dieses Phänomen ist, umso zwingender wird es, im Dienste der Qualitätssicherung die Materialien theorie- und therapiekritisch zu würdigen, um ihre Möglichkeiten, aber auch ihre Grenzen und Gefahren zu erkennen.

Kontextoptimierung geht grundsätzlich von einer individuellen Therapiegestaltung aus. Diese ist durchaus zeitökonomisch, wenn wir das Thema des Kindes finden und das daraus entstehende Spielformat mit ihm über Monate modifizieren und aufrechterhalten können. Diese Individualisierung, die sich an den Themen des Kindes orientiert, dient nicht nur dem Erreichen von Spielfreude beim Kind. Aufgrund unserer Erfahrungen stellt Individualisierung das Tor zum effektiven grammatischen Lernen dar. Das Kind soll im Rahmen der von ihm mitbestimmten Spielhandlung genau die Form-Funktions-Erfahrungen machen können, die sein grammatisches Lernen deblockieren. Wenn wir die Kommunikationsstrukturen so gestalten, dass bestimmte Zielstrukturen evoziert werden, so wird dennoch gesprochen, um zu kommunizieren, und nicht um Satzmuster einzuüben.

Das *Rollenspiel* nimmt in der kontextoptimierten Therapie eine besondere Stellung ein, da es – wie mit vielen Beispielen illustriert – inhärent das Prinzip des Modalitätenwechsels beinhaltet. Der sich durch den Rollentausch ständig vollziehende Perspektivenwechsel wurde von Kruse (2000; 2007) als besonders förderlich für grammatisches Lernen bewertet.

Rollenspiele tauchen in käuflichen Medien sehr selten auf, obwohl sie eine zentrale Spiel- und Lernform des 3- bis 7-jährigen Kindes darstellen. Mehrere der therapeutischen Medien sind lediglich Materialien für Benenn- und Nachsprechanordnungen. Die Mehrzahl der verbleibenden Spielmedien besteht aus Regelspielen, die entwicklungspsychologisch die letzte Spielform des Kindes zu Beginn des Grundschulalters darstellen – was ihre Eignung für die Arbeit mit jüngeren Vorschulkindern bereits fraglich erscheinen lässt.

Das Hauptproblem der Regelspiele besteht auch für ältere Kinder darin, dass der Einsatz von Sprache während des Spiels häufig unnötig ist und nur durch die direktive Setzung des Therapeuten („Wir sagen hier immer ...!") zu einem nicht evozierten, sondern aufoktruierten Sprechen führt (kein zwingender sprachlicher Kontext). Aus diesem Grund haben Eisert und Rist (2009) 20 bekannte Regelspiele im Sinne der Kontextoptimierung zu optimieren versucht.

Praktiker bestätigen, dass Kinder mit grammatischen Störungen in bestimmten Phasen der Therapie Interesse und Freude am Spiel mit gekauften Medien entwickeln können. Der Einsatz des Materials kann aber auch nur dann erfolgversprechend sein, wenn es durch die Therapeuten auf dem Hintergrund ihres fachlichen Wissens kontextoptimiert wird.

Es kann nicht unser Ziel sein, die käuflichen Materialien für den Leser zu bewerten. Vielmehr hoffen wir, dass jede Fachperson mit dem in diesem Buch vorfindbaren Hintergrundwissen selbst die Kompetenz erreicht, die Unzulänglichkeiten vieler Materialien und der damit verbundenen Spiel- und Übungsvorschläge zu erkennen und – wenn dies vom Material her möglich ist – nach den qualitativen Standards der Kontextoptimierung zu verändern.

Eine weitere Hilfestellung zu dieser unverzichtbaren kritischen Überprüfung und Veränderung der Materialien können wir mit dem Offenlegen unserer Kriterien zur qualitativen Beurteilung der im Handel erhältlichen Materialien anbieten. Danach werden die gefundenen Materialien mit einer kurzen Kennzeichnung gruppiert.

7.2 Kriterien zur Materialien- und Medienbewertung

Folgende Aspekte sollten bei der Bewertung therapeutischer Materialien berücksichtigt werden:

a) *Bedeutung und Umfang der Therapieziele*

Welche Ziele sollen mit den Medien erreicht werden? Sind die wichtigen Therapieziele (Verbzweitstellung, Subjekt-Verb-Kongruenz, Verbendstellung in subordinierten Nebensätzen, Kasusmarkierung) enthalten?

b) *Entwicklungsorientierung und „Kindgemäßheit" des Mediums*
Für welches Entwicklungsalter ist die Spiel-, resp. Handlungsform angemessen? Wenn ein Therapieaufbau vorgeschlagen wird, folgt dieser der normalen Erwerbsfolge grammatischer Fähigkeiten? Erfolgen die Sprechhandlungen in Kommunikation, so dass es zu echten Form-Funktions-Erfahrungen kommen kann?

c) *Methodische Standards*
- Sind die sprachlichen Kontexte zwingend?
- Wird die kürzestmögliche Zielstruktur verwendet?
- Existieren sprachliche oder situative Ablenker?
- Findet Kontrastierung statt oder werden gleiche formale Muster verwendet?
- Sind Strukturierungsangebote vorgesehen?
- Wird Sprache zum Gegenstand der Reflexion?
- Werden vorhandene schriftsprachliche Fähigkeiten zur Unterstützung des grammatischen Lernens genutzt?
- Findet ein Modalitätenwechsel zwischen Rezeption, Produktion und Reflexion statt?

d) *Modifizierbarkeit des Materials*
Kann das Material im Hinblick auf die in a–c genannten Standards verändert werden?

Mit der Auswahl der Materialien stellen wir eine Stichprobe des auf dem Markt angebotenen Spektrums vor, erreichen aber bei weitem nicht Vollständigkeit. Wichtig war uns, aus den unterschiedlichen Kategorien jeweils exemplarisch mehrere Beispiele zu geben. Die kategorielle Einordnung kann nicht in jedem Fall trennscharf sein, da einige Materialien mehrere Spielideen ermöglichen.

7.3 Kategorien der im Handel erhältlichen Materialien

7.3.1 Einzelbildmaterial

- Early Actions. Pocket ColorCards (Fotodidac 1988)
  je 48 Fotokarten A5: Verben, Adjektive, Präpositionen.
  a) Bildhafte Verben. Die Fotokarten zeigen Personen, deren Handlungen oder Gesten erkannt werden müssen.
  b) Einfache Verben. Die Fotokarten veranschaulichen häufig verwendete Verben.
  c) Vertraute Verben. Die Fotokarten beschreiben Verben, die in Alltagssituationen oft gebraucht werden.
  d) Präpositionen. Die Fotos zeigen Situationen mit klaren Darstellungen von Präpositionen: auf dem Tisch, neben dem Hund, in dem Briefkasten, über den Zaun, zwischen den Koffern, unter der Decke …
- Colorcards: Prepositions (Franklin 1989):
  48 farbige Fotografien, auf denen die Präpositionen „in", „auf", „unter", „über", „hinter", „durch", „neben" und „zwischen" dargestellt werden.

- Colorcards: Sequencing – Verb Tenses (Franklin 1993):
  48 Fotokarten: 16 dreistufige Sequenzen, die Vergangenheit, Gegenwart und Zukunft mit regelmäßigen und unregelmäßigen Verben darstellen.
- SCHUBI Grundwortschatz – Präpositionen.
  30 Situationsbilder rund um das Thema „Zirkus" zum Üben von Präpositionen und den damit zusammenhängenden Fallformen.
- SCHUBITRIX:
  Spiele mit je 24 Karten u.a. zu Verben, Pluralbildung, Kasus in Nominal- und Präpositionalphrasen.

7.3.2 Bilderserien

- Colorcards: Sequencing – Cause & Effect (Franklin 1997):
  Das Prinzip „Ursache und Wirkung" wird auf jeweils zwei zusammengehörenden Karten dargestellt. Einige der Folgen sind vorhersagbar, andere passieren durch Zufall. Einige sind angenehm, aber andere verursachen Schwierigkeiten oder sogar Gefahren. Die Paare sind in Gruppen angeordnet: Gruppe I: Unfälle, Gruppe II: Schwierigkeiten, Gruppe III: Zeit, Gruppe IV: Gefühle. Innerhalb jeder Gruppe folgen auf einfachere Sequenzen subtilere oder komplexere Sequenzen.
- Klapppi: 8 Satzbau-Spiele.
  Nach jedem Spielzug entsteht durch Umklappen von Karten eine neue Aufgabe oder ein neuer Satz. Der Zufall entscheidet, welche Kombination aus den drei Bilderstapeln – je 15 Abbildungen / Anweisungen – gebildet wird.
  a) Subjekt-Prädikat-Klapppis (3 Klapppi-Spiele: leicht, mittel, schwer), z.B.: „Der Schornsteinfeger lacht."
  b) Subjekt-Prädikat-Objekt-Klapppis (3 Klapppi-Spiele: leicht, mittel, schwer), z.B.: „Die Polizistin füttert die Räuber."
  c) Präpositionen-Klapppis (2 Klapppi-Spiele: Dinge / Dinge und Lebewesen / Dinge), z.B.: „Die Banane ist auf dem Schrank."

7.3.3 Arbeitsbücher

- Spiele zur grammatischen Sprachförderung und -therapie: Modifikation von 20 Regelspielen im Sinne der Kontextoptimierung von Hans-Joachim Motsch (Eisert / Rist 2009): Für 20 Regelspiele, die häufig schon in sprachtherapeutischen Praxen und Kindertagesstätten vorhanden sind, geben die Autorinnen Vorlagen, wie man mit ihrer Hilfe zentrale grammatische Strukturen spielerisch evozieren und fördern kann.
- Der Grammatikgourmet (Wilhelm 2014).
- Sammlung von Spiel- und Übungsideen für die Therapie grammatischer Störungen

7.3.4 Kartenspiele

- Kartenspiele zur Grammatik 1 und 2:
  Jeweils vier Kartenspiele mit je 32 Karten
  a) Auf–unter, neben–an, Funny Family, Dreierlei.
  b) Präpofix, Sachen machen, Pluralo, Volltreffer.
- Warum? Weil … (Frank / Grziwotz):
  20 Warum-Fragekarten, 25 Weil-Antwortkarten.
- Wenn … dann (Frank / Grziwotz):
  36 gelbe Spielkarten (Nebensatz), 36 rote Spielkarten (Hauptsatz), Symbol-, Joker-, Leerkärtchen. Material mit fünf Spielideen zur Förderung der Konditionalsätze.
- Bingo-Lernquartett (Kollars 2005): Die vier Fälle. Kurze Märchen:
  Auf jeder Spielkarte steht neben einem Bild ein Satz, in dem das Nomen im 1., 2., 3. oder 4. Fall gebeugt ist. Wenn der Spieler vier Quartettkarten gesammelt hat, ergeben sie die Kürzestform eines bekannten Märchens.
- Grammatix–Fall-Quartette. (Akkusativ-Oskar, Kasus Knacktus, Dativ-Emil, Präpositionen-Quartett).

7.3.5 Brettspiele

- Wer? Wie? Was? (2004):
  Start- und Zieltafel, zwei achteckige Spieltafeln mit Wald- und Parkmotiven, vier achteckige thematische Spieltafeln (Kindergarten, Bauernhof, Schule, Baustelle), vier Kartensätze mit je 54 Aktionskarten zu den vier Themen, Spielfiguren, drei Würfel. Angegebene Übungsbereiche: Substantive / Artikel, Plural, Adjektive, Präpositionen, ein- und zweistellige Verben.

7.3.6 Spielsammlungen

- Spiele zur Sprachtherapie (Hermann-Röttgen 1998):
  48 Karteikarten mit Spielvorschlägen, die neun Abschnitten zugeordnet sind. In jedem Abschnitt steht ein „grammatisches" Problem im Mittelpunkt: Begriffsbildung, Artikel, Verben, Farben / Formen, Adjektive, Zahl / Plural, Akkusativ, Dativ, Präpositionen.
- Grammatische Spiele im Deutschunterricht. Eine Spielsammlung zum Adjektiv (Agócs 2009):
  Das Erlernen der Adjektivdeklination und -komparation soll mit den Spielen erleichtert werden. Das Buch richtet sich an Lehrer, die Deutsch in der Grundschule oder Mittelstufe unterrichten.
- Spiele für Dysgrammatiker (Frank / Grziwotz)
  Folge 1: Präpositionen. 27 Spielpläne, die das Kind dazu motivieren sollen, gezielte Präpositionalphrasen wiederholend anzuwenden.
  Folge 2: Bildkarten zum Erwerb der Verbzweitstellungsregel.

Mit den Bildkarten wird die Position des Verbs in folgender Zielstruktur optisch vorgegeben: Subjekt – Prädikat – Objekt.
Folge 3: Fragesätze. Das Kind soll die Rolle des Fragenden übernehmen. Gebräuchliche Frageformen werden spielerisch eingeübt, gefestigt und erweitert. Zu den Spielformen gehören u. a.: pantomimisches Spiel, Zuordnungs- und Kartenspiele, Domino, Ratespiele.

7.3.7 Aufgaben mit Selbstkontrolle

- FIT in Deutsch – Wortschatz & Grammatik: Verben.
- FIT in Wortschatz & Grammatik: Präpositionen.
  FIT-Gerät und je 40 Aufgabenserien mit je zehn Aufgaben für das 1.–4. Schuljahr. Der Schüler schiebt eine Aufgabenkarte gerade so weit in das FIT-Gerät, dass die erste Aufgabe sichtbar wird. Ist sie gelöst, wird die Karte weitergezogen, bis die nächste Aufgabe im Sichtfenster erscheint. Gleichzeitig mit der neuen Aufgabe wird auch die Lösung der vorangegangenen sichtbar, und das Kind kann selbst kontrollieren, ob die Antwort richtig ist.

7.3.8 PC-Software

- PaLABra. Software für metalinguistische Sprachtherapie (Reber / Steidl 2003): „Grammatik" ist Teil eines umfassenderen Programms, das vier weitere Bereiche umfasst (Phonologisches Bewusstsein, Lesen, Schreiben, Wortschatz). Die Bearbeitung der sechs Teile erfordert Schriftsprachkenntnisse: Einsetzen von Artikeln und unregelmäßigen Verben, Bilden zusammengesetzter Nomen (z. B. Schule – Tasche), Memory mit Verbformen in verschiedenem Tempus (z. B. laufen – lief – gelaufen), Satzteile erfragen und ordnen.
- Computerprogramm zabulo. Lernmaterialien mit System (Reber / Steidl 2008): Software für die Therapie- und Unterrichtsvorbereitung im Bereich Sprache. Mit Hilfe linguistischer Suchfunktionen lassen sich nach verschiedenen Kriterien (z. B. Genus, Wortart) Begriffe suchen, die dann vom Computer automatisch als Bildkarten, Arbeitsblätter oder als Spiele (z. B. Memorykarten) angeordnet werden („intelligente Bildersammlung" mit 1400 Begriffen).

Es war natürlich nicht zu erwarten, dass die existierenden Materialien und Medien bereits Prinzipien der Kontextoptimierung umsetzen. Bezüglich der Annäherung an diesen therapeutischen Standard unterscheiden sich die käuflichen Therapiehilfen jedoch beträchtlich. Bei Anwendung der zuvor offen gelegten Kriterien wird rasch deutlich werden, dass teure Produkte nicht immer hohe qualitative therapeutische Standards erfüllen. Im Verzeichnis der Therapiematerialien sind weitere, in diesem Kapitel nicht besprochene Materialien aufgelistet, deren Einsatzziel direkt dem Titel zu entnehmen ist.

8 Professionalität in der Therapie grammatischer Störungen

„Qualitätssicherung in der Sprachtherapie“ ist seit der Jahrtausendwende zu einem zentralen Anliegen sprachtherapeutischer Berufsverbände geworden (Homburg 2000; Baumgartner 2008). Ignorante und inkompetente schwarze Schafe, „Ewiggestrige“, die in ihrer Ausbildung wenig und danach nichts mehr an neuem therapeutischen Wissen und Know-how erworben haben, sollten der Vergangenheit angehören.

Der kritischen Selbstreflexion in den eigenen Reihen konnten sich bisher manche Berufsgruppen entziehen. Das Bemühen um eine Vereinheitlichung des Sprachtherapeutengesetzes auf akademischem Niveau stellt nun aber schlagartig die sprachtherapeutische Berechtigung ganzer Berufsgruppen in Frage – so diejenige der nach Logopädengesetz auf Fachschulniveau ausgebildeten Logopäden. Sprachheillehrer wurden aufgrund unzureichender therapeutischer Inhalte in den Studiengängen bereits 2008 aus der Liste der bei den Krankenkassen zugelassenen Heilmittelerbringer für Sprachtherapie gestrichen. Die zukünftige Entwicklung der professionellen Sprachtherapie wird geprägt werden durch die UN-Konvention über die Rechte von Menschen mit Behinderungen, die 2009 auch für Deutschland verbindlich wurde. Die zunehmend inklusive Unterstützung und Beschulung von Kindern mit grammatischen Störungen wird die *Ausweitung fachspezifischer Kompetenzen* auch von Sprachheillehrern wieder unverzichtbar machen. Professionelle Sprachtherapie wird als Element einer „neuen“ Fachlichkeit unter den Bedingungen der Inklusion eingefordert werden.

Wenn Homburg (2000, 279) fragt „Was ist Qualität in der Sprachtherapie?“, wollen wir uns der Antwort vorerst durch Fragen annähern. Wer würde sich in einem Rechtsstreit von einem Anwalt vertreten lassen, der die aktuelle Gesetzgebung nicht mehr kennt? Wer würde einen Arzt konsultieren, der über neue, wirkungsvollere medikamentöse, apparative und operative Heilmethoden nicht mehr auf dem Laufenden ist? Erwarten wir nicht sogar von jedem Handwerker, dass er seine Arbeiten nach den aktuell gültigen Regeln seiner Handwerkszunft ausführt?

Die professionelle Pflicht zur lebenslangen, permanenten Weiterbildung wurde von vielen sprachtherapeutischen Berufsverbänden in ihrem Katalog berufsethischer Grundsätze festgeschrieben. Wer sich durch diese Forderung überfordert fühlt, sollte sich fairerweise aus dem sprachtherapeutischen Feld verabschieden. Unprofessionelle Sprachtherapie kann auch schaden, indem sie Entwicklungsblockaden weiter verstärkt, Weiterentwicklung verhindert, Misserfolgserlebnisse vermittelt und geweckte Hoffnungen zerstört.

Zugegebenermaßen ist es im sprachtherapeutischen Bereich nicht immer zweifelsfrei festlegbar, was „the state of the art" in der Therapie bestimmter Störungsbilder ist. Qualität ist nicht, jeder neuen methodischen Strömung ungeprüft hinterher zu rennen und Erprobtes leichtfertig und voreilig über Bord zu werfen. Die Entscheidung für das Beibehalten einer „älteren" Methode kann zulässig sein, nachdem man sie kritisch mit einer neueren verglichen hat.

Qualitätsmanagement setzt also auch die Kompetenz zur kritischen Bewertung neuer Methoden voraus. Ein wesentliches Qualitätsmerkmal stellt für uns der interindividuell nachvollziehbare, empirische Nachweis der Therapieeffektivität und Therapieeffizienz dar. Diesen Nachweis haben wir in zehn Jahren Forschungsarbeit für die Kontextoptimierung erbracht.

Kontextoptimierung versucht somit als evidenzbasierte Therapiemethode die zum Entdecken der grammatischen Regeln geeigneten Merkmale unserer Sprache in die Aufmerksamkeit des Kindes zu „zoomen". Dies ist uns immer dann gelungen, wenn wir den situativen und sprachlichen Kontext für ein Kind mit grammatischen Störungen derart optimieren konnten, dass es zu einer Passung zwischen den aktuellen kindlichen Wahrnehmungs- und Verarbeitungsmöglichkeiten, der angebotenen Sprachstruktur und den benötigten Hilfen kam. Diese Passung reduzierte die Dauer des grammatischen Lernprozesses von Monaten und Jahren auf Wochen und Stunden. Der Planungsaufwand kontextoptimierter Intervention ist nach erfolgreicher Einarbeitung durch die Verwendung von „Formaten" in der Therapie und „Ritualen" im Unterricht leistbar. Unverzichtbar bleibt es für den professionell arbeitenden Sprachtherapeuten und Sprachheillehrer, sein Wissen über Grammatikerwerb und grammatische Störungen zu aktualisieren. Darauf aufbauend kann die Kompetenz zu kontextoptimierter Intervention erworben werden. Unwidersprochen benötigt grammatische Therapie zudem ein hohes Maß an Sprachbewusstheit und Sprachreflexion des Therapeuten. Aber ist dies nicht bereits ein zentrales Qualitätsmerkmal sprachtherapeutischer Professionalität?

In diesem Buch haben wir manchen alten Zopf abzuschneiden versucht. Am Ende wollen wir zu zwei Vorurteilen Stellung beziehen.

- „Der Unterricht an einer Sprachheilschule kann grammatische Fähigkeiten (...) kaum fördern (...). Die komplexe Vermittlungssituation ‚Unterricht' lässt ein therapeutisch organisiertes Vorgehen, einen zielhaft massiven sprachlichen Input und ein auf das sprachliche Lernziel strukturiertes Vorgehen im Allgemeinen nicht zu." (Baumgartner 1997, 273). „Ein sprachtherapeutisches Vorgehen, das die grammatikalischen Fähigkeiten eines Kindes entscheidend vorantreibt, kann in der Unterrichtssituation nicht verwirklicht werden." (Mayer 2003, 11).

Die im Unterricht der Schulen für Sprachbehinderte bisweilen vorfindbare therapeutische Abstinenz – speziell bezüglich grammatischer Therapieziele – fand bedauerlicherweise durch solche veröffentlichten Meinungen immer wieder Nahrung. Unsere Forschungsergebnisse geben eine klare Antwort auf die Frage nach der hier deutlich angezweifelten Integrierbarkeit hoch wirksamer therapeutischer Phasen in den Unterricht, also auf die Frage, ob durch eine spezifische Unterrichtsgestaltung auch grammatische Therapieziele im Klassenverband erreicht werden können. Die diesbezügliche Skepsis ist für uns „Schnee von gestern". Eine der wesentlichen Erkenntnisse unserer Interventionsstudien ist es, dass eine spezifische und leistbare Unterrichtsgestaltung hohe therapeutische Effektivität gerade für grammatische Ziele erreicht – und dies bereits nach wenigen Wochen. Kontextoptimierte Unterrichtsphasen könnten sicherstellen, dass die Schüler die wichtigen grammatischen Fähigkeiten in den ersten Schuljahren erwerben (Motsch 2005).

Diese Aussage gilt aber nur bei richtiger und konsequenter Anwendung der Kontextoptimierung. Gelegentliche, aber nicht kontinuierliche kontextoptimierte Phasen, das zeitgleiche Angebot mehrerer Zielstrukturen, die Vermischung mit anderen Therapiezielen und -methoden ist kontraproduktiv und schädlich. So erfreulich die Tatsache ist, dass Kontextoptimierung als „Baustein sprachheilpädagogischen Unterrichts" (Reber / Schönauer-Schneider 2014) Berücksichtigung findet, so erweckt die dort vorfindbare Vermischung mit anderen Elementen eine gewisse Willkürlichkeit und Zufälligkeit und entspricht nicht der Stringenz kontextoptimierten Arbeitens.

Die UN-Konvention vom 26. Dezember 2006, die seit dem 1. Januar 2009 auch in Deutschland gültig ist, wird in den kommenden Jahren u. U. zur weiteren Reduktion klassischer Schulen mit dem Förderschwerpunkt Sprache und zu zunehmend inklusiver Beschulung spracherwerbsgestörter Schüler in Grundschulen führen. Diese Bedingungen stellen für Lehrer mit dem Förderschwerpunkt Sprache besondere Herausforderungen dar, denen sie nur durch die *Ausweitung ihrer fachspezifischen Kompetenzen* begegnen können. Eine „Inklusive Sprachbehindertenpädagogik" braucht eine exklusive Professionalität, die sie an allen Förderorten und in sämtlichen institutionellen Kontexten einbringt (Glück / Mußmann 2009). Dabei stellt sich auch die Frage, ob es sinnvoll, durchführbar und Erfolg versprechend ist, kontextoptimierte Therapiephasen in den Unterricht der Grundschule zu integrieren. Dies erscheint uns problemlos möglich, sei es durch differenzierenden Unterricht unter Mitwirkung der Sprachheillehrer (Kleingruppen) oder aber auch durch unterrichtsintegrierte Phasen für alle Schüler der Klasse. Davon profitieren würden nicht nur die wenigen Kinder mit grammatischen *Störungen*, sondern auch alle Schüler mit Migrationshintergrund, die noch dabei sind, Deutsch als Zweitsprache zu erlernen. Zudem haben viele normal spracherwerbende deutschsprachige Erstklässler bei Schuleintritt einzelne grammatische Regeln – insbesondere die Dativregel – noch nicht erworben (Ulrich et al. 2016). Dass Kontextoptimierung im Unterricht der Regelschule nicht nur sinnvoll wäre, sondern auch erfolgreich eingesetzt werden kann, hat die Lernbehindertenpädagogin Ingber-Guler über Jahre in der Deutschschweiz erlebt und dokumentiert (Ingber-Guler 2008; 2007a; 2007b; Ingber-Guler / Brühwiler 2007).

- „Arbeiten an der Grammatik" ist eine lustlos-mechanische und trockene Tätigkeit – so das Vorurteil mancher Sprachtherapeuten.

Zurückblickend auf mehr als 15 Jahre Forschungsarbeit im Bereich der Diagnose und Therapie von Kindern mit grammatischen Störungen bleibt für uns eine Erfahrung besonders mitteilungswert: Sowohl die spieldiagnostische Erfassung grammatischer Störungen als auch die kontextoptimierte Therapie sind für Kinder wie Therapeuten kreativ und lustvoll.

Literatur

Diagnostika sind im Literaturverzeichnis durch halbfette Schrift gekennzeichnet. Therapiematerialien und Bücher, die in der Therapie verwendet wurden, befinden sich in einem eigenen Verzeichnis.

Adler, Y. (2005): Grammatikalitätsurteile dysgrammatisch sprechender Kinder: Die Entwicklung der Fähigkeiten dysgrammatisch sprechender Kinder. Logos, Berlin

Affolter, F. (2006): Wahrnehmung, Wirklichkeit und Sprache. 10. unveränderte Aufl. Neckar-Verlag, Villingen-Schwenningen

Affolter, F., Bischofberger, W. (1996): Wahrnehmung und Sprache. In: Grohnfeldt, M. (Hrsg.): Handbuch der Sprachtherapie. Bd. 1. 2. Aufl. Spiess, Berlin, 213–221

Aitchison, J. (1997): Wörter im Kopf. Eine Einführung in das mentale Lexikon. 3. Aufl. Niemeyer, Tübingen

Angermaier, M. (2007): ETS 4–8. Harcourt Test Services, Frankfurt/M.

Angermaier, M. (1977): Psycholinguistischer Entwicklungstest (PET). 2., korr. Aufl. Beltz, Weinheim

Apeltauer, E. (2012): Grundlagen des Erst- und Fremdspracherwerbs. Buch und aktualisiertes Ergänzungsheft. Langenscheidt, München

Archibald, L., Gathercole, S. (2006): Short-term and Working Memory in Specific Language Impairment. International Journal of Language and Communication Disorders 41, 675–693

Augst, G. (1985): Kinderwort. 2. Aufl. Lang, Frankfurt

Baddeley, A. (2002): Human Memory. Theory and Practice. Psychology Press, East Sussex

Baddeley, A. (2001): Is Working Memory Still Working? American Psychologist 56, 849–864

Baddeley, A. (2000): The Episodic Buffer: A New Component of Working Memory? Trends in Cognitive Sciences 4, 417–423

Baddeley, A. (1986): Working memory. University Press, Oxford

Bast, C. (2003): Der Altersfaktor im Zweitspracherwerb. Dissertation, Universität zu Köln

Bates, E., Mac Whinney, B. (1982): Functionalist Approaches to Grammar. In: Wanner, E., Gleitman, L. R. (Hrsg.): Language Acquisition – The State of the Art. Cambridge University Press, New York, 173–218

Bauckmann, M., Winterfeld, I., Subellok, K. (2013): Mit Flo durch den Tag. Flo steht auf, wenn es 6.30 Uhr ist. Grammatikfördernder Mathematikunterricht und / oder mathematikfördernder Grammatikunterricht!? Sprachförderung und Sprachtherapie 1, 58–68

Baumeister, I.: Genuserwerb und Prinzipien der Genuszuweisung im Deutschen. Sprache–Stimme–Gehör 4,193–195

Baumgartner, S. (2008): Kindersprachtherapie. Eine integrative Grundlegung. Ernst Reinhardt, München / Basel

Baumgartner, S. (1997): Perspektiven einer veränderten Wissensvermittlung in der Sprachheilpädagogik. Die Sprachheilarbeit 42, 260–276

Behrens, H. (2004): Früher Grammatikerwerb. Sprache–Stimme–Gehör 28, 15–19

Berg, M. (2015): MuSE-Pro. Überprüfung grammatischer Fähigkeiten bei 5- bis 8-jährigen Kindern. Ernst Reinhardt, München / Basel

Berg, M. (2013a): Spezifische sprachheilpädagogische Förderung der komplexen Syntax. Praxis Sprache 1, 28–31

Berg, M. (2013b): Materialecke zur komplexen Syntax. Praxis Sprache 1, 46–47

Berg, M. (2011): Kontextoptimierung im Unterricht. Praxisbausteine für die Förderung grammatischer Fähigkeiten. 2. überarb. Aufl. Ernst Reinhardt, München / Basel

Berg, M. (2007): Kontextoptimierte Förderung des Nebensatzerwerbs bei spracherwerbsgestörten Kindern. Shaker, Aachen

Berg, M., Hessenauer, H. (2012): Mit der Klassenlektüre zur Kontextoptimierung. Grammatikförderung im Sprachheilpädagogischen Unterricht. mitSPRACHE 2, 43–64

Bertz, F. (1994): Morphosyntaktisches Entwicklungsgitter. Unveröff. Handanweisung, Bad Salzdetfurt

Berwanger, D. (2001): Sprachentwicklungsstörung und Zeitverarbeitung. In: Suchodoletz, W. v. (Hrsg.): Sprachentwicklungsstörung und Gehirn. Kohlhammer, Stuttgart, 118–147

Bewer, F. (2004): Der Erwerb des Artikels als Genus-Anzeiger im deutschen Erstspracherwerb. ZAS Papers in Linguistics 33, 87–140

Biederbeck, J., Durchardt, L., Klemp, L., Koch, A. (2016): Das Herz macht Urlaub. Kinder entdecken die Verbzweitstellung. Praxis Sprache 3, 227–228

Bishop, D. V. M. (2003): TROG-2 Test for Reception of Grammar-2. Harcourt, London

Bishop, D. V. M. (1983): TROG-test for Reception of Grammar. D. V. M Bishop, Manchester

Bittner, D. (2013): Grammatische Entwicklung. In: Ringmann, S., Siegmüller, J. (Hrsg.), Handbuch Spracherwerb und Sprachentwicklungsstörungen. Elsevier, München, 51–76

Blake, B. (2001): Case. 2. Aufl. University Press, Cambridge

Born, H. D. (2015): Der Erwerb der Verbendstellungsregel im subordinierten Nebensatz unter besonderer Berücksichtigung der „Weil-V2-Struktur" bei deutschsprachigen Kindern zwischen 4 und 9 Jahren. Unver. Examensarb., Universität zu Köln

Bournot-Trites, M., Tellowitz, U. (2002): Report of Current Research on the Effects of Second Language Learning on First Language Literacy Skills. Printing House, Halifax

Braun, O. (2006): Sprachstörungen bei Kindern und Jugendlichen. 3. Aufl. Kohlhammer, Stuttgart

Brown, R. (1973): A First Language. Harvard University Press, Cambridge

Bruner, J. (2008): Wie das Kind sprechen lernt. 2. Aufl. Huber, Bern

Camarata, S., Nelson, K., Camarata, M. (1994): Comparison of Conversational-Recasting and Imitative Procedures for Training Grammatical Structures in Children with Specific Language Impairment. Journal of Speech and Hearing Research 37, 1414–1423

Camarata, S., Nelson, K. (1992): Treatment Efficiency as a Function of Target Selection in the Remediation of Child Language Disorders. Clinical Linguistics & Phonetics 6, 167–178

Chaillé, C., Britain, C. (2002): The Young Child as Scientist. 3. Aufl. Prentice Hall, New Jersey

Cholewa, J., Mantey, S. (2007): Grammatische Grundlagen für die Sprachtherapie. Urban & Fischer, München

Chomsky, N. (1995): Thesen zur Theorie der generativen Grammatik. Beltz, Weinheim

Chomsky, N. (1988): Language and Problems of Knowledge: The Managua lectures. MIT Press, Cambridge

Chomsky, N. (1974): Aspekte der Syntax-Theorie. Suhrkamp, Frankfurt

Clahsen, H. (1988): Normale und gestörte Kindersprache. John Benjamins, Amsterdam

Clahsen, H. (1986): Die Profilanalyse. Ein linguistisches Verfahren für die Sprachdiagnostik im Vorschulalter. Spiess, Berlin

Clahsen, H. (1982): Spracherwerb in der Kindheit. Narr, Tübingen

Clahsen, H., Hansen, D. (1997): The Grammatical Agreement Deficit in Specific Language Impairment: Evidence from Therapy Experiments. In: Gopnik, M. (Hrsg.): The Inheritance and Innateness of Grammars. Vancouver Studies in Cognitive Science Vol. 6. Oxford University Press, New York / Oxford, 141–160

Clahsen, H., Hansen, D. (1991): COPROF – Ein linguistisches Untersuchungsverfahren für die sprachdiagnostische Praxis. Focus, Köln

Clahsen, H., Hansen, D., Bartke, S., Göllner, S. (1997): Formal Feature in Impaired Grammars: A Comparison of English and German SLI Children. Essex Research Reports in Linguistics 14. Essex, 42–75

Cloud, N. (1994): Special Education Needs of Second Language Students. In: Genesee, F. (Hrsg.): Educating Second Language Children: The Whole Child, the Whole Curriculum, the Whole Community. University Press, Cambridge, 243–277

Cole, K., Dale, P. (1986): Direct Language Instruction and Interactive Language Instruction with Language Delayed Preschool Children: A Comparison Study. Journal of Speech and Hearing Research 29, 206–217

Connell, P. (1987): An Effect of Modeling and Imitation Teaching Procedures on Children with and without Specific Language Impairment. Journal of Speech and Hearing Research 30, 105–113

Cooke, J., Williams, D. (1999): Therapie mit sprachentwicklungsverzögerten Kindern. 3. Aufl. Fischer, Stuttgart
Courtright, J., Courtright, I. (1979): Imitative Modeling as Language Intervention Strategy: The Effects of Two Mediating Variables. Journal of Speech and Hearing Research 22, 389–402
Courtright, J., Courtright, I. (1976): Imitative Modeling as a Theoretical Base for Instructing Language-Disordered Children. Journal of Speech and Hearing Research 19, 655–663
Cron-Boengeler, U. (1985): Die Analyse kindlicher Sprachstrukturen in den ersten 3 Lebensjahren. In: Gipper, H. (Hrsg.): Kinder unterwegs zur Sprache. Schwann, Düsseldorf, 148–170
Cummins, J. (2001): Bilingual Children's Mother Tongue: Why is it Important for Education? Sprogforum 19, 15–20
Cummins, J. (1998): Immersion Education for the Millennium: What Have We Learned from 30 Years of Research on Second Language Immersion? In: Childs, M. R., Bostwick, R. M. (Hrsg.): Learning Through Two Languages: Research and Practice – Second International Symposium on Immersion and Bilingual Education. Japan: Katoh Gakuen, 33–47

Dalgalian, G. (2000): Enfances plurilingues. Témoignage pour une éducation bilingue et plurilingue. L'Harmattan, Paris
Dannenbauer, F. M. (2009): Spezifische Sprachentwicklungsstörung. In: Grohnfeldt, M. (Hrsg): Lehrbuch der Sprachheilpädagogik und Logopädie. Bd. 2. 3. Aufl. Kohlhammer, Stuttgart, 50–75
Dannenbauer, F. M. (2007): Spezifische Sprachentwicklungsstörung (SLI). In: Grohnfeldt, M. (Hrsg.): Lexikon der Sprachtherapie. Kohlhammer, Stuttgart, 292–299
Dannenbauer, F. M. (2005): Kontextoptimierung: Die neue Wunderwaffe in der Dysgrammatismustherapie? Die Sprachheilarbeit 50, 20–25
Dannenbauer, F. M. (2004): Probleme der ätiologischen Forschung bei spezifischer Sprachentwicklungsstörung. LOGOS Interdisziplinär 12, 164–174.
Dannenbauer, F. M. (2002): Grammatik. In: Baumgartner, S., Füssenich, I. (Hrsg.): Sprachtherapie mit Kindern. 5. Aufl. Ernst Reinhardt, München / Basel, 105–161
Dannenbauer, F. M. (1992): Von der Spontansprachdiagnostik zum Multiperformanzprinzip: Der Stellenwert der Spontansprachanalyse für die Dysgrammatismustherapie. Der Sprachheilpädagoge 24, 1–24
Dannenbauer, F. M. (1983): Der Entwicklungsdysgrammatismus als spezifische Ausprägungsform der Entwicklungsdysphasie. Ladewig, Birkach
Dannenbauer, F. M., Kotten-Sederqvist, A. (1990): Sebastian lernt SUBJ + MOD + XY + V (inf). Bericht von einer entwicklungsproximalen Sprachtherapie mit einem dysgrammatisch sprechenden Kind. Vierteljahresschrift für Heilpädagogik u.i.N. (VHN) 59, 27–45
Dannenbauer, F. M., Kotten-Sederqvist, A. (1986): Beziehungen zwischen phonologischen und syntaktischen Defiziten bei sprachentwicklungsgestörten Kindern. Der Sprachheilpädagoge 18, 43–61

Dittmann, J. (2010): Der Spracherwerb des Kindes. 3. völlig überarb. Aufl. Beck, München

Dornes, M. (2011): Der kompetente Säugling. 13. Aufl. Fischer, Frankfurt

Duden (1998): Grammatik der deutschen Gegenwartssprache. 6. neu bearb. Aufl. Bibliogr. Inst., Mannheim

Duden (1973): Grammatik der deutschen Gegenwartssprache. 3. Aufl. Bibliogr. Inst., Mannheim

Dürscheid, C. (2009): Grammatische Theorien. Sprache–Stimme–Gehör 33, 89–97

Eibert, N. (2013): Syntax kompliziert?–Ich hab's kapiert! Ideen zur Umsetzung einer kontextoptimierten Förderung der komplexen Syntax im Unterricht. Praxis Sprache 1, 36–38

Eisenberg, P. (2013): Grundriss der deutschen Grammatik 1: Das Wort. 4. aktualisierte und überarbeitete Aufl. unter Mitarbeit von N. Fuhrhop. J. B. Metzler, Stuttgart

Eisenberger, E., Elstner, W. (1987): Wir wollen gute Sätze bauen. Übungen zur Behandlung des Dysgrammatismus. Jugend und Volk, Wien

Ekrod, K. (2015): Wie viel Glück haben wir am Glücksrad? Ein Spiel zur Förderung der komplexen Syntax im Mathematikunterricht. Sprachförderung und Sprachtherapie 3, 146–160

Ellis Weismer, S. (1993): Perceptual and Cognitive Deficits in Children with Specific Language Impairment. In: Grimm, H., Skowronek, H. (Hrsg.): Language Acquisition Problems and Reading Disorders: Aspects of Diagnosis and Intervention. De Gruyter, New York, 75–103

Ellis Weismer, S., Hesketh, L. (1998): The Impact of Emphatic Stress on Novel Word Learning by Children with Specific Language Impairment. Journal of Speech, Language and Hearing Research 41, 1444–1458

Ellis Weismer, S., Hesketh, L. (1996): Lexical Learning by Children with Specific Language Impairment: Effects of Linguistic Input Presented at Varying Speaking Rates. Journal of Speech and Hearing Research 39, 177–190

Ellis Weismer, S., Hesketh, L. (1993): The Influence of Prosodic and Gestural Cues on Novel Word Acquisition by Children with Specific Language Impairment. Journal of Speech and Hearing Research 36, 1013–1025

Esser, G., Wyschkon, A. (2010): Potsdam-Illinois Test für Psycholinguistische Fähigkeiten (P-ITPA): Deutsche Fassung des Illinois Test of Psycholinguistic Abilities, Third Edition (ITPA-3) von D.D. Hammill, N. Mather & R. Roberts. Hogrefe, Göttingen

Fey, M. E., Long, S. H., Finestack, L. H. (2003): Ten Principles of Grammar Facilitation for Children with Specific Language Impairments. American Journal of Speech-Language Pathology 12, 3–15

Fischer, R. (2005): Genuszuordnung. Europäische Hochschulschriften, Frankfurt

Fostiropoulos, K. (2002): „Emil und die Detektive" in einer 3. Klasse der Schule für Sprachbehinderte. Grammatische Therapie subordinierter Nebensätze im

Rahmen kontextoptimierter Leseförderung. Unver. Hausarbeit, Staatl. Seminar für Schulpädagogik, Heidelberg

Fox-Boyer, A. V. (2013): TROG-D. Test zur Überprüfung des Grammatikverständnisses. 6. Aufl. Schulz-Kirchner, Idstein

Frank, G., Grziwotz, P. (1978): Dysgrammatiker-Prüfmaterial. Selbstverlag, Ravensburg

Friedman, P., Friedman, K. (1980): Accounting for Individual Differences when Comparing the Effectiveness of Remedial Language Teaching Methods. Applied Psycholinguistics 1, 151–170

Füssenich, I. (1992): Wider den schlechten Ruf von Sprachtherapie: Mirco erwirbt grammatische Strukturen des Deutschen. Grundschule 24, 36–38.

Gasteiger-Klicpera, B. (2007): Sprachförderung im Vorschulalter: Welche Kinder profitieren ausreichend und welche nicht? In: De Langen-Müller, U., Maihack, V. (Hrsg.): Früh genug – aber wie? ProLog, Köln, 166–184

Gathercole, S., Baddeley, A. (1993): Working Memory and Language. Taylor & Francis, London

Glück, C. W. (2010): Kindliche Wortfindungsstörungen. 4. durchges. Aufl. Lang, Frankfurt/M.

Glück, C. W., Mußmann, J. (2009): Inklusive Bildung braucht exklusive Professionalität – Entwurf für eine „Inklusive Sprachheilpädagogik". Die Sprachheilarbeit 54, 212–219

Graichen, J. (1996): Neuropsychologische Perspektiven. In: Grohnfeldt, M. (Hrsg.): Handbuch der Sprachtherapie. Bd. 1. Spiess, Berlin, 113–134

Graichen, J. (1985): Neuropsychologische Differenzierung des Dysgrammatismus durch artikulatorische Regelprogramme. In: Dt. Ges. für Sprachheilpädagogik (Hrsg.): Zentral bedingte Kommunikationsstörungen. Wartenberg & Söhne, Hamburg, 75–86

Grimm, H. (2015): Sprachentwicklungstest für drei- bis fünfjährige Kinder (SET-K 3–5). 3. Aufl. Hogrefe, Göttingen

Grimm, H. (2001): Sprachentwicklungstest für drei- bis fünfjährige Kinder. (SET-K 3–5). Diagnose von Sprachverarbeitungsfähigkeiten und auditiven Gedächtnisleistungen. Hogrefe, Göttingen

Grimm, H. (1995): Strukturanalytische Untersuchung der Kindersprache. 3. Aufl. Huber, Bern

Grimm, H. (1993): Syntax and Morphological Difficulties in German-Speaking Children with Specific Language Impairment: Implications for Diagnosis and Intervention. In: Grimm, H., Skowronek, H. (Hrsg.): Language Acquisition Problems and Reading Disorders Aspects of Diagnosis and Intervention. de Gruyter, Berlin, 25–64

Grimm, H., Schöler, H. (1991): Der Heidelberger Sprachentwicklungstest. 2. Aufl. Hogrefe, Göttingen

Grohnfeldt, M. (2009): Notwendigkeiten und Probleme der Einteilung von Störungsbildern und ihrer Bedingungshintergründe. In: Grohnfeldt, M. (Hrsg.): Lehrbuch der Sprachheilpädagogik und Logopädie. Bd. 2. 3. Aufl. Kohlhammer, Stuttgart, 17–23

Grohnfeldt, M. (1999): Störungen der Sprachentwicklung. 7. Aufl. Marhold, Berlin

Günther, K.-B. (1987): Zur Bedeutung von sprach- und entwicklungspsychologischen Erkenntnissen bei dysgrammatisch sprechenden Kindern. In: Dt. Ges. für Sprachheilpädagogik (Hrsg.): Spracherwerb und Spracherwerbsstörungen. Wartenberg, Hamburg, 165–200

Haberzettl, S. (2007): Zweisprachigkeit. In: Schöler, H., Welling, A. (Hrsg.): Sonderpädagogik der Sprache. Hogrefe, Göttingen, 67–91

Hacker, D. (2002): Phonologie. In: Baumgartner, S., Füssenich, I. (Hrsg.): Sprachtherapie mit Kindern. 5. Aufl. Ernst Reinhardt, München / Basel, 13–62

Haffner, U. (1995): „Gut reden kann ich“ – Das entwicklungsproximale Konzept in der Praxis. Modernes Lernen, Dortmund

Hammill, D., Mather, N., Roberts, R. (2001): The Illinois Test of Psycholinguistic Abilities (ITPA-3). 3. Aufl. Pro-Ed, Austin / TX

Hansen, D. (1996): Spracherwerb und Dysgrammatismus: Grundlagen, Diagnose und Therapie. Ernst Reinhardt, München / Basel

Harnisch, U. (1993): Grammatische Progression – ein alter Hut? Zur Zweitsprachentwicklung türkischer Schulanfänger. Deutsch Lernen 18, 313–334

Hartmann, E. (1995): Verknüpfung sprachheilpädagogischer Praxis und Forschung am Beispiel einer Einzelfallstudie zur entwicklungsproximalen Sprachtherapie. Vierteljahresschrift für Heilpädagogik u.i.N.(VHN) 64, 3–35

Haspelmath, M. (2010): Understanding Morphology. 2. Aufl. Hodder Arnold, London

Hawkins, P., Spencer, H. (1985): Imitative Versus Spontaneous Language Assessment: A Comparison of CELI and LARSP. The British Journal of Disorders of Communication 20, 191–200

Heese, G. (1963): Dysgrammatismus als Leitsymptom der verzögerten Sprachentwicklung. In: Süddeutsche Schulzeitung 1

Heidtmann, H. (1990): Neue Wege der Sprachdiagnostik. Analyse freier Sprachproben. Edition Marhold, Berlin

Helbig, G. (2000): Die Kasus – gestern und heute. Deutsch als Fremdsprache 37, 10–21

Herl, S., Schrey-Dern, D. (1997): Wie lernt das Kind den Plural? Forum Logopädie 11, 5–6

Hofmann, N., Polotzek, S., Roos, J., Schöler, H. (2008): Sprachförderung im Vorschulalter – Evaluation dreier Sprachförderkonzepte. Diskurs Kindheits- und Jugendforschung 4, 291–300

Holtz, A. (1988): Untersuchungen zur Entwicklung der Pluralmorphologie bei sprachbehinderten Kindern. Der Sprachheilpädagoge 20, 1–19

Homburg, G. (2000): Was heißt Qualität in der Sprachtherapie? In: Homburg, G., Iven, C., Maihack, V. (Hrsg.): Qualitätsmanagement in der Sprachtherapie – Kontrollmechanismus oder Kompetenzgewinn? ProLog, Köln, 27–40

Homburg, G. (1997): Konzepte und Ansatzpunkte der Dysgrammatismustherapie. In: Grohnfeldt, M. (Hrsg.): Störungen der Grammatik. Handbuch der Sprachtherapie. Bd. 4. 2. Aufl. Spiess, Berlin, 113–143

Ingber-Guler, M. (2008): Schnell und schlau. Ein kontextoptimiertes Spiel zur komplexen Syntax (2.–4. Schuljahr). Die neue schulpraxis 19, 9–22

Ingber-Guler, M. (2007a): Aus der Sprachforschung in die Unterrichtspraxis – Sprachgefühl entwickeln. Die neue schulpraxis 18, 4–9

Ingber-Guler, M. (2007b): Subjekt-Verb-Kongruenz – kontextoptimierte Unterrichtsvorschläge. Die neue schulpraxis 12, 12–23

Ingber-Guler, M., Brühwiler, E. (2007). Heute fütterst du den Pudding. Zwei kontextoptimierte Spiele zum einfachen Hauptsatz (2.–4. Schuljahr). Die neue schulpraxis 10, 12–25

Jedik, L. (2004): Anamnesebögen für zweisprachige Kinder. Edition von Freisleben, Würzburg

Johnston, J. R. (1993): Definition and Diagnosis of Language Developmental Disorders. In: Blanken, G., Dittmann, J., Grimm, H., Marshall, J. C., Wallesch, C.-W. (Hrsg.): Linguistic Disorders and Pathologies: an International Handbook. De Gruyter, New York, 574–585

Katz-Bernstein, N. (2003): Aufbau der Sprach- und Kommunikationsfähigkeit bei redeflussgestörten Kindern. 8. Aufl. Edition SZH, Luzern

Kauschke, C. (2002): Der patholinguistische Ansatz in der Therapie bei spezifischen Sprachentwicklungsstörungen. In: Dt. Ges. für Sprachheilpädagogik (Hrsg.): Phänomen Sprache. Kongressbericht. Edition von freisleben, Rimpar, 322–331

Kauschke, C. (2000): Der Erwerb des frühkindlichen Lexikons. Eine empirische Studie zur Entwicklung des Wortschatzes im Deutschen. Narr, Tübingen

Kauschke, C., de Langen-Müller, U., Kiese-Himmel, C., Neumann, K., Noterdaeme, M. (2011): Diagnostik von Sprachentwicklungsstörungen (SES), unter Berücksichtigung umschriebener Sprachentwicklungsstörungen (USES). In: http://www.awmf.org/uploads/tx_szleitlinien/049-006l_S2k_Sprachentwicklungsstoerungen_Diagnostik_2013-06_01.pdf, 24.11.2016

Kauschke, C., Siegmüller, J. (2012): Materialien zur Therapie nach dem Patholinguistischen Ansatz (PLAN). Syntax und Morphologie. Elsevier, München

Kauschke, C., Siegmüller, J. (2010): Patholinguistische Diagnostik bei Sprachentwicklungsstörungen. 2. Aufl. Urban & Fischer, München

Kauschke, C., Siegmüller, J. (2002): Patholinguistische Diagnostik bei Sprachentwicklungsstörungen. Urban & Fischer, München

Kegel, G. (1994): Sprach- und Zeitverarbeitung bei sprachauffälligen Kindern. In: Grohnfeldt, M. (Hrsg.): Handbuch der Sprachtherapie. Bd. 4. Störungen der Grammatik. Spiess, Berlin, 225–243

Klenk, R., Berg, M. (2013): Förderung von Kausalsätzen anhand des Bilderbuches „mutig, mutig“ – eine kontextoptimierte Unterrichtseinheit. Praxis Sprache 1, 33 – 35

Koch, Y. (2015): Im Architekturbüro und auf der Baustelle – Ein Unterrichtsbeispiel zur morphologisch-syntaktischen Förderung im Geometrieunterricht. Sprachförderung und Sprachtherapie 3, 138 – 145

Kolonko, B., Seglias, T. (2005): Spracherwerbsstörungen bei älteren Kindern und Jugendlichen an Sprachheilschulen. Schweizerische Zeitschrift für Heilpädagogik 4, 26 – 32

König, S., Frank, G. (2015): GraSp-GS. Grammatikanalyse der Sprachproduktion bei Kindern im Grundschulalter. Verlag am Sprachheilzentrum, Ravensburg

Kracht, A., Rothweiler, M. (2003): Diagnostische Fragen zur kindlichen Grammatikentwicklung im Kontext von Mehrsprachigkeit. In: Warzecha, B. (Hrsg.): Heterogenität macht Schule. Beiträge aus sonderpädagogischer und interkultureller Perspektive. Waxmann, Münster, 189 – 204

Kracht, A., Welling, A. (1995): Migration und Zweisprachigkeit. Skizzierung eines sprachtherapeutischen Aufgabenfeldes. Die Sprachheilarbeit 40, 75 – 85

Krämer, S., König, E. (Hrsg.) (2002): Gibt es eine Sprache hinter dem Sprechen? Suhrkamp, Frankfurt / M.

Kregcjk, K. (1991): Zum Einsatz von Medien und Strukturierungshilfen. In: Grohnfeldt, M. (Hrsg.): Störungen der Grammatik. Handbuch der Sprachtherapie. Bd. 4. Spiess, Berlin, 261 – 278

Kroffke, S., Rothweiler, M. (2004): Sprachmodi im kindlichen Zweitspracherwerb. Sprachlicher Kontext und seine Bedeutung für die sprachpädagogische Diagnostik. Die Sprachheilarbeit 49, 18 – 24

Kruse, S. (2007): Kindlicher Grammatikerwerb und Dysgrammatismus. Verstehen – Erkennen – Behandeln. Haupt, Bern

Kruse, S. (2000): Kindlicher Dysgrammatismus und Perspektivenwechsel. Schulz-Kirchner, Idstein

Lahey, M. (1988): Language Disorders and Language Development. Macmillan, New York

Lee, L. L. (1974): Developmental Sentence Analysis. Northwestern University Press, Evanston

Lees, J., Urwin, S. (1998): Children with Language Disorders. Whurr Publishers, London

Leischner, A. (1987): Aphasien und Sprachentwicklungsstörungen. 2., neu überarb. Aufl. Thieme, Stuttgart

Leitao, S., Hogben, J., Fletcher, J. (1997): Phonological Processing Skills in Speech and Language Impaired Children. European Journal of Disorders of Communication 32, 91 – 113

Leonard, L. B. (2014): Children with Specific Language Impairment. 2. Aufl. MIT Press, Cambridge

Leontev, A. A. (1999): Tätigkeit und Kommunikation. In: Viehweger, D. (Hrsg.): Grundfragen einer Theorie der sprachlichen Tätigkeit. Akademie-Verlag, Berlin, 199–215

Levelt, W. J. M. (1995): Speaking: From Intention to Articulation. 4. Aufl. MIT Press, Cambridge

Levelt, W. J. M., Roelofs, A., Meyer, A. S. (1999): A Theory of Lexical Access in Speech Production. Behavioral and Brain Sciences 22, 1–75

Liebmann, A. (1901): Agrammatismus infantilis. Archiv für Psychiatrie und Nervenkrankheiten 34, 240–252

Loban, W. (1976): Language Development: Kindergarten through Grade 12. Research report 18. National Council of Teachers of English, Champaign IL

Locke, J. L. (1977): A Theory of Neurolinguistic Development. Brain and Language 4, 265–326

Luchsinger, R., Arnold, G. E. (1970): Handbuch der Stimm- und Sprachheilkunde. 3. Aufl. Springer, Wien

Mahlau, K. (2016): Screening grammatischer Fähigkeiten für die 2. Klasse (SGF 2). Ernst Reinhardt, München / Basel

Maiworm, B. (2008): Grammatische Fähigkeiten sprachnormaler Grundschulanfänger – Empirische Überprüfung mit der ESGRAF-Diagnostik. Unver. Dipl.arb., Universität zu Köln

Masur, E. F. (1989): Individual and Dyadic Patterns of Imitation: Cognitive and Social Aspects. In: Speidel, G. E., Nelson, K. E. (Hrsg.): The Many Faces of Imitation in Language Learning. Springer, New York, 53–72

Mathis, A., Kauschke, C. (2008): Zur Wirksamkeit der patholinguistischen Intervention bei Störungen im Pluralerwerb. LOGOS interdisziplinär 16, 280–289

Mayer, A. (2003): Möglichkeiten der Sprach- und Kommunikationsförderung im Unterricht mit sprachentwicklungsgestörten Kindern. Die Sprachheilarbeit 48, 11–20

Meixner, F. (1996): Krali hat einen Wastlagen – Diagnose und Förderung der Sprachprogrammstörung. Der Sprachheilpädagoge 28, 1–19

Menyuk, P. (1969): Sentences Children Use. MIT Press, Cambridge

Miner, L. E. (1969): Scoring Procedures for the Length-Complexity Index: A Primary Report. Journal of Communication Disorders 2, 224–240

Möllmeier, M. (2013): Therapie der Verbendstellung in Nebensätzen durch Rollenspiele. Praxis Sprache 1, 42–45

Motsch, H.-J. (2013a): ESGRAF-R. Modularisierte Diagnostik grammatischer Störungen. 2. Aufl. Ernst Reinhardt, München / Basel

Motsch, H.-J. (2013b): Grammatische Störungen – Basisartikel. Sprachförderung und Sprachtherapie 2, 2–8

Motsch, H.-J. (2011): ESGRAF-MK. Evozierte Sprachdiagnose grammatischer Fähigkeiten für mehrsprachige Kinder. Ernst Reinhardt, München / Basel

Motsch, H.-J. (2009a): Grammatische Störungen. In: Grohnfeldt, M. (Hrsg.): Lehrbuch der Sprachheilpädagogik und Logopädie. Bd. 3. Diagnostik, Prävention und Evaluation. 2. Aufl. Kohlhammer, Stuttgart, 163–181

Motsch, H.-J. (2009b): ESGRAF-R. Modularisierte Diagnostik grammatischer Störungen. Ernst Reinhardt, München / Basel
Motsch, H.-J. (2007): Evidenzbasierte spezifische Frühtherapie grammatischer Störungen im Rahmen der SSES. In: De Langen, U. (Hrsg.): Früh genug – aber wie? Sprachförderung per Erlass oder Sprachtherapie auf Rezept? ProLog, Köln, 128 – 147
Motsch, H.-J. (2006): Kontextoptimierung. Förderung grammatischer Fähigkeiten in Therapie und Unterricht. 2. Aufl. Ernst Reinhardt, München / Basel
Motsch, H.-J. (2005): Kontextoptimierter Unterricht an der Schule für Sprachbehinderte. In: Arnoldy, P., Traub, B. (Hrsg.): Sprachentwicklungsstörungen. Von Loeper, Karlsruhe, 195 – 209
Motsch, H.-J. (2002): Effektivitätssteigerung durch Kontextoptimierung in der Therapie spezifischer Sprachentwicklungsstörungen. In: Suchodoletz, W. von (Hrsg.): Therapie von Sprachentwicklungsstörungen – Anspruch und Realität. Kohlhammer, Stuttgart, 83 – 105
Motsch, H.-J. (2000a): ESGRAF-Testmanual. 2. Aufl. Ernst Reinhardt, München / Basel
Motsch, H.-J. (2000b): ESGRAF-Video. Ernst Reinhardt, München / Basel
Motsch, H.-J. (1999): ESGRAF. Spieldiagnostische Erfassung grammatischer Fähigkeiten. LOGOS interdisziplinär 4, 267 – 273
Motsch, H.-J. (1998): Spontansprachdiagnostik bei Spracherwerbsstörungen – Erwartungen, Möglichkeiten, Grenzen. Studientext, Pädagogische Hochschule Heidelberg
Motsch, H.-J. (1996a): Sprach- oder Kommunikationstherapie? Kommunikationstheoretische Grundlagen eines geänderten sprachtherapeutischen Selbstverständnisses. In: Grohnfeldt, M. (Hrsg.): Grundlagen der Sprachtherapie. Handbuch der Sprachtherapie. Bd. 1. 2. Aufl. Spiess, Berlin, 73 – 95
Motsch, H.-J. (1996b): Frühförderung spracherwerbsgestörter Kinder – zwischen Professionalität und gutem Elternverhalten. Vierteljahresschrift für Heilpädagogik u.i.N. (VHN) 65, 324 – 335
Motsch, H.-J. (1990): Idiographische Logopädie. Vierteljahresschrift für Heilpädagogik u.i.N. (VHN) 59, 2 – 13
Motsch, H.-J. (1986): Zusammenarbeit mit Eltern sprachentwicklungsgestörter Kinder. In: Baechtold, A., Brunsting, M., Keller, H.-J., Steppacher, J. (Hrsg.): Sonderpädagogik. Handlung – Forschung – Wissenschaft. Marhold, Berlin, 204 – 226
Motsch, H.-J. (1984): Sprachliches Imitationslernen – oder was nützt dem Kind ein gutes Sprachmodell? Vierteljahresschrift für Heilpädagogik u.i.N. (VHN) 53, 310 – 323
Motsch, H.-J., Becker, L. (2014): Grammatikerwerb deutschsprachiger Kinder zwischen 4 und 9 Jahren (GED 4 – 9). Vierteljahresschrift für Heilpädagogik u.i.N. (VHN) 83, 72 – 74
Motsch, H.-J., Berg, M. (2003): Therapie grammatischer Störungen – Interventionsstudie zur Kontextoptimierung. Die Sprachheilarbeit 48, 151 – 156

Motsch, H.-J., Hansen, D. (1999): COPROF und ESGRAF. Diagnoseverfahren grammatischer Störungen im Vergleich. Die Sprachheilarbeit 44, 151–162

Motsch, H.-J., Riehemann, S. (2008a): Effects of Context-Optimisation on the Acquisition of Grammatical Case in Children with Specific Language Impairment. International Journal of Language and Communication Disorders 43, 683–698

Motsch, H.-J., Riehemann, S. (2008b): Grammatische Störungen mehrsprachiger Schüler. Interventionsstudie zum Therapieziel Kasusrektion. Die Sprachheilarbeit 53, 15–25

Motsch, H.-J., Rietz, C. (2016): ESGRAF 4–8. Grammatiktest für 4- bis 8-jährige Kinder. Ernst Reinhardt, München / Basel

Motsch, H.-J., Schmidt, M. (2010): Interlanguage-Effekte in der Therapie spracherwerbsgestörter Kinder. Vierteljahresschrift für Heilpädagogik u.i.N. (VHN) 79, 131–144

Motsch, H.-J., Schmidt, M. (2009): Frühtherapie grammatisch gestörter Kinder in Gruppen – Interventionsstudie in Luxemburg. Frühförderung interdisziplinär 28, 113–121

Motsch, H.-J., Seiffert, H. (2008): Therapie grammatischer Störungen in sprachtherapeutischen Phasen des Biologieunterrichts im Sekundarbereich. MitSprache 40, 39–59

Motsch, H.-J., Ziegler, D. (2004): Kontextoptimierte Förderung grammatischer Fähigkeiten im basistherapeutisch orientierten Anfangsunterricht. In: Grohnfeldt, M. (Hrsg.): Lehrbuch der Sprachheilpädagogik und Logopädie. Bd. 5. Bildung, Erziehung und Unterricht. Kohlhammer, Stuttgart, 180–190

Nelson, K., Camarata, S., Welsh, J., Butkovsky, L., Camarata, M. (1996): Effects of Imitative and Conversational Recasting Treatment on the Acquisition of Grammar in Children with Specific Language Impairment and Younger Language-Normal Children. Journal of Speech and Hearing Research 39, 850–859

Nippold, M. A. (1988): Later Language Development. Ages 9 Through 19. College Hill Publication, Boston

Offergeld, K. (1994): Gestörte Sprachentwicklung: Ursachen, Symptome, Behandlung. 4. Aufl. Reha-Verlag, Bonn

Osburg, C. (1997): Gesprochene und geschriebene Sprache. Schneider, Baltmannsweiler

Oxford Centre for Evidence-based Medicine: Levels of Evidence (2009) In: www.cebm.net / oxford-centre-evidence-based-medicine-levels-evidence-march-2009 /, 29.11.2016

Paradis, J. (2005): Grammatical Morphology in Children Learning English as a Second Language. Implications of Similarities With Specific Language Impairment. Language, Speech, and Hearing Services in Schools 36, 172–187

Penner, Z. (2002): Das Kon-Lab-Kinderprogramm. Kon-Lab GmbH, Konstanz

Penner, Z. (2000): Phonologische Entwicklung. Eine Übersicht. In: Grimm, H. (Hrsg.): Sprachentwicklung. Enzyklopädie der Psychologie: Sprache Bd. 3. Hogrefe, Göttingen, 105–140

Penner, Z. (1999): Screeningverfahren zur Feststellung von Störungen in der Grammatikentwicklung. Edition SZH, Luzern

Penner, Z. (1995): Störungen im Erwerb der Nominalphrase im Schweizerdeutschen. Ein spontansprachliches Diagnoseverfahren. Edition SZH, Luzern

Penner, Z., Kölliker Funk, M. (1998): Therapie und Diagnose von Grammatikerwerbsstörungen. Edition SZH, Luzern

Penner, Z., Schmid, J. (2005): Über sprachliches Regellernen und Fördermaßnahmen: das „Kon-Lab-Programm". Die Sprachheilarbeit 50, 293–299

Petermann, F. (2016): Sprachstandserhebungstest für Kinder im Alter zwischen 3 und 5 Jahren (SET 3–5). Hogrefe, Göttingen

Petermann, F. (2012): Sprachstandserhebungstest für Kinder im Alter zwischen 5 und 10 Jahren (SET 5–10). 2. überarb. Aufl. Hogrefe, Göttingen

Piaget, J., Inhelder, B. (1986): Die Psychologie des Kindes. dtv, München

Pinker, S. (1996): Der Sprachinstinkt. Kindler, München

Pinker, S. (1994): The Language Instinct: The New Science of Language and Mind. Penguin Books, London

Ramge, H. (1993): Spracherwerb. Grundzüge der Sprachentwicklung bei Kindern. 3. Aufl. Niemeyer, Tübingen

Reber, K., Schönauer-Schneider, W. (2014): Bausteine sprachheilpädagogischen Unterrichts. 3. Aufl. Ernst Reinhardt, München / Basel

Reiss-Held, S. (1999): Das Genus im Unterricht mit Kindern nichtdeutscher Herkunftssprache. Zielsprache Deutsch 30, 2–15

Remmler, S. (1975): Vergleichende Untersuchungen zur Morphologie und Syntax 5–6jähriger normalsprechender und agrammatisch sprechender Kinder. Humboldt Universität, Berlin

Rickheit, G. (1975): Zur Entwicklung der Syntax im Grundschulalter. Schwann, Düsseldorf

Riehemann, S. (2008): Therapie fehlender Kasusfähigkeiten grammatisch gestörter Schüler in kontextoptimierten Unterrichtsphasen. Interventionsstudie in zweiten Klassen an Schulen mit dem Förderschwerpunkt Sprache. Inauguraldissertation, Universität zu Köln

Rietz, C., Motsch, H.-J. (2014): Testtheoretische Absicherung der ESGRAF 4–9. Empirische Sonderpädagogik 6, 300–312

Ritterfeld, U. (2003): Auditive Aufmerksamkeit und Sprachlernen: Explikation eines impliziten Zusammenhangs. Die Sprachheilarbeit 48, 4–10

Ritterfeld, U., Vorderer, P. (2000): Beeinträchtigen unterhaltsame Medienangebote den Spracherwerb? Sprache–Stimme–Gehör 24, 146–153

Rizzi, L. (Hrsg.) (1982): Issues in Italian Syntax. Foris, Dordrecht

Romonath, R. (2000): Reintegration von Absolventinnen und Absolventen der Sprachheilgrundschule in das Regelschulsystem. Eine empirische Untersuchung. Shaker, Aachen

Rothweiler, M. (2001): Wortschatz und Störungen des lexikalischen Erwerbs bei spezifisch sprachentwicklungsgestörten Kindern. Winter, Heidelberg

Rothweiler, M. (1993): Der Erwerb von Nebensätzen im Deutschen. Niemeyer, Tübingen

Ruberg, T. (2013): Der Genuserwerb ein- und mehrsprachiger Kinder. Dr. Kovac, Hamburg

Schmidt, M. (2009): Kontextoptimierte Gruppentherapie zur Förderung früher grammatischer Fähigkeiten in der Erst- und Zweitsprache. Eine randomisierte Interventionsstudie. Inauguraldissertation, Universität zu Köln

Schöler, H. (1999): IDIS-Inventar diagnostischer Informationen bei Sprachentwicklungsauffälligkeiten. Schindele, Heidelberg

Schöler, H. (1975): Verstehen und Imitation temporaler Satzformen. In: Grimm, H., Schöler, H., Wintermantel, M. (Hrsg.): Zur Entwicklung sprachlicher Strukturformen bei Kindern. Beltz, Weinheim, 132–152

Schöler, H., Anzer, A., Illichmann, E. (1986): Flexion und Wortbildung: Ein Vergleich zwischen dysgrammatisch sprechenden und sprachunauffälligen Kindern. Der Sprachheilpädagoge 18, 62–73

Schöler, H., Fromm, W., Kany, W. (Hrsg.) (1998): Spezifische Sprachentwicklungsstörung und Sprachlernen. Schindele, Heidelberg

Schöler, H., Kany, W. (1989): Lernprozesse beim Erwerb der Flexionsmorphologie: ein Vergleich sprachbehinderter mit sprachunauffälligen Kindern am Beispiel der Pluralmarkierung. In: Kegel, G., Arnhold, T., Dahlmeier, K. (Hrsg.): Sprechwissenschaft und Psycholinguistik 3. Westdeutscher Verlag, Opladen, 123–176

Schöler, H., Kany, W., Häring, M., Schakib-Ekbatan, K. (1996): Zur Diagnostik bei Sprachentwicklungsauffälligkeiten. Ergebnisse einer Fragebogenerhebung. Forschungsbericht, Pädagogische Hochschule Heidelberg

Schöler, H., Schakib-Ekbatan, K. (2001): Sprachentwicklungsstörungen und Verarbeitungs- bzw. Lernstörungen. In: Grohnfeldt, M. (Hrsg.): Lehrbuch der Sprachheilpädagogik und Logopädie. Bd. 2. Kohlhammer, Stuttgart, 88–101

Scholz, J. (2000): Möglichkeiten und Grenzen des Einsatzes von ESGRAF in der sprachdiagnostischen Praxis. Unver. Dipl.arb., Universität zu Köln

Schrey-Dern, D. (1994): Morphologisch-syntaktische Analyse. In: Dickmann, C., Flossmann, I., Klasen, R., Schrey-Dern, D., Stiller, U., Tockuss, C. (Hrsg.): Logopädische Diagnostik von Sprachentwicklungsstörungen. Thieme, Stuttgart, 51–76

Schulte, K., Frank, H., Gerzymisch-Arbogast, H., Hey, G. (1980): Sprechlehrhilfe PMS. Groos, Heidelberg

Schulz, P., Tracy, R. (2011): LiSe-DaZ. Linguistische Sprachstandserhebung – Deutsch als Zweitsprache. Hogrefe, Göttingen

Seiffert, H. (2013): Kooperative Spiele für den Erwerb der komplexen Syntax im Geschichtsunterricht der Klasse 6. Eine grammatische Reise zu den Römern. Praxis Sprache 1, 34–36

Seiffert, H. (2008): Methodische Aspekte kontextoptimierter Unterrichtsphasen im Fachunterricht der Sekundarstufe. Die Sprachheilarbeit 53, 154–163

Sellin, B. (1995): ich will kein inmich mehr sein. botschaften aus einem autistischen kerker. Kiepenheuer & Witsch, Köln

Siegmüller, J. (2013): Kompensierter Dysgrammatismus. In: Ringmann, S., Siegmüller, J. (Hrsg.): Handbuch Spracherwerb und Sprachentwicklungsstörungen. Elsevier, München, 103–132

Siegmüller, J. (2003): Sprachtherapeutische Intervention bei Störungen auf der grammatischen Ebene bei Schulkindern. LOGOS interdisziplinär 11, 36–42

Siegmüller, J., Kauschke, C. (2013): Patholinguistische Therapie von Sprachentwicklungsstörungen. 2. korrigierte Aufl. Elsevier, Stuttgart

Siegmüller, J., Kauschke, C. (2006): Patholinguistische Therapie von Sprachentwicklungsstörungen. Elsevier, Stuttgart

Siegmüller, J., Kauschke, C., v. Minnen, S., Bittner, D. (2011): Test zum Satzverstehen von Kindern (TSVK). Elsevier, München

Skinner, B. F. (1957): Verbal Behavior. Appleton-Century-Crofts, New York

Slobin, D. (1987): Einführung in die Psycholinguistik. 2. Aufl. Cornelsen, Berlin

Slobin, D. (1985): The Crosslinguistic Study of language Acquisistion. Bd. 2. Erlbaum, Hillsdale N. J.

Slobin, D. (1979): Psycholinguistics. Foresman, Glenview Ill.

Speidel, G. E., Nelson, K. E. (Hrsg.) (1989): The Many Faces of Imitation in Language Learning. Springer, New York

Steinbach, M., Albert, R., Girnth, H., Hohenberger, A., Kümmerling-Meibauer, B., Meibauer, J., Rothweiler, M., Schwarz-Friesel, M. (2007): Schnittstellen der germanistischen Linguistik. J. B. Metzler, Stuttgart / Weimar

Suchodoletz, W. v. (2002): Ansprüche an eine Therapie sprachentwicklungsgestörter Kinder. In: Suchodoletz, W. von (Hrsg.): Therapie von Sprachentwicklungsstörungen. Kohlhammer, Stuttgart, 11–34

Szagun, G. (2013): Sprachentwicklung beim Kind. Ein Lehrbuch. 5. aktualisierte Aufl. Beltz, Weinheim / Basel

Szagun, G. (2007): Grammatikentwicklung. In: Schöler, H., Welling, A. (Hrsg.): Sonderpädagogik der Sprache. Hogrefe, Göttingen, 29–41

Szagun, G. (2001): Wie Sprache entsteht. Spracherwerb bei Kindern mit beeinträchtigtem und normalem Hören. Beltz, Weinheim

Tallal, P. (1988): Developmental Language Disorders. In: Kavanagh, J. F., Truss, T. J. (Hrsg.): Learning Disabilities: Proceedings of National Conference. Parkton, York Press, 181–289

Taylor, M. C. (2007): Evidence-Based Practice for Occupational Therapists. 2. Aufl. Wiley, Weinheim

Telkmann, S. (2013): Die Geschichte vom Löwen, der nicht schreiben konnte – Das Bilderbuch als Möglichkeit der gezielten Sprachförderung im sprachheilpädagogischen Unterricht. Sprachförderung und Sprachtherapie 1, 19–26

Tesnière, L. (1988): Eléments de syntaxe structurale. 5. Aufl. Klincksieck, Paris

Thomas, G., Pring, R. (Hrsg.) (2004): Evidence-based Practice in Education. Open University Press, Maidenhead

Tomasello, M. (2011): Die kulturelle Entwicklung des menschlichen Denkens. Suhrkamp, Frankfurt/M.

Tomasello, M. (2003): Constructing a Language. A Usage-Based Theory of Language Acquisition. Harvard University Press, Cambridge

Tomasello, M. (2001): Perceiving Intentions and Learning Words in the Second Year of Life. In: Bowerman, M., Levinson, S. (Hrsg.): Language Acquisition and Conceptual Development. Cambridge University Press, Cambridge

Tomasello, M. (2000): Acquiring syntax is not what you think. In: Bishop, D., Leonard, L. (Hrsg.): Speech and Language Impairments in Children. Psychology Press, Hove, 1–15

Tomatis, A. (1990): Der Klang des Lebens. Vorgeburtliche Kommunikation. Die Anfänge der seelischen Entwicklung. Rowohlt, Reinbek

Tracy, R. (2008): Wie Kinder Sprachen lernen: Und wie wir sie dabei unterstützen können. 2. Aufl. Francke, Marburg

Tracy, R. (1991): Sprachliche Strukturentwicklung. Linguistische und kognitionspsychologische Aspekte einer Theorie des Erstspracherwerbs. Narr, Tübingen

Tracy, R., Gawlitzek-Maiwald (2000): Bilingualismus in der frühen Kindheit. In: Grimm, H. (Hrsg.): Sprachentwicklung. Hogrefe, Göttingen, 495–536

Ulich, M., Mayr, T. (2006): SISMIK. Sprachverhalten und Interesse an Sprache bei Migrantenkindern in Kindertageseinrichtungen. Herder, Freiburg

Ullrich, A., Romonath, R. (2008): Evidenzbasierte Entscheidungsprozesse in der sprachtherapeutischen Praxis. Die Sprachheilarbeit 53, 274–283

Ulrich, T., Penke, M., Berg, M., Lüdtke, U. M., Motsch, H.-J. (2016): Der Dativerwerb – Forschungsergebnisse und ihre therapeutischen Konsequenzen. LOGOS interdisziplinär 24, 176–190

Veit, S. (1986): Das Verständnis von Plural- und Komparativformen bei (entwicklungs-)dysgrammatischen Kindern im Vorschulalter. In: Kegel, G., Arnhold, T., Dahlmeier, K., Schmid, G., Tischer, B. (Hrsg.): Sprechwissenschaft und Psycholinguistik. Westdeutscher Verlag, Opladen, 217–286

Verhoeven, L. (1994): Transfer in Bilingual Development: The Linguistic Interdependence Hypothesis Revisited. Language learning 44, 381–415

Wagner, L. (2014): SCREENIKS. Screening der kindlichen Sprachentwicklung. Computergestütztes Verfahren zur Feststellung des Sprachstandes im Deutschen bei ein- und mehrsprachigen Kindern. Eugen Wagner Verlag, München

Wagner, L. (2008): SCREEMIK Version 2. Screening der Erstsprachfähigkeit bei Migrantenkindern. Russisch-Deutsch; Türkisch-Deutsch. Eugen Wagner Verlag, München

Watson, J. B. (1968): Behaviorismus. Kiepenheuer & Witsch, Köln

Wegener, H. (1995): Die Nominalflexion des Deutschen – verstanden als Lerngegenstand. Niemeyer, Tübingen

Wegener, H. (1994): Variation in Acquisition of German Plural Morphology by Second Language Learners. In: Tracy, R., Lattey, E. (Hrsg.): How Tolerant is Universal Grammar? Niemeyer, Tübingen, 267 – 294

Weinert, S. (1991): Spracherwerb und implizites Lernen. Huber, Bern

Welling, A. (2006): Einführung in die Sprachbehindertenpädagogik. Ernst Reinhardt, München / Basel

Whitehurst, G. J., De Baryshe, B. D. (1989): Observational Learning and Language Acquisition: Principles of Learning, Systems and Tasks. In: Speidel, G. E., Nelson, K. E. (Hrsg.): The Many Faces of Imitation in Language Learning. Springer, New York, 251 – 276

Wren, C. T. (1985): Collecting Language Samples from Children with Syntax Problems. Language, Speech, and Hearing Services in Schools 16, 83 – 102

Zollinger, B. (2015): Die Entdeckung der Sprache. 9. unveränderte Aufl. Haupt, Bern Zuckrigl, A. (1964): Sprachschwächen. Der Dysgrammatismus als sprachheilpädagogisches Problem. Neckar-Verlag, Villingen

Verzeichnis der Therapiematerialien

Agócs, M. (2009): Grammatische Spiele im Deutschunterricht: Eine Spielesammlung zum Adjektiv. AV Akademikerverlag, Saarbrücken

Auer, M., Wolfsgruber, L. (1999): Warum der Hase lange Ohren hat. Thienemann-Esslinger Verlag, Stuttgart

Auf & unter (2002): Mau-Mau mit fünf Präpositionen. Lingoplay, Köln

Balhorn, H., Brügelmann, H., Kretschmann, R., Scheerer-Neumann, G. (Hrsg.) (2010): Regenbogen-Lesekiste neu. Verlag für pädagogische Medien, Hamburg

Baumgart, K. (1989): Ungeheuerlich. Hpt-Verlagsgesellschaft, Wien

Bettner, M. (2015): Grammatikspiele zum Üben und Fördern. Auer Verlag, Augsburg

Bilderbox – Bildergeschichten (o. J). ProLog, Köln

Bruhns, E. (2004): Satzbaumeister. Piatnik

Bruns, H. (2012): Die Maus im Geschenk. Präpositionen lernen mit Spielkarten. Schubi Lernverlag, Braunschweig

Denken und Rechnen 2 (2011): Ausgabe für Grundschulen in Hamburg, Bremen, Hessen, Niedersachsen, Nordrhein-Westfalen, Rheinland-Pfalz, Saarland und Schleswig-Holstein. Westermann, Braunschweig

der, die, das oder was? 1 (2012): Artikel-Domino: Essen & Trinken. Lingoplay, Köln

der, die, das oder was? 2 (2013): Artikel-Lotto: Schule. Lingoplay, Köln

der, die, das oder was? 3 (2013): Artikel-Lotto: Wohnen. Lingoplay, Köln

Dörr, U., Okreu, S. (2011): Klappt genau. Sei schlau, frag genau! ProLog, Köln

Dreierlei (2002): Ein Merkspiel zum Satzbau. Lingoplay, Köln

Driesbach et al. (2016): Der Satzakrobat. ProLog, Köln

Driesbach et al. (2016): 1, 2, viele… Übungsheft mit allen Pluralformen. ProLog, Köln

Duran, N., Fuchs, A., Stoffel, B., Wiengarn, D. (2015): Brandani. Eine Übungssammlung zur Förderung des Sprachverstehens mit 12 Teilbereichen. Prolog, Köln

Eisert, D., Rist, A. (2009): Spiele zur grammatischen Sprachförderung und -therapie: Modifikation von 20 Regelspielen im Sinne der Kontextoptimierung von Hans-Joachim Motsch. AVM. Edition, München

Ender, U. (2011): TwinFit. Präposita – Wo ist oder passiert was? Prolog, Köln

Ender, U. (2008): TwinFit. Causa – Was kommt wodurch? Ein Spiel rund um Wortpaare. ProLog, Köln

Ender, U. (o. J.): TwinFit. Alimenta – Wer isst was? ProLog, Köln
Ender, U. (o. J.): TwinFit. Auxilia – Wer hilft wem? ProLog, Köln
Ender, U. (o. J.): TwinFit. Elementa – Was ist Teil wovon? ProLog, Köln
Ender, U. (o. J.): TwinFit. Idea – Wer denkt an was? ProLog, Köln
Ender, U. (o. J.): TwinFit. Instrumenta – Was benutzt man wozu? ProLog, Köln
Ender, U. (o. J.): TwinFit. Kommunikativa – Wer redet mit wem? ProLog, Köln
Ender, U. (o. J.): TwinFit. Loca – Wer oder was arbeitet oder wohnt wo? ProLog, Köln
Ender, U. (o. J.): TwinFit. Producta – Wer stellt was her? ProLog, Köln
Ender, U. (o. J.): TwinFit. Transporta – Wer oder was bewegt sich womit? ProLog, Köln
Ender, U. (o. J.): TwinFit. Vestimenta – Wer trägt was? ProLog, Köln
Ender, U. (2007): Präpositionen-Quartett. ProLog, Köln
Ender, U. (2006): Grammatix – Kasus Knacktus. Falldifferenzierung. Prolog, Köln
Ender, U. (2006): Grammatix – Dativ-Emil. Ein Fall Quartett. Prolog, Köln
Ender, U. (2005): Grammatix – Akkusativ-Oskar. Ein Fall Quartett. Prolog, Köln
Ender, U. (2005): Fotoboxen Verben. Box 1: einwertige Verben. ProLog, Köln
Ender, U. (2005): Fotoboxen Verben. Box 2: zweiwertige Verben. ProLog, Köln
Ender, U. (2005): Fotoboxen Verben. Box 3: dreiwertige Verben. ProLog, Köln
Ender, U. (2005): Fotoboxen Verben. Box 4: reflexive Verben. ProLog, Köln

FIT in Deutsch – Wortschatz & Grammatik (2008): Verben. Schubi Lernmedien, Braunschweig
Fotobox – Bildsequenzen (o. J.) ProLog, Köln
Fotodidac (1988): Tätigkeiten. Schubi Lernmedien, Braunschweig (Orig. Titel: Early Actions. Pocked ColorCards)
Frank, G., Grziwotz, P. (1976): Spiele zum Grammatikerwerb und Wortschatz: Satzproduktion. Die Zieglerschen – Verlag am Sprachheilzentrum, Ravensburg
Frank, G., Grziwotz, P. (o. J.): Spiele zum Grammatikerwerb und Wortschatz: Fragesätze. Die Zieglerschen – Verlag am Sprachheilzentrum, Ravensburg
Frank, G., Grziwotz, P. (o. J.): Spiele zum Grammatikerwerb und Wortschatz: Präpositionen. Die Zieglerschen – Verlag am Sprachheilzentrum, Ravensburg
Frank, G., Grziwotz, P. (o. J.): Spiele zum Grammatikerwerb und Wortschatz: Warum? Weil… Die Zieglerschen – Verlag am Sprachheilzentrum, Ravensburg
Frank, G., Grziwotz, P. (o. J.): Spiele zum Grammatikerwerb und Wortschatz: Wenn … dann. Die Zieglerschen – Verlag am Sprachheilzentrum, Ravensburg
Franklin, I. (1997): Colorcards: Sequencing – Cause & Effect. Speechmark Publishing Ltd., Milton Keynes
Franklin, I. (1993): Colorcards: Sequencing – Verb Tenses. Speechmark Publishing Ltd., Milton Keynes
Franklin, I. (1989): Colorcards: Prepositions. Winslow Press, Bicester (UK)
Franklin, I., McAllister, C., Whitton, J. (1988): Colourcards: Verbs. Winslow Press, Bicester
Friedrich, N. (2015): Jona & Mira. Hat Opa den Käse hinter dem Vorhang versteckt? Nikalog, Halfing

Friedrich, K. (2013): Jona und Mira, Jona wünscht sich einen Hund. Sprachtherapeutische Inputgeschichten. Nikalog, Halfing
Friedrich, K. (2012): Jona und Mira, Mira ist nicht faul! Sprachtherapeutische Inputgeschichten. Nikalog, Halfing
Friedrich, K., Friedrich, N. (2013): Jona & Mira. Schatzsuche im Garten. Nikalog, Halfing

Galonska, S. (2011): Der Schnatzelwaps. IQ-Spiele, Icking
Galonska, S. (2011): Der Schnatzelwaps erobert die Welt. Das Lernspiel zum vergleichenden Schauen, Erkennen und Beschreiben. IQ-Spiele, Icking
Galonska, S. (2011): Der Schnatzelwaps erzählt dir was. Das große Sprachförderprogramm rund um den Erwerb und Gebrauch der Präpositionen zum Aufbau eines chronologischen Erzählverhaltens. IQ-Spiele, Icking
Gollwitz, G. (1998): Bildermix zum Sprechenlernen: Übungsbuch zur Dysgrammatiker-Behandlung. Selbstverlag, Bad Abbach
Gollwitz, G. (1993): Tiergeschichten zum Sprechenlernen: Übungsbuch zur Dysgrammatiker-Behandlung. Selbstverlag, Bad Abbach
Grunwald, L. (1981): Das Bilder-Sprachbuch. G. Dokter KG, Weißenthurm

Hermann-Röttgen, M. (1998): Spiele zur Sprachtherapie. Teil C: Dysgrammatismus. Verlag gruppenpädagogischer Literatur, Wehrheim
Hopp hopp! (2013): Sätze bilden – Türme bauen. Trialogo, Konstanz
Holtzwarth, W., Erlbruch, W. (2000): Vom kleinen Maulwurf, der wissen wollte, wer ihm auf den Kopf gemacht hat. Peter Hammer, Wuppertal

Ingber-Guler, M. (2012): Kontextoptimierte Spiele. Kontextoptimierte Sprachspiele zum Erwerb grammatischer Regeln. Prolog, Köln

Kauschke, C., Siegmüller, J. (Hrsg.) (2012): Materialien zur Therapie nach dem Patholinguistischen Ansatz (PLAN) Syntax und Morphologie. Elsevier, München
Klapppi (o. J.): 8 Satzbau-Spiele. Trialogo, Konstanz
Kollars, H. (2005): Bingo-Lernquartett. Die vier Fälle. Kurze Märchen. G & G Verlagsgesellschaft, Wien
Komplexe Sätze (2013): Akkusativ- und Dativobjekt und Legespiel zur Bildung von Nebensätzen. Lingoplay, Köln
Kudraß, A. (2016): Präpo-Detektive 1 + 2. ProLog, Köln
Kudraß, A. (2014): Akkusativ-Detektiv mit DIE + DAS. ProLog, Köln
Kudraß, A. (2014): Akkusativ-Detektiv mit DEN. ProLog, Köln
Kudraß, A. (2014): Akkusativ-Dativ-Detektiv mit DEN + DEN. ProLog, Köln
Kudraß, A. (2014): Dativ-Detektiv mit DEM. ProLog, Köln
Kudraß, A. (2014): Dativ-Detektiv mit DER. ProLog, Köln

Localo (2008): Mau-Mau-Spiel rund um 6 Ortsbestimmungen. Lingoplay, Köln
Lulcheva, D. (2011): Sprachspiele zu den Präpositionen. Schubi Lernmedien, Braunschweig

Lulcheva, D. (2014): Sprachspiele zum Satzbau 2. Fragesätze. Schubi Lernmedien, Braunschweig

Max (2008): Lernpaket Grammatik. K2-Verlag
Merle, K. (o. J.): Kartenspaß. hinter, unter, vor – wo ist das Hasenohr? Quartett (Spiel). Loewe Verlag, Bindlach
Michels, T., Michl, R. (1989): Es klopft bei Wanja in der Nacht. Eine Geschichte in Versen. dtv, München
Mobile 3 (1994). Heimat- und Sachunterricht. Ausgabe für Baden-Württemberg. Westermann, Braunschweig
Morgenthau, L. (2008): Einzahl – Mehrzahl. Bildkarten zur Sprachförderung. Verlag an der Ruhr, Mühlheim a. d. R.

Neben-An (2002): Mau-Mau mit 5 Präpositionen. Lingoplay, Köln
Nussknacker (2010): Schülerbuch 3. Klett, Stuttgart

Palmy, U. (1999): Sätze bauen. Teil 2. Schubi Lernmaterialien, Braunschweig
Partner auf der Straße (2008): Basisheft 3. Klett, Stuttgart
Perfekt und Plural (2013): Legespiel zur Perfektbildung mit unregelmäßigen Verben und Pluralformen des Deutschen. Lingoplay, Köln
Pfeiffer, K., Wildi, H. (1999): Der Schneemann im Kühlschrank. Bildergeschichten. Stolz, Düren
Pluralo (2003): Pluralbildung. Lingoplay, Köln
Pluralwerkstatt 1 (2010): Wortstamm gleich, Endung ändert sich. Logospiele, Neupetershain
Pluralwerkstatt 2 (2010): Wortstamm ändert sich, Endung kann sich ändern. Logospiele, Neupetershain
Pluralwerkstatt 3 (2010): Wortstamm und Endung unverändert. Logospiele, Neupetershain
Pluralwerkstatt 4 (2010): Wortstamm und Endung ändert sich. Logospiele, Neupetershain
Präpofix (2004): Ablegespiel mit acht Präpositionen. Lingoplay, Köln
Präpositionen 1 (2012): 30 Kopiervorlagen zum Anwenden der Präpositionen. LudiBunt, Köln
Prap, L. (2007): Warum? Bajazzo, Zürich
Präpositionen (o. J.): Buntes Bilderkartenset ab 3 Jahre. ProLog, Köln

Quasselstrippe! (2012): Artikel. Trialogo, Konstanz
Quasselstrippe! (2012): Artikel + Schrift. Trialogo, Konstanz
Quasselstrippe! (2012): Präpositionen. Auf, in / im, hinter. Trialogo, Konstanz
Quasselstrippe! (2012): Präpositionen. Unter, vor, neben. Trialogo, Konstanz

Reber, K., Steidl, M. (2003): PaLABra. Software für metalinguistische Sprachtherapie. paedalogis, Weiden
Reber, K., Steidl, M. (2008): Computerprogramm zabulo. Lernmaterialien mit System. paedalogis, Weiden

Richter, P., Goltze, U. (2013): Präpositionen 1 + 2. Kopiervorlagen. ProLog, Köln
Richtiger Fall nach Präpositionen (2012): Akkusativ nach Präpositionen des Ortes und Dativ nach Präpositionen des Ortes. Lingoplay, Köln

Sachen machen (2013): Mau-Mau mit acht zweistelligen Verben. Lingoplay, Köln
SatzBauBilder 1 und 2 (o.J.): 1. Präpositionen und Fallformen. 2. Deklination, Zeitformen des Verbs, Konjunktionen. Schubi Lernmedien, Braunschweig
Satzbauspiele (2010): Komplexe Sätze. Akkusativ- und Dativobjekt. Legespiel zur Bildung von Nebensätzen. Lingoplay
Satzbaustelle (2012): Kommunikationsorientierte Sprachförderung. Für den Erst- und Zweitspracherwerb ab 4 Jahren. Lingoplay, Köln
Satzbildung (2013): Die bedeutungstragenden Elemente im Satz: Subjekt, Verb und Objekt und Spiel mit dem Modalverb „können". Lingoplay, Köln
Scheller, A., Woicke, M. (2014): Geschichten zu den Verben. Schubi Lernmedien, Schaffhausen
Schelten-Cornish, S. (2011): Das perfekte Spiel. ProLog, Köln
Schubi (2013): Sprachspiele zum Satzbau 1. Einfache Aussagesätze. Schubi Lernmaterialien, Braunschweig.
Schubi (2013/2014): Grammatikspiele. 1./2. Schuljahr bzw. 3./4. Schuljahr. Schubi Lernmaterialien, Braunschweig
SCHUBITRIX (o.J.). Schubi Lernmedien, Braunschweig
Steiner, R. (2013): Akkusativo. Basis- und Aufbauspiel. Ludico, Freilassing
Such mich! (2016): Akkusativ. Dativ. Präpositionen. Trialogo, Konstanz

Verben 1 (2013): Verben in der Grund- und Personalform und Verben in der 1. und 2. Person Singular und Plural. Lingoplay, Köln
Verben 2 (2012): Reflexive und trennbare Verben. Lingoplay, Köln

Warum…? Weil… . (1992): Kartenspiel warum/weil. Sprachheilzentrum Ravensburg
Welche PRÄ-Position (2008): Mau-Mau-Spiel zu den Präpositionen. Lingoplay, Köln
Wenn…, Dann… . (1997): Kartenspiel. Sprachheilzentrum Ravensburg
Wen-Fall? Wem-Fall? (2013): Lottospiel: Satzglieder bestimmen. Lingoplay, Köln
Wer bin ich? (2014): Fragesätze. Haba, Bad Rodach
Wer-Fall? Wen-Fall? (2013): Lottospiel: Satzglieder bestimmen. Lingoplay, Köln
Wer macht was? (2013): Personalformen der Verben. Lingoplay, Köln
Wer? Wie? Was? (2004): Das Grammatik-Spiel. Trialogo, Konstanz
Wilhelm, E. (im Druck 2017): Grammatik-Paradies. ProLog, Köln
Wilhelm, E. (2014): Grammatikgourmet – die Erweiterung. ProLog, Köln
Wittschier, K. und M. (2003): Grammatik mit Bewegung. 30 Grammatik-Spiele zum besseren Lernen. Verlag an der Ruhr, Mühlheim an der Ruhr
Wohin, Wo (2013): Personen. Präpositionen: zu & bei. Lingoplay, Köln
Wohin, Wo (2013): Gebäude. Präpositionen: zu & in. Lingoplay, Köln
Wohin, Wo (2012): Länder. Präpositionen: nach & in. Lingoplay, Köln
Wrede, A. (2008): Die Maus ist im Haus. Logis, Berlin Sachregister

Sachregister

Strategien zum Wortschatzerwerb

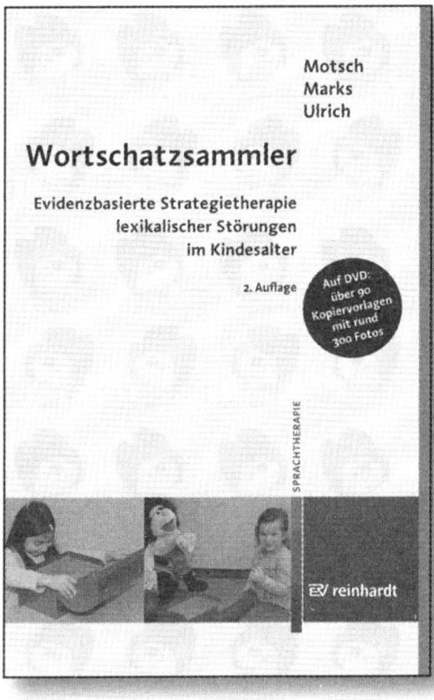

Hans-Joachim Motsch /
Dana-Kristin Marks /
Tanja Ulrich
Wortschatzsammler
Evidenzbasierte Strategietherapie lexikalischer Störungen im Kindesalter
Mit DVD mit Therapiematerialien: 91 Kopiervorlagen mit rund 300 Fotos.
2. Auflage 2016.
299 Seiten. 122 Abb. 24 Tab.
(978-3-497-02607-4) kt

Der Wortschatzsammler ist eine erfolgreiche, evidenzbasierte Therapiemethode für lexikalische Defizite bei Kindern mit Sprachentwicklungsstörungen. Im Mittelpunkt stehen dabei – im Gegensatz zu bestehenden Elaborationstherapien – nicht einzelne Wörter, sondern Strategien zum Wortschatzerwerb: Die Kinder lernen, wie sie lexikalische Lücken erkennen und füllen können.

Das Buch führt verständlich in das therapeutische Know-how ein und stellt je 20 ausgearbeitete Therapieeinheiten zum Wortschatzerwerb für das Vor- und Grundschulalter zur Verfügung. Die beiliegende DVD enthält die für die Therapie notwendigen Materialien.

reinhardt
www.reinhardt-verlag.de

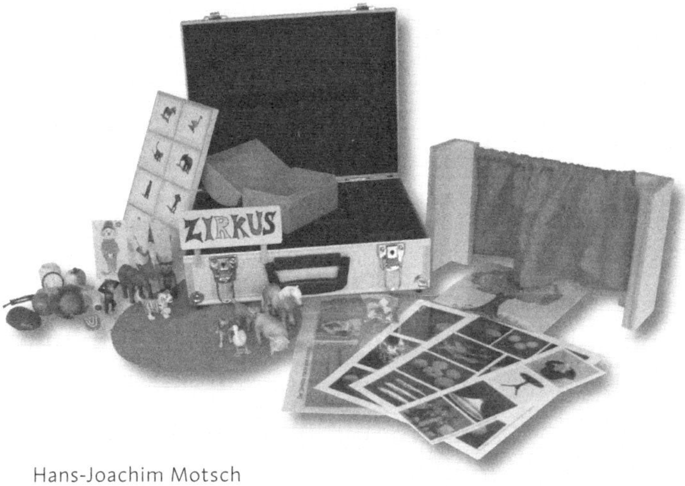
ZIRKUS